ÉTUDES SUR LA

CHIRURGIE

DES ACCIDENTS DU TRAVAIL

FR. GUERMONPREZ

ÉTUDES SUR LES

FRACTURES INDIRECTES

DORSALES & DORSO-LOMBAIRES

DE LA

COLONNE VERTÉBRALE

PAR

LE DOCTEUR J. MÉNARD
Lauréat de la Faculté libre de médecine de Lille (1883-84-85-86),
Lauréat de la Faculté de médecine de Paris (médaille d'argent),
Ex-interne à la maison de secours pour les blessés de l'industrie de Lille,
Membre corresp. des Soc. anatomique de Paris et anatomo-clinique de Lille.

LE DOCTEUR H. LHERBIER
Ex-interne à l'hôpital Saint-Antoine-de-Padoue, à Lille,
Membre correspondant de la société anatomo-clinique de Lille.

LE DOCTEUR J. SALMON
Ex-interne à la maison de secours pour les blessés de l'industrie de Lille.

ET LE DOCTEUR ERNEST GUÉRIN
Ex-interne à la maison de secours pour les blessés de l'industrie de Lille.

TOME I

Avec 92 figures dans le texte

PARIS
OCTAVE DOIN, ÉDITEUR
PLACE DE L'ODÉON, 8.
1902

ÉTUDES SUR LES

FRACTURES INDIRECTES

DORSALES & DORSO-LOMBAIRES

DE LA

COLONNE VERTÉBRALE

FR. GUERMONPREZ

ÉTUDES SUR LES

FRACTURES INDIRECTES

DORSALES & DORSO-LOMBAIRES

DE LA

COLONNE VERTÉBRALE

PAR

LE DOCTEUR J. MÉNARD
Lauréat de la Faculté libre de médecine de Lille (1883-84-85-86),
Lauréat de la Faculté de médecine de Paris (médaille d'argent),
Ex-interne à la maison de secours pour les blessés de l'industrie de Lille,
Membre corresp. des Soc. anatomique de Paris et anatomo-clinique de Lille.

LE DOCTEUR H. LHERBIER
Ex-interne à l'hôpital Saint-Antoine-de-Padoue; à Lille,
Membre correspondant de la société anatomo-clinique de Lille;

LE DOCTEUR J. SALMON
Ex-interne à la maison de secours pour les blessés de l'industrie de Lille;

ET LE DOCTEUR ERNEST GUÉRIN
Ex-interne à la maison de secours pour les blessés de l'industrie de Lille.

TOME I

Avec 92 figures dans le texte

PARIS
OCTAVE DOIN, ÉDITEUR
PLACE DE L'ODÉON, 8.
1902

INTRODUCTION

On ne sait pas toujours quelle pénible infirmité résulte d'une fracture de la colonne vertébrale. On en reste encore trop souvent au souvenir d'Hippocrate, qui tenait cette lésion pour *mortelle toujours*.

L'excuse n'est pas suffisante, lorsqu'elle prétend se couvrir de l'autorité de ce passage d'Ambroise Paré : « Quand on voit que les bras et les mains du malade sont stupides et paralytiques, sans les pouvoir remuer ; et aussi qu'en les piquant ou serrant le malade ne sent rien ; *semblablement* quand les accidents susdits se trouvent aux jambes et aux pieds et que le malade laisse sortir ses excréments sans les sentir et les pouvoir tenir, ou aussi qu'ils ne peut uriner ; on peut alors présager la mort prochaine. » Ce n'est pas en suivant les armées, d'un champ de bataille à une autre, qu'on peut détruire une légende aussi peu fondée ; et il est bien permis d'excuser le célèbre chirurgien de Laval.

L'opinion n'était pas changée au temps de l'*Académie royale de Chirurgie* ; on en trouve la preuve dans les écrits de Louis, le Secrétaire perpétuel d'alors. Parmi les modernes, il se rencontre encore quelques attardés pour s'en tenir là ; tandis que d'autres ont la prétention de tout bouleverser, parce qu'ils ont cru trouver beaucoup à innover.

Le mouvement des idées remanie, depuis plusieurs années, la thérapeutique, et par conséquent le pronostic, de plusieurs processus morbides, qui évoluent dans la colonne vertébrale, ou auprès d'elle. Il y a eu des revers, mais aussi des succès. Et, comme toujours, ce sont les traumatismes, qui ont fourni les moyennes les meilleures (surtout lorsqu'on tient compte de l'âge des patients). Le temps est donc revenu de s'intéresser à quelques blessés, réduits par leur blessure à demeurer gisants, pendant de longues années, sur un lit d'hospice, sans même avoir la ressource de quelques-uns de ces menus services, qui sont une consolation et deviennent une joie, pour ceux qui donnent, aussi bien que pour ceux qui reçoivent.

On a trop dit que les infirmes de ce genre (et les autres similaires), sont désormais légalement considérés comme atteints d'incapacité permanente totale pour le travail. Il y a mieux à faire que l'attribution légale d'une rente, même importante.

La préoccupation principale doit être de diminuer le nombre et l'importance des infirmités après les fractures de la colonne vertébrale. C'est presque irréalisable au domicile des ouvriers blessés de cette catégorie : il ne s'y trouve, ni le matériel compliqué, ni le personnel éduqué, qu'il faut contrôler et surveiller sans cesse pour aboutir aux nombreux succès, dont on reconnait la loyale authenticité, lorsqu'on visite — avec détails — les établissements spéciaux pour les victimes des accidents du travail.

Ce sera l'éternel honneur des chirurgiens de n'avoir jamais dédaigné les préoccupations de ce genre. Et, quand ils ont paru relâchés de leur zèle et trop enclins à une résignation hâtive autant que sceptique, c'est qu'ils ne disposaient pas du matériel indispensable ; c'est surtout qu'ils ne trouvaient pas un personnel, aussi consciencieux que persévérant, à la hauteur d'un long effort, qu'il faut soutenir, malgré des répugnances renouvelées, pendant de nombreuses semaines, parfois même pendant des mois entiers.

Il faut bien le reconnaître, c'est l'entourage du blessé, qui fait le plus de besogne. Son intervention incessante est beaucoup plus puissante et plus efficace que celle du chirurgien.

Les résultats heureux sont rapides et nombreux, lorsque tout le personnel voit le chirurgien s'enquérir des moindres détails, faire preuve de compétence partout et donner un exemple salutaire par son intervention personnelle, toutes les fois qu'il s'agit d'une manœuvre, qui peut avoir un caractère aléatoire.

Les fractures de la colonne vertébrale sont peu nombreuses ; elles sont même rares dans les milieux hospitaliers ordinaires. — C'est le contraire dans les ports de mer, dans les mines et carrières. — La proportion devient une moyenne dans les centres où l'industrie est variée.

Ils ont observé, suivi et discuté des faits cliniques, survenus à proximité de la Faculté, où j'ai l'honneur d'enseigner, ceux de mes confrères, qui ont bien voulu me demander tout ou partie de l'inspiration de leur thèse. Je les remercie de cette marque de confiance, devenue lointaine; et aussi de l'actuelle réédition de leurs écrits, avec les modifications, devenues nécessaires en raison du mouvement scientifique contemporain.

Ensemble nous rendons témoignage, afin que d'autres blessés soient soulagés, afin que soit diminué le nombre des infirmes.

FR. GUERMONPREZ.

CHAPITRE PREMIER

Ce que sont les fractures communes du rachis. — Mécanisme. — Anatomie pathologique. — Symptomatologie. — Complications.

Par Ern. Guérin.

L'étude des fractures de la colonne vertébrale présente un intérêt considérable dû au nombre et à l'importance des organes intéressés par le traumatisme.

Exceptionnelles chez l'enfant, rares chez l'adolescent et le vieillard, elles semblent être une spécialité de l'âge adulte et se rencontrent beaucoup plus chez l'homme que chez la femme. — Non seulement les conditions étiologiques mettent les enfants à l'abri de cet accident, mais l'élasticité de leur rachis leur évite souvent la fracture.

Les fractures du rachis furent longtemps méconnues ; on n'admettait que les luxations jusqu'à 1774;

et c'est à Louis, faisant table rase des idées de son temps, que revient le grand honneur d'avoir démontré que la luxation n'est que l'exception, tandis que la fracture est l'ordinaire.

L'autorité de ce savant fit admettre par les chirurgiens de son temps la fréquence relative de la fracture ; mais elle ne suffit pas à imposer la notion de la fréquence des causes indirectes.

Ce genre de fracture, nié par Boyer et Dupuytren, admis comme exception par Nélaton, fut enfin reconnu comme plus fréquent par Bernier et Malgaigne, en 1847. Celui-ci établit nettement, d'une façon que connaissent désormais tous les chirurgiens, que les fractures de la colonne vertébrale sont presque toujours des fractures indirectes, produites par des chutes sur la nuque, sur le siège, ou bien par des pressions sur le haut du tronc, — et il montre même que, dans les chutes sur le dos, il est possible d'établir le mécanisme indirect de la fracture.

Ce genre de fracture est bien le plus fréquent ; il est admis par tous les chirurgiens de notre époque. Ils reconnaissent également que, chez tous ces blessés, il existe des luxations des vertèbres. « J'ai rassemblé huit cas seulement, et à grand peine, écrit Richet, d'observations intitulées luxation des vertèbres et qui ne sont, à proprement parler, une seule peut être excepté, que des fractures avec déplacement » (Richet, *thèse de concours*, 1851, p. 107). Et pour la seule observation qui pourrait peut-être faire exception, et qui est de Ch. Bell, il ajoute : « Je dois dire que, même avec la figure sous les yeux, il m'est difficile de regarder ce fait comme une véritable luxation. »

Malgaigne ne cite que deux cas de luxations, dus à Melchiori, et qu'il accepte pour tels.

En 1867, Chedevergne n'admet que ces deux cas ; il rejette celui de Robert, publié par Landry, d'une part dans l'*Union médicale*, d'autre part dans le *Bulletin de la Société anatomique de Paris*, en même temps qu'il en publie un autre ; mais, dans ces deux cas, il ne semble pas y avoir fracture.

Observation I (Robert, *Union médicale*, Paris, 1867). — A l'autopsie d'un blessé, on trouve une luxation de la cinquième vertèbre dorsale, en arrière de la sixième ; la dure-mère est intacte ; mais la moëlle est ramollie. Il y a des fractures de côtes et une déchirure de la plèvre.

Observation II (Landry, *Bulletin de la Société anatomique de Paris*, 1853 ; n° 28, p. 407). — A l'autopsie, on trouve une luxation en arrière de la douzième vertèbre dorsale sur la première lombaire. La distance parcourue est d'un centimètre. Le rein baigne dans une vaste collection purulente, qui semble remplacer toute l'atmosphère graisseuse. Le pus sanieux, malformé, est très fétide ; il n'existe pas de communication entre cet abcès et la substance du rein ; il n'y a aucun rapport avec la lésion vertébrale. Le tissu des reins est mollasse, friable ; les calices, les bassinets, les uretères contiennent un liquide bourbeux, grisâtre, mêlé de sang noirâtre et très fétide. La muqueuse ecchymosée et épaissie s'enlève au moindre frottement. On trouve le même liquide et les mêmes altérations à la vessie.

La pie-mère est déchirée au niveau de la douzième dorsale

et de la première lombaire. La moëlle est complètement sectionnée; les 4/5es inférieurs du renflement lombaire sont totalement écrasés. Au-dessus, la moëlle présente un état de ramollissement accentué jusqu'au niveau de la quatrième vertèbre dorsale. La douzième dorsale et la première lombaire sont entièrement séparées l'une de l'autre et presque tous leurs moyens d'union sont déchirés. La douzième dorsale se trouve portée en arrière sur un plan un peu postérieur à celui de la première lombaire. Les faces articulaires du corps restent toujours en contact, mais le bord antérieur de la première lombaire dépasse en avant la douzième dorsale d'un centimètre. Les apophyses articulaires de la douzième dorsale sont aussi à un centimètre en arrière de celles de la première lombaire et le bord postérieur de la douzième dorsale fait saillie dans le canal rachidien : il écrase la moëlle. Les ligaments jaunes ont résisté, mais ils sont éraillés. Le disque intervertébral, situé entre la douzième dorsale et la première lombaire, est fortement altéré ; il a perdu toute connexion avec la douzième dorsale pour suivre la première lombaire dans sa luxation.

A. Shaw et W. H. A. Jacobson indiquent un fait, où il coexistait une fracture et une luxation, avec un déplacement funeste : celui-ci était imputable, en principal, à la luxation, et non pas à la fracture de la colonne vertébrale.

Observation III (*in* Holmes et Hulke, *A system of surgery;* 3me édition; London, 1883; I, 640). — Un jeune homme a eu la onzième vertèbre dorsale fracturée par la chute d'un corps pesant sur les épaules, qui avait plié en deux le tronc de l'infortuné. Il en résulta une fracture du rachis par cause indirecte. Le blessé, atteint immédiatement de paralysie et d'anesthésie des membres inférieurs, survécut huit jours à son accident. La préparation anatomique est dans le musée de

Middlesex hospital de Londres. On y reconnaît d'emblée l'important déplacement des vertèbres et la section complète de la moelle épinière.

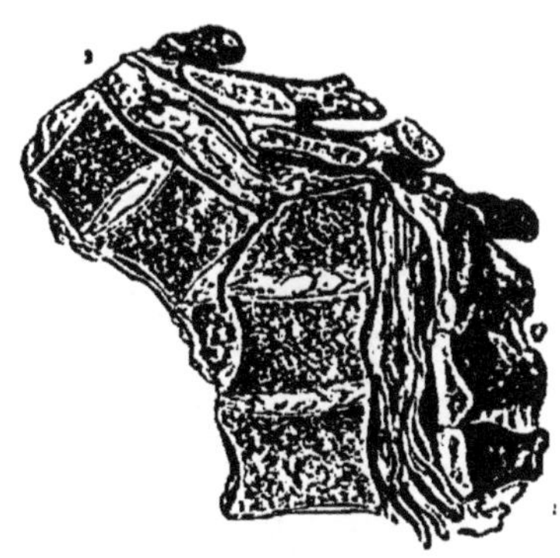

Fig. 1. — Fracture de l'onzième vertèbre dorsale, avec déplacement important. (Pièce du musée anatomique de Middlesex hospital; tirée de Holmes et Hulke : *A system of surgery;* 3me éd., London, 1883; I, 640.)

La gravité du déplacement est remarquée partout où on l'observe ; c'est ainsi qu'on en conserve les pièces anatomiques, en France, aussi bien qu'à l'Étranger.

Nélaton et Péan ont bien choisi la pièce du musée Dupuytren, qui démontre le type le plus commun du déplacement, « lorsque la fracture du corps vertébral est transversale, et surtout lorsqu'elle est oblique d'arrière en avant et de haut en bas. C'est une projection du fragment supérieur en avant de l'inférieur » (1).

Dans un degré plus grave, il s'y ajoute un écrase-

(1) A. Nélaton. — *Éléments de pathologie chirurgicale;* 2me édition revue par Péan ; Paris, 1869; II, 254.

ment de la portion antérieure de l'un des deux corps vertébraux. Il en résulte un « mouvement de bascule, qui courbe angulairement la colonne comme dans les gibbosités. »

Il est exceptionnel de rencontrer la déformation

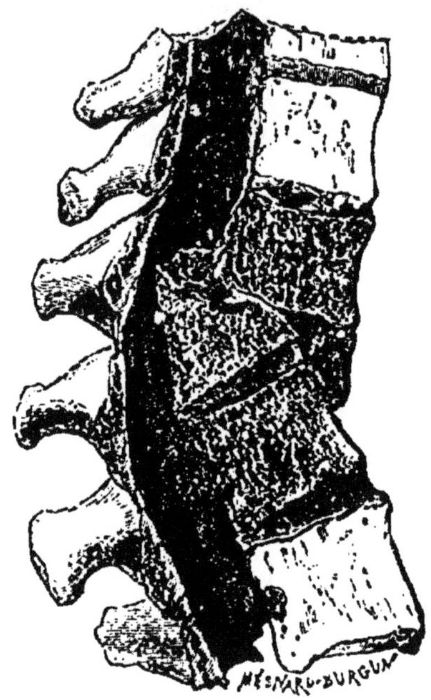

Fig. 2. — Fracture de la douzième vertèbre dorsale, avec important déplacement. (Pièce du musée Dupuytren, à Paris ; tirée de Nélaton ; *éléments de pathologie chirurgicale ;* 2me édition, revue par Péan ; Paris, 1869 ; II, 254.)

poussée à l'extrême : on en conserve une pièce extraordinaire au musée Dupuytren. « Ce mouvement de totalité est imprimé à l'une des deux portions de la colonne vertébrale ; il peut s'opérer d'avant en arrière, ou latéralement. Il en résulte que le canal vertébral se trouve interrompu partiellement ou en totalité. Ce déplacement suppose des désordres très étendus. Souvent, dans ce cas, la vertèbre est réduite en un grand nombre de fragments, dont l'arrangement est inextricable, même à l'autopsie. »

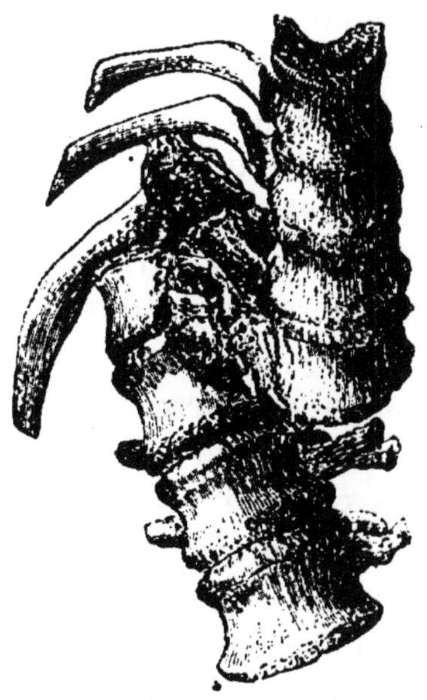

Fig. 3. — Fracture transversale de la seconde vertèbre lombaire, avec énorme déplacement en totalité, jusqu'à faire un chevauchement de deux vertèbres supérieures sur le côté gauche des deux vertèbres situées au-dessous. — Le blessé a survécu pendant trois mois. (Pièce du musée Dupuytren, à Paris; tirée de Nélaton; *Éléments de pathologie chirurgicale*; 2me édition, revue par Péan; Paris, 1869; II, 255.)

Ces luxations vertébrales sont donc très rares; et cette rareté, mise en comparaison de la fréquence des fractures avec ou sans luxation, conduit logiquement à les considérer comme complications des fractures du rachis. Du reste, au point de vue anatomique, comme au point de vue de la réduction, certains cas peuvent être considérés comme des luxations compliquées de fractures, ou inversement des fractures compliquées de graves déplacements. « La concomittance de certaines lésions accessoires n'empêche pas que l'altération principale, caractérisée par le déplacement d'un corps vertébral en totalité, constitue une luxation » (Lannelongue).

En les totalisant, les traumatismes de cette importance ne sont pas très nombreux, du moins dans les statistiques récentes. Les fractures des vertèbres comptent dans la proportion de 0,5 °/₀ dans la statistique de Chudovsky, laquelle porte sur 2.366 fractures relevées en quatorze ans, dans un même service (1). Mais il existe d'autres services, où les fractures de la colonne vertébrale sont beaucoup moins rares. A l'*Hôpital populaire des accidents* de Londres, le rapport de 1886 signale 2 fractures du rachis sur un total de 225 fractures simples. En Allemagne, Golebiewski a observé 151 traumatismes du rachis, soit 2,96 °/₀; tandis que Wagner Stolper en ont compté 500 cas sur 70.393 : les fractures y sont pour plus de moitié, Golebiewski précise 89 fractures sur 151 traumastismes. La proportion varie donc selon les milieux.

Cette rareté, toute relative, ne doit pas atténuer la sollicitude de ceux qui peuvent être appelés à intervenir : il s'agit de préserver les blessés d'un état déplorable, qui n'en fait que trop souvent des

(1) *Beitr. zür klin. chir.* XXII, n° 3, 1898.

infirmes. — Qu'on ne réussisse pas dans tous les cas, c'est à prévoir.

Qu'on fasse tout ce qui est rationnel pour rendre un service possible, c'est le devoir : *melius anceps quam nullum (remedium).*

Mécanisme. — Les fractures indirectes du rachis sont, le plus souvent, dues à une chûte d'un lieu élevé, quand cette chute a lieu sur la tête, la nuque, les ischions ou les pieds. Une flexion forcée du corps peut déterminer le même résultat mais dans des conditions beaucoup plus rares.

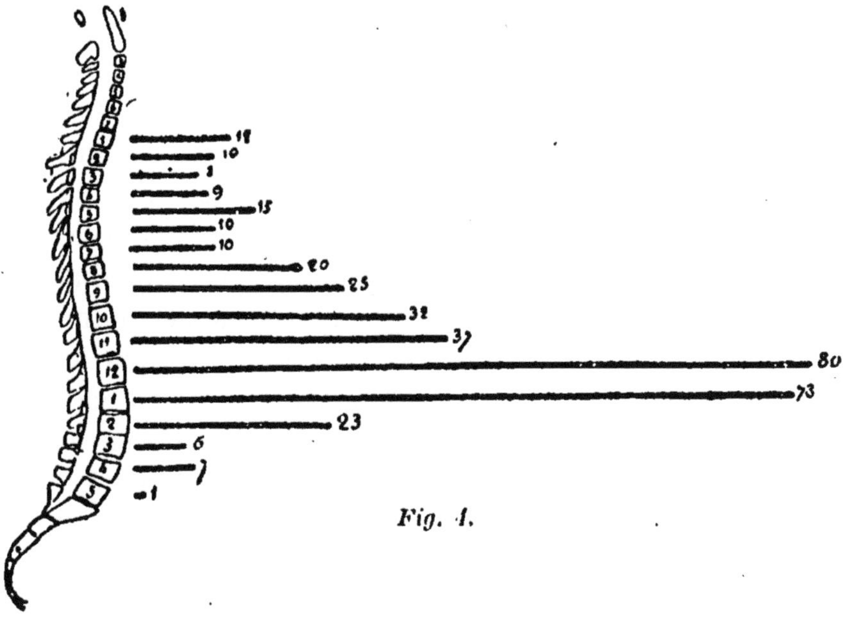

Fig. 1.

D'après le graphique de M. Menard et que nous reproduisons ci-dessus, le total obtenu en additionnant les chiffres situés en face des dixième, onzième et douzième dorsales et première lombaire, représente plus des trois quarts des factures avec prédominance énorme des 12e dorsale et première lombaire.

On doit chercher la cause de cette fréquence dans les mouvements permis à chaque vertèbre, mouvements, qui se passent dans les articulations des vertèbres entre elles et qui n'ont pas toutes la même amplitude. La mobilité entre la septième cervicale et la première dorsale est nulle ; presque nulle aussi entre les sept premières dorsales, elle augmente à mesure qu'on se rapproche de la région lombaire, pour devenir considérable entre les trois dernières dorsales et les lombaires, les lombaires entre elles avec un maximum dans l'étendue des mouvements venant, dans des limites assez restreintes, tantôt entre la première et la deuxième lombaire, tantôt entre la douzième dorsale et la première lombaire, tantôt enfin entre les douzième et onzième dorsales.

De plus, des deux courbures dorsale et lombaire, la première est concave en avant, la seconde est convexe, constituant ainsi deux arcs, qui, par leurs dimensions respectives, appartiennent à des cercles de rayons différents, mais dont la circonférence est très grande, étant donné le peu d'intensité des courbures ; il en résulte que la tangente à ces deux cercles n'aura pas une direction très oblique. Or, le point tangent, encore appelé point d'inflexion, présente une grande importance en mécanique ; car il est démontré que c'est aussi sur ce point que la résistance portera, si une force quelconque agit sur une des courbures. C'est donc ce point qui supportera le premier choc, quel que soit la courbure sur laquelle porte le redressement, et dans quelque sens qu'ait lieu ce redressement. Or, le point d'inflexion tombe juste au voisinage de la douzième dorsale.

Mobilité plus grande et position plus dangereuse sont deux excellentes raisons, pour expliquer la prédilection de la fracture pour cet endroit.

Chedevergne est le premier, qui, en 1868, dans un mémoire couronné par l'*Académie de Médecine* (prix Godard) a établi le mécanisme des fractures indirectes. Il le fait en ces termes :

« Fléchissons la colonne vertébrale en avant et suivons ce qui se passe. Le sujet étant assis sur les ischions, nous exerçons une pression de plus en plus forte sur les dernières vertèbres du dos ou sur les épaules. Alors la courbure dorsale s'exagère ; la courbure lombaire commence à se redresser ; et, de convexe en avant, elle devient concave. L'*S*, formée à l'état normal par ces deux courbures, s'efface de plus en plus. Les deux branches, se dirigeant en sens inverse, se mettent bientôt dans le prolongement l'une de l'autre, sur un arc de cercle assez régulier, dont le rayon diminue à mesure que la première cherche à rapprocher ses deux extrémités. — Pendant que cet arc passe d'une circonférence plus grande à une circonférence plus petite, les disques intervertébraux s'aplatissent en avant ; les ligaments postérieurs, les surépineux et les jaunes sont tiraillés en arrière. — Enfin, il n'est point encore arrivé à constituer une demi-circonférence, qu'un craquement se fait entendre, annonçant une rupture : le ligament surépineux est arraché de son point d'insertion au sommet de l'apophyse de la douzième dorsale, ou de la première lombaire, rarement d'une autre. — Le mouvement se continue ; il se produit entre l'apophyse lésée et celle qui est au-dessus un écartement, qui s'accroit d'instant en instant. L'inter-épineux entraîne la crête de la même douzième ou treizième épineuse et le ligament jaune, le bord supérieur de la lame vertébrale. — Bientôt le grand surtout ligamenteux postérieur se déchire ; et le corps de la vertèbre est séparé en deux fragments, dont généralement le supérieur est très mince et l'inférieur beaucoup plus considérable. »

Les mêmes considérations pouvaient être envisagées pour la rupture par flexion en arrière.

Cette fracture est dite *par arrachement ;* elle a pour mécanisme la flexion pure en avant ou en arrière.

L'*écrasement*, d'après Chédevergne, entrerait souvent aussi en ligne de compte, lorsque la fracture résulte d'une chute sur l'extrémité inférieure. « Le corps entier, entraîné par une résultante verticale centripète, atteint le sol sur ses extrémités inférieures, que sa résistance arrête brusquement; or, cette résistance équivaut à une force verticale centrifuge identique avec la force de descente. » Et alors il se produit, s'il n'existe déjà, un certain degré de flexion, si les muscles extenseurs du tronc sont dans le relâchement ; ou bien ceux-ci se contractent fortement et maintiennent le tronc droit suivant la verticale. Dans le premier cas, en raison de la pesanteur et de la vitesse acquise, le tronc se fléchissant de plus en plus, on aura *l'arrachement par flexion* de la tige vertébrale en avant ; dans le second cas, il se produit *un écrasement.* En effet, le centre de gravité est de plus en plus rapproché du rachis et même se trouve dans l'axe des parties, les deux résultantes verticales opposées, celle de la résistance du sol et celle de la pesanteur marchant en sens inverses, elles prennent les vertèbres par leurs faces horizontales, *elles les tassent ;* et celles qui sont le moins soutenues sont écrasées ; ce sont celles qui se trouvent au point d'inflexion.

Tels sont les deux mécanismes décrits par Chédevergne : il est à peine besoin d'ajouter qu'ils se trouvent souvent combinés.

Un peu plus tard, en 1872, D. Molière fait paraître un travail très important intitulé « Recherches cliniques et expérimentales sur les fractures de la colonne vertébrale » ; il reproche d'abord aux expériences de Chédevergne d'avoir été faites sur des cadavres non entiers.

« On ne doit pas détruire les organes pour voir ce qui se produit ; on change alors les conditions de résistance ; il est préférable d'agir sur le cadavre entier ».

Daniel Molière a fait porter ses recherches sur douze expériences et il est arrivé à conclure :

1° Pour qu'il y ait écrasement des corps vertébraux, il faut que les ligaments interépineux résistent.

2° La rupture des arcs vertébraux ne peut pas être produite tant que les corps vertébraux sont intacts.

3° Si l'on peut admettre la fracture par arrachement des corps vertébraux pendant les mouvements de flexion forcée, cet arrachement est toujours consécutif à un certain degré d'écrasement de la région antérieure de cet os.

4° Les fractures par flexion de la région dorsale sont accompagnées de fractures des côtes ; ou bien la violence distend les cartilages costaux ou fracture le sternum.

5° On doit distinguer dans le mode de production de ces fractures, deux mécanismes : *a)* La flexion forcée du tronc, dont l'action se fait sentir dans la région lombaire ; *b)* les fractures par flexion forcée de la colonne vertébrale elle-même, qui ont pour siège d'élection la partie moyenne de la région dorsale (p. 234 et 238).

Il ressort de ces conclusions, que D. Molière fait entrer dans le mécanisme des fractures un élément de plus que Chédevergne ; celui-ci n'avait vu que la flexion du tronc ; celui-là voit la flexion du tronc et et en même temps la flexion de la colonne vertébrale considérée en elle-même. Chédevergne pensait que l'arrachement était la règle, D. Molière admet l'écrasement comme plus fréquent.

M. Ch. Féré, en cherchant à produire les fractures du bassin par précipitation des cadavres, a confirmé les conclusions de D. Molière ; il obtenait une fracture du rachis lorsqu'il se plaçait dans les conditions voulues.

M. Ménard, dans une importante thèse, a repris et complété ces expériences et obtenu les mêmes résultats que D. Molière et M. Ch. Féré. Ses conclusions diffèrent à peine de celles du chirurgien de Lyon.

1° Dans les chutes sur la nuque, la tête restant fléchie, la fracture se fait toujours dans la région dorsale de la colonne vertébrale.

2° Il peut y avoir en même temps fracture de la colonne dorso-lombaire ; mais ce résultat est rare.

3° Les fractures dorsales s'accompagnent le plus souvent de fractures de côtes, quelquefois seulement de luxation de l'extrémité interne et postérieure.

4° Il y a presque toujours écrasement des fragments antérieurs.

5° Dans les chutes sur le siège, les membres étant fléchis contre le thorax, les fractures se localisent dans la région lombaire ou dorso-lombaire.

6° Les disques intervertébraux sont moins résistants que les corps vertébraux, quand l'arc postérieur a perdu les moyens d'union qui en rattachent les éléments.

D'après divers critiques récents, on est tenté d'admettre les deux mécanismes d'écrasement et d'arrachement, en accordant une plus grande importance à l'écrasement.

Anatomie pathologique. — Il suffit, pour le moment, de passer en revue les lésions osseuses, les lésions nerveuses et les altérations viscérales.

Lésions osseuses. — Dans les fractures par arrachement, le corps de la vertèbre forme deux

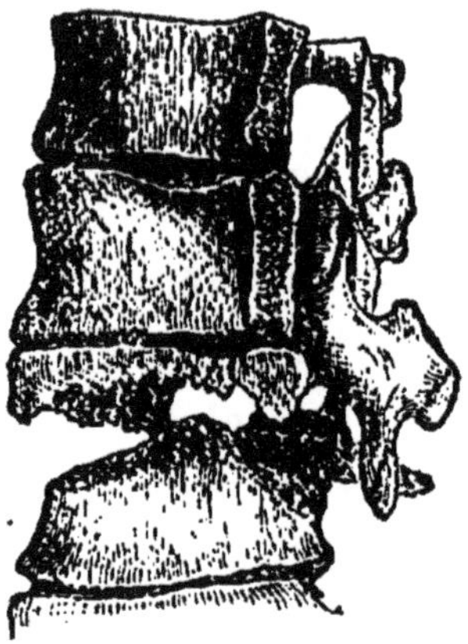

Fig. 5. — Fracture simple et transversale de la première vertèbre lombaire. (Tirée de l'édition française de l'*Encyclopédie internationale de chirurgie;* Paris 1886; v. 668. — L'auteur, M. John Lidell, fait remarquer qu'il y a peu de déplacement, parce que, dans la région lombaire, les masses musculaires agissent d'une façon analogue aux attelles, ainsi que le font les côtes dans la région dorsale.

fragments, un supérieur, un inférieur; le trait de fracture, rarement horizontal, est plus fréquemment transversal-oblique. La fracture à trait horizontal ne se rencontre guère que chez l'adolescent; elle est due au mode de développement des vertèbres, que l'on peut considérer comme formées d'une diaphyse et de deux épiphyses : la fracture sépare la diaphyse de l'épiphyse supérieure.

Chez l'adulte, dans les cas très rares où le trait était horizontal, il passait par la partie moyenne du corps vertébral.

La fracture à trait oblique est la plus fréquente : la lésion part ordinairement du bord postéro-supérieur du corps et se dirige en bas et en avant, pour atteindre la face antérieure ; parfois, cependant, la cassure se prolonge en arrière de la face antérieure, devient verticale et se termine à la limite inférieure du corps vertébral ; le fragment supérieur est plus petit, en général, que l'inférieur, il a la forme d'un cône à sommet postéro-supérieur et à base antérieure ; il lui arrive parfois d'être divisé en deux, par suite de la pénétration d'un fragment inférieur.

M. Ménard fait remarquer qu'il y a toujours, en outre, un peu d'écrasement.

Ces lésions ne sont pas les seules produites par l'arrachement ; les fragments ainsi divisés vont se séparer : le supérieur descend en avant de l'inférieur ; la face postérieure des fragments supérieurs vient se mettre sur la même ligne que l'inférieur, plus fréquemment, il ne la dépasse que du cinquième, du quart ou de la moitié de la surface de section ; ce déplacement peut amener la compression de la moelle, qui se trouve tendue et comprimée sur cette saillie.

Dans la fracture par écrasement, il faut distinguer

plusieurs degrés, depuis un léger tassement jusqu'à l'écrasement du corps tout entier.

Les désordres sont peu nombreux dans le premier cas ; le sang a été chassé par expression du tissu spongieux ; et il y a de la déformation, si le tassement a intéressé plusieurs corps vertébraux, selon le côté sur lequel a porté la pression.

Dans le second cas, au contraire, le traumatisme aplatit le corps de plus en plus et peut se transformer en une cavité remplie de petites esquilles de moelle osseuse et de sang.

Le fibro-cartilage offre des lésions très variables : souvent blessé et surtout écrasé, il demeure parfois indemne.

Le surtout ligamenteux antérieur est presque toujours décollé de la face antérieure des corps vertébraux ; il passe comme un pont en avant du foyer de fracture, le limite quand les désordres ne sont pas trop considérables. Dans les cas plus graves, il forme des plis transversaux plus ou moins marqués, suivant le degré de flexion de la colonne vertébrale.

Le ligament postérieur est plus souvent rompu que l'antérieur, grâce à la force que détermine le mouvement de flexion produit par l'écrasement. Il arrive parfois aussi que c'est l'arrête tranchante du fragment inférieur, qui produit cette déchirure en appuyant sur lui. S'il est intact, il limite le déplacement, grâce à sa résistance ; quand il est rompu, au contraire, le fragment inférieur vient appuyer sur la dure-mère et son contenu.

Les pédicules restent ordinairement fixés au fragment inférieur, rarement au supérieur. Tandis que les lames et les apophyses articulaires sont séparés pour leur propre compte, les pédicules forment, avec le fragment inférieur les trois quarts d'un cercle où se trouve la moelle.

Les apophyses épineuses sont souvent rompues, par suite des fractures du corps, dont elles sont la conséquence ; leur rupture peut intéresser un petit fragment retenu en place par leurs ligaments, ou porter sur leur milieu, leur base, ou leur union avec les lames. Dans les chocs directs, les fragments sont plus nombreux ; mais leur irrégularité empêche d'en donner une description générale.

Les fractures des lames sont variables. Dans la fracture indirecte, elles sont divisées en deux fragments superposés par une ligne horizontale, qui passe d'un côté, ou des deux côtés de l'apophyse épineuse ; ordinairement double, elle est parfois isolée, comme en témoigne la pièce de Legouest. Lorsqu'il existe entre les lames de la vertèbre inférieure et celles dont le corps est brisé un espace considérable, il arrive que les ligaments jaunes se recroquevillent en avant, vers le corps vertébral ; et les lames de la vertèbre fracturée sont rompues consécutivement.

Les apophyses transverses, généralement intactes à la portion lombaire, sont plus souvent brisées à la région dorsale, à cause de leur articulation avec les côtes.

Quant aux apophyses articulaires, elles peuvent être indemnes ; et, dans ce cas, le déplacement bridé par la résistance de l'articulation est minime ; si, au contraire, il y a luxation et fractures des apophyses articulaires, il y a de grands changements de rapports.

Lésions nerveuses. — Lorsque l'inflammation se communique aux enveloppes de la moelle, on assiste au développement de la pachyméningite avec toutes ses lésions. — Aiguë, elle arrive à former des exsudats, des ecchymoses disséminées, en même temps qu'il se dépose de fausses membranes sur les méninges ; — chronique, elle amène l'épaississement de la dure-mère, qui se recouvre de lymphe plastique, qui s'organise, devient adhérente à l'arachnoïde, de celle-ci à la dure-mère, formant un manchon protecteur, qui la protège dans certains cas, mais qui est, dans d'autres, une menace continuelle d'inflammation de voisinage. Telles sont les principales lésions des enveloppes de la moelle.

La moelle peut présenter trois types différents de lésions : 1° la section complète ; 2° la nécrose directe totale ; 3° des lésions partielles de sa substance nerveuse.

Dans le premier cas, un espace de plusieurs centimètres divise les fragments ; le bout supérieur est augmenté de volume, adhérent aux enveloppes de la moelle, ou, plus fréquemment, ramoli sur une longueur de quelques centimètres ; le bout inférieur est le plus souvent ramolli dans toute sa hauteur; parfois cependant un segment assez considérable demeure intact.

Dans le cas, où les différents éléments de la moelle ont été atteints, quoique la section ne soit pas complète, la lésion diffère peu des transformations précédentes.

Pour le troisième type, la lésion, moins importante, se borne à une injection plus accentuée; mais, si la lésion persiste, le résultat final sera la transformation conjonctive totale, étudiée par Schifferdecker et Homa.

Il est bon de prouver, par un fait, la réalité de l'existence de ce troisième type :

Observation IV (Shaw et Jacobson, dans *A system of surgery*, par Holmes et Hulke). — Le blessé, qui était un mineur, fut violemment lancé sur la paroi latérale d'une mine par une explosion d'une lampe. Pendant quatre jours, il n'y eut aucune apparence de paralysie. Ensuite survint un fourmillement et une dépression importante des forces dans les membres inférieurs. — Au bout de neuf mois, tous ces symptômes étaient disparus ; et le blessé reprenait son travail. Mais, dès la semaine suivante, il fut tué par un bloc de charbon, qui lui écrasa le thorax.

Une grande partie de la seconde vertèbre lombaire fut trouvée écrasée, aplatie et partiellement résorbée par le fait de la fracture ; l'une des portions de l'os était refoulée en arrière.

A première vue, il semblerait impossible que la guérison soit obtenue en pareil cas, à cause de l'importance du rétrécissement du canal vertébral.

La pièce anatomique appartient à M. Flower. On y voit la

configuration caractéristique du fragment, qui est poussé d'arrière en avant. De la diffluence et de la nature spongieuse du cal, il résulte que la moelle épinière a eu la possibilité de s'accommoder *(ad time to accommodate it salf)* à la pénétration du fragment postérieur, qui empiète sur la lumière du canal

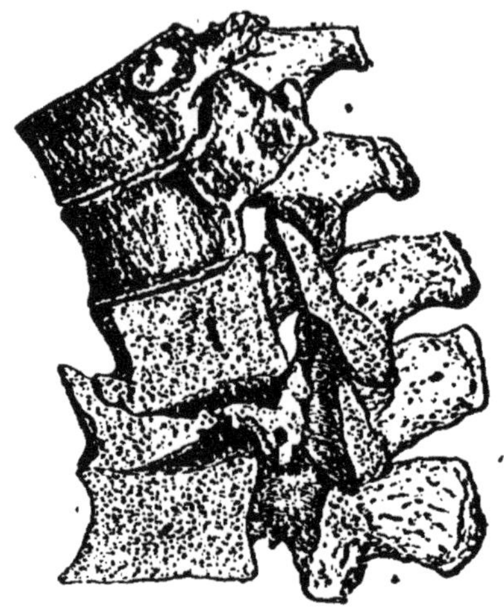

Fig. 6. — Les deux dernières vertèbres dorsales et les trois premières vertèbres lombaires d'un blessé, qui a été guéri après une fracture de la colonne vertébrale (Musée de Hunter, 985. A.).

vertébral. La parésie, apparue au quatrième jour, puis terminée par une guérison, a pu être déterminée par un hématorachis, ou bien par quelque exsudat inflammatoire de pachyméningite (1).

Les nerfs, au milieu de tous ces désordres, résistent parfois assez bien ; mais il n'en est pas toujours ainsi ; et leur altération a une importance considé-

(1) A. Shaw et W. H. A. Jacobson, *A system of surgery*, edited by T. Holmes and J. W. H. Hulke; 3me édition; London, 1883; I, 662.

rable ; car elle explique l'origine de certaines paralysies, qui, pour être d'origine radiculaire, n'en sont pas moins aussi complètes que si elles avaient une origine médullaire.

Lésions viscérales. — Les troubles urinaires sont les plus importants de tous ; les urines deviennent alcalines et sanguinolentes ; il n'en faut plus chercher la cause dans les cathétérismes, souvent nécessaires : ceux-ci, avec les perfectionnements de l'antisepsie moderne, ne sont pas suffisants pour produire de tels accidents ; et il est nécessaire d'en chercher la cause dans les troubles trophiques. C'est l'opinion de Gosselin et celle de Coryba dans sa thèse de 1871, inspirée par Charcot.

Un peu plus tard, la muqueuse vésicale devient rouge, tuméfiée, ulcérée même, en quelques endroits ; les uretères participent à ces lésions ; et l'on voit se dérouler tout un cortège habituel : cystite purulente, pyélonéphrite et parfois des abcès vésicaux entraînant, de temps à autre, une péritonite mortelle.

Symptomatologie. — Lorsque le chirurgien est amené à examiner un homme atteint de fracture du rachis, il peut trouver le blessé dans deux états différents : — ou bien la victime a perdu connaissance par suite de la double commotion cérébrale et médullaire, et alors la vie est ralentie, les battements du cœur sont lents, irréguliers, intermittents, la face est pâle ; c'est, en un mot, un état comateux ; — ou bien cette perte de connaissance n'existe pas, le blessé est simplement hébété, ses réponses aux questions sont lentes et pénibles, sa sensibilité générale est émoussée, il y a encore de la commotion, mais de la commotion médullaire seulement ; l'intelligence est à peu près intacte, le malade a une volonté, et il comprend ce qu'on lui dit. — Qu'on suppose un degré de moins et on aura un de ces faits, relativement assez nombreux, où le blessé garde toute son intelligence et sa volonté, et se rend très bien compte de ce qui lui arrive

Douleur. — C'est de tous les symptômes celui qui, le premier, attire l'attention du médecin et celui sur lequel le blessé, sitôt qu'il a recouvré ses sens, insiste avec le plus d'énergie. Cette douleur est variable et ne peut être pathognomonique, car on la trouve aussi bien dans la fracture isolée de l'arc postérieur, que dans la rupture complète de la vertèbre dans une simple contusion et dans l'entorse rachidienne ; mais l'enseignement de Chédevergne est à répéter : elle est plus accusée dans le cas de fracture indirecte ; et, d'ailleurs, la douleur spontanée est plus forte généralement que la douleur provoquée par la pression dans les fractures indirectes.

La douleur suit le trajet des nerfs passant au niveau du foyer de fracture et s'irradie vers le thorax et l'abdomen ; le blessé se sent serré comme dans un étau.

Plus marquée à l'occasion des mouvements imprimés au rachis, la douleur diminue quand le blessé garde le repos ; encore faut-il que ce soit dans certaines positions, car les unes l'augmentent tandis que les autres la font disparaître par suite des différences qu'elles font subir à la cavité.

Dans un fait remarquable, observé par M. Guermonprez, elle disparaissait entièrement, quand on pressait sur la saillie postérieure, quand « on rentrait le dos du blessé » et surtout quand on exerçait des tractions aux deux extrémités du corps ; elle reparaissait quand on laissait les fragments reprendre leur position.

Il y a aussi des phénomènes douloureux, qui se développent sous l'influence d'altérations de la moelle ou des méninges ; mais ils se différencient des précédents par leur date d'apparition (quelques jours après l'accident).

Plus tardivement, la marche des fracturés considérés comme guéris, et chez lesquels le cal n'est pas suffisamment consolidé, peut faire apparaître encore d'autres manifestations douloureuses symptomatiques.

Enfin, la prolifération cellulaire, un ramollissement, une congestion plus marquée des éléments de la moelle amènent des sensations pénibles, telles qu'arrachement, écrasement, sensations de morsures, élancements, fourmillements, qui se rencontrent chez les blessés, même chez ceux qui présentent de la paralysie.

La position horizontale est généralement la position préférable pour calmer les souffrances du blessé ; car elle diminue la douleur, en ramenant les deux cylindres rachidiens dans le prolongement l'un de l'autre.

Peu à peu, ces douleurs diminuent les jours suivants, s'il ne survient pas de complications du côté des méninges ou de la moelle ; mais parfois même dans les cas où il n'y a aucune complication, ces douleurs, quoique affaiblies, persistent assez longtemps.

Tuméfaction. — Elle masque complètement la lésion au chirurgien, lorsque celui-ci n'a pas été appelé le jour même de l'accident.

C'est un épanchement sanguin abondant, plus marqué au niveau de la fracture, s'étendant de là en haut, en bas, sur les côtés, où elle se perd insensiblement. — Les muscles déchirés, les os brisés, les veines intra-rachidiennes rompues, fournissent le sang en abondance ; et, lorsque la chute a eu lieu sur le dos, la tuméfaction a été produite, en outre, par une contusion directe ; et l'on comprend que l'épanchement sanguin soit plus abondant que dans les fractures par chute sur les pieds ou sur la nuque.

Cet épanchement s'accroît durant plusieurs heures, reste stationnaire les jours suivants, puis diminue progressivement de volume, en même temps que l'ecchymose change d'aspect vers le cinquième ou le huitième jour. Rarement plus tôt, il devient possible de se rendre compte de la déformation de l'arc postérieur du rachis.

Déformation. — Il faut éviter, avant tout, de prendre pour une déformation de la colonne vertébrale des saillies, qui sont pour ainsi dire physiologiques, particulièrement exagérées par certaines professions manuelles. Surtout à un âge quelque peu avancé, elles peuvent être assez prononcées, et assez semblables aux saillies par fractures vertébrales, pour en imposer, au premier abord, chez un individu qui en serait porteur et qui aurait fait une chute.

Dans ce cas les apophyses épineuses des onzième, douzième vertèbres dorsales et première lombaire feront une saillie très nette, avec un intervalle entre les deux; elles sont sur la même ligne que les autres, tandis que les saillies pathologiques sont le plus souvent déviées en dehors; et, comme il y en a une, deux, trois au plus, elles forment une convexité dirigée en arrière, à droite ou à gauche; en outre, les apophyses épineuses sont plus écartées dans le cas de fracture.

Il existe, dans les fractures du rachis, deux sortes de déformations : 1° une convexité à grande courbure postérieure, avec une saillie plus ou moins prononcée sur une ou deux apophyses épineuses ; 2° une gibbosité angulaire, comme dans le mal de Pott, produite par une saillie d'une ou deux apophyses épineuses, avec un intervalle très marqué entre les deux.

Elles suffisent pour indiquer une variété plus particulière de la lésion.

Dans le premier cas, c'est un tassement, un écrasement du corps vertébral.

Dans le deuxième, c'est une fracture d'un seul corps vertébral, fracture avec chevauchement des deux fragments, qui peuvent aussi être écrasés, en avant.

1° C'est à la région dorsale inférieure, ou à la région lombaire supérieure, que siège la grande courbure. Trois à quatre vertèbres forment une saillie exagérée. On trouve les apophyses épineuses dans l'axe de la colonne, parfois un peu déviée ; la courbure provient de l'écrasement de plusieurs corps vertébraux, surtout de celui qui correspond à l'apophyse la plus saillante ; elle se continue insensiblement ou brusquement avec le reste du rachis.

2° Le plus souvent, la saillie est angulaire, formée par une seule apophyse épineuse, ordinairement celle qui se trouve au-dessus de la vertèbre fracturée, recouvrant un espace vide de dix centimètres parfois de diamètre, d'après Chédevergne, dans lequel le doigt pénètre, et au fond duquel se trouve la moelle. On sent à droite et à gauche de la ligne médiane d'autres saillies, qui proviennent des apophyses transverses de la vertèbre inférieure brisée, qui, elle, est toujours repoussée en arrière, par suite du mouvement en avant du fragment supérieur.

A la région lombaire il n'existe pas de véritable déformation en saillie ; mais la concavité normale est moins profonde et peut même être tout à fait redressée.

Dans les régions dorsales supérieure et moyenne, l'apophyse épineuse de la vertèbre supérieure est souvent détachée à sa base et reste fixée à l'apophyse épineuse de la vertèbre brisée en avant, formant encore le sommet de la saillie, mais en bas, et non en haut. La projection du thorax en avant, qui en résulte, s'augmente, si le malade n'est pas couché à plat.

La gibbosité n'est nullement en rapport avec l'altération de la moelle, qui peut être saine avec une considérable déformation, ou, au contraire, fortement endommagée, avec une gibbosité presque nulle ; et il ne faut pas oublier, en face d'une déformation rachidienne, qu'une lésion des apophyses épineuses peut en imposer et faire croire à l'enforcement de la vertèbre en totalité (Hippocrate).

Mobilité et crépitation. — Ces signes sont peut-être plus fréquents qu'on ne les signale ; mais leur recherche est toujours douloureuse et souvent dangereuse.

Si le blessé n'a pas perdu connaissance au moment de l'accident, il perçoit un craquement qui ne manque jamais. Plus tard, quand on saisit les apophyses épineuses, comme elles sont souvent fracturées, on perçoit une mobilité anormale et une crépitation ; mais ces symptômes, qui sont la règle dans les fractures isolées de l'arc postérieur, sont, au contraire, la grande exception dans les fractures du corps.

Complications. — Il reste à passer en revue les complications des fractures ; il y en a de deux sortes : les premières, qui sont sous la dépendance des lésions de la moelle ; les secondes, qui sont dites de voisinage et n'ont aucun rapport avec le système nerveux.

I. — *Paraplégie*. — Elle est à peu près constante et se montre dès le début. Tandis que, dans la partie supérieure du corps, où se rendent les filets nerveux, dont les origines médullaires se trouvent situées au-dessus de la région atteinte, la vie a conservé toute son intensité ; dans l'inférieur au contraire les mouvements sont anéantis, aussi bien que la sensibilité, la sécrétion, l'excrétion, etc., en un mot toutes les manifestations vitales.

Si cette perte de mouvement est un phénomène presque constant, elle peut très bien n'apparaître qu'au bout de quelques jours.

Complète parfois, elle peut être limitée à certains faisceaux musculaires, dans le cas où la lésion a porté sur une partie de région lombaire correspondant à la queue de cheval.

Avec des lésions de la moelle cervicale on a noté des paralysies des membres supérieurs laissant absolument intègres les membres inférieurs. Chédevergne attribue ces troubles de la motilité aux lésions du cordon antéro-latéral de la moelle qui se trouve directement en contact avec la saillie tranchante du fragment inférieur. — On peut, il est vrai, expliquer de la sorte les paraplégies qui se développent aussitôt après l'accident ; mais cette hypothèse ne convient plus, quand on se trouve en présence de paraplégies qui proviennent du développement d'une myélite

II. — *Troubles de la sensibilité.* — L'anesthésie accompagne la paraplégie, et, comme cette dernière, elle se montre dès le début ; il ne faudrait pas croire cependant que ces affections soient synchrones. L'anesthésie peut précéder la paralysie, comme elle peut lui survivre.

La conduction des impressions sensitives dans la moelle est aujourd'hui parfaitement connue. Elle se fait accessoirement par les cordons postérieurs et la partie latérale des cordons postérieurs, mais principalement et d'une manière indifférente, sans voie anatomique bien fixée par la substance grise.

Anesthésie et paraplégie peuvent aller de front, occuper les deux membres, les organes génito-urinaires, l'abdomen, le thorax, selon le siège de la lésion.

La première peut n'atteindre que les phénomènes de contact, de douleur, ou la perte du sens musculaire. Parfois, c'est de l'hyperesthésie que l'on observe, non pas d'une manière uniforme, mais très marquée le long des derniers nerfs intercostaux. D'autres fois encore, ce sont des douleurs spontanées existant au niveau des parties anesthésiées ; c'est à ce phénomène qu'a été donné le nom d'anesthésie douloureuse.

III. — *Troubles trophiques.* — Les muscles ne tardent pas à s'atrophier : ils deviennent mous et flasques ; il y a, dans les membres, des fourmillements et des spasmes, plus fréquents la nuit que le jour, et qui sont les symptômes de myélite, de pachyméningite, mais qui n'indiquent pas pour cela un pronostic toujours fatal ; le plus souvent, la paralysie donne lieu tardivement à des pieds-bots équins varus ou valgus.

Les réflexes sont abolis tout d'abord. Plus tard leur retour se fait ordinairement avec celui de la mobilité volontaire, mais pas toujours cependant. En dépit des résultats expérimentaux, il serait prouvé, d'après Charlton-Bastran, que la section totale de la moelle amènerait la suppression durable des réflexes profonds et superficiels dans les parties sous-jacentes, par suite de la suppression des connexions existant normalement entre l'axe spinal et le cervelet.

Les *troubles oculo-pupillaires* ont une certaine importance : ils consistent en altérations des mouvements de l'iris, en diminution de l'ouverture palpébrale, strabisme; plus tard, enfin, des troubles très graves se développent dans la nutrition des globes oculaires.

Les *escharres* sont fréquentes et sont dues, moins à la pression, qu'à l'altération trophique. Elles accompagnent toujours les paralysies ; elles ont un siège variable ; mais on les trouve le plus souvent à la région sacrée, aux trochanters, aux talons, sur les malléoles et à la région scapulo-humérale postérieure.

Il est nécessaire de prendre de grandes précautions pour arriver à un résultat heureux ; mais la guérison des escharres est obtenue grâce à une antisepsie bien faite et à des soins intelligents et prolongés.

Les chapitres qui suivent envisagent seulement les fractures communes du rachis ; elles sont dorso-lombaires ou dorsales supérieures ; elles ont pour causes ordinaires les chutes sur le siège, ou bien sur la nuque ; elles peuvent aussi résulter d'une flexion forcée du tronc en avant par l'action d'une pression, ou d'un corps pesant, soit sur la nuque, soit sur le haut du dos.

CHAPITRE II

Phases historiques du traitement des fractures du rachis

Par H. Lherbier et Ern. Guérin.

Il est très intéressant de parcourir les phases par lesquelles a passé l'histoire du traitement des fractures du rachis. En rappelant les principales, on rencontre successivement les divers procédés employés pour obtenir la réduction et le maintien de cette réduction.

Les Anciens n'avaient pas négligé cette question ; et, dans sa remarquable thèse, Carafi cesse d'être exact lorsqu'il attribue à Ambroise Paré le mérite d'avoir conseillé le premier les interventions actives dans le traitement des fractures du rachis. A. Bonnet (de Lyon), a pu l'induire en erreur lorsqu'il écrit que : « l'extension et la contre-extension, d'abord recommandées par Ambroise Paré, ont reçu des applications utiles entre les mains de Malgaigne, de Tuson (*Medical*

Times, 1845) et F. Roux, de Toulon *(Gazette des Hôpitaux*, 1849). »

Carafi paraît vouloir s'en tenir aux contemporains, lorsqu'il écrit plus loin : « Les premières observations de réduction immédiate ont été publiées par Tuson, en 1834. Ses deux blessés ont guéri. Un résultat aussi encourageant ne pouvait pas rester sans trouver des imitateurs et le nombre considérable de succès dus à ce traitement le place en première ligne.

» Ce sont les chirurgiens anglais et américains qui ont eu recours de préférence à ce moyen.

» Ce traitement n'a été employé qu'une seule fois en France, c'est par Parise (de Lille). »

M. Félix Terrier ne juge pas la question de priorité ; mais il signale Desault, Ollivier d'Angers, Ayre, Gellé, A. Richet, Gerdy, Dupuytren, Malgaigne, Parise, Cras, etc., comme ayant mis en pratique la réduction de la fracture indirecte du rachis.

E. Littré indique comment, avant d'exposer sa pratique, dans son *Traité des articulations,* Hippocrate relève d'abord les erreurs de certains médecins de son temps et il disserte ensuite « du déplacement des vertèbres en arrière. L'appareil d'Hippocrate est un appareil d'extension et de contre-extension, combiné avec la pression sur la vertèbre déplacée, pression qu'on opère, soit avec la main, soit avec le talon, soit avec une planche. »

Après avoir présenté au lecteur ce chapitre, qu'il qualifie « très remarquable », le traducteur y revient.

« Les luxations des vertèbres par cause externe avaient été, de la part des médecins antérieurs à Hippocrate, l'objet de tentatives fort téméraires ; je veux parler de la succussion par l'échelle : (on la pratiquait en attachant le blessé sur une échelle, qu'on laissait tomber d'assez haut sur un sol résistant). Hippocrate dit que son procédé est ancien ; il loue l'inventeur, ainsi que tous ceux qui ont imaginé des machines conformes à la disposition des parties ; mais il ne l'a jamais employé, attendu que ce procédé est tombé entre les mains des charlatans. Les fractures des apophyses épineuses des vertèbres avaient été, de la part des confrères d'Hippocrate, l'objet d'une erreur ; ils prenaient ces fractures pour une luxation des vertèbres en avant, et, d'après cela, ils déclaraient la luxation en avant très facile à guérir. Au reste, d'autres avaient essayé, pour en obtenir la réduction, de faire éternuer, d'injecter de l'air dans les intestins, d'appliquer une grande ventouse sur le lieu de la lésion. Hippocrate signale l'impuissance de tous ces moyens. »

Il s'en tient à son appareil, dont nous reproduisons la figure, renvoyant, pour les détails de la description, au texte et à la traduction (pp. 200 à 213) et aussi au livre du Mochlique (p. 385).

C. Celse, que plusieurs ont qualifié d'Hippocrate latin, a donné sur la question un jugement qui ne saurait faire oublier les préceptes de Cos.

« S'il y a quelque chose des vertèbres d'emporté ou de fracturé, écrit-il, il y a un creux à cet endroit ;

et on y ressent des picotements, parce que les fragments sont nécessairement pointus. Le malade est obligé de se courber au devant, pour éviter la douleur : ce sont là les choses qui font reconnaître la fracture des vertèbres. La cure (est la même que celle de la fracture de côte : on applique un bandage

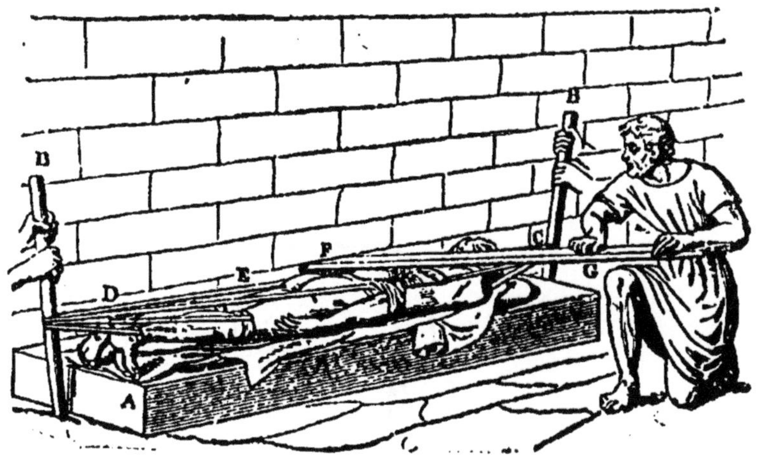

Fig. 7. — La réduction des fractures du rachis selon Hippocrate. (Édition de *Littré*.)

par son milieu, afin qu'il n'enfonce pas plus les téguments d'un côté que de l'autre...) ».

Dans son chapitre « de la luxation de l'épine », Celse exprime le même sentiment que dans celui « de la luxation de la tête ». « J'ai cru, dit-il, devoir faire mention de cette espèce de luxation, non qu'on puisse y apporter aucun remède, mais afin qu'on pût la connaître par les signes qui la caractérisent, et que l'on ne croie point que ceux auxquels ce malheur arrive, périssent par la faute du chirurgien. » (p. 460). Il précise ensuite son jugement au sujet de chacune des régions du rachis. « Si la luxation est au-dessous du diaphragme, les cuisses tombent en paralysie, l'urine se supprime, ou bien coule involontairement ; on ne périt point, à la vérité, aussi promptement que dans la luxation de la tête; mais on ne passe guère le troisième jour. Car ce que dit Hippocrate que, lorsqu'une vertèbre

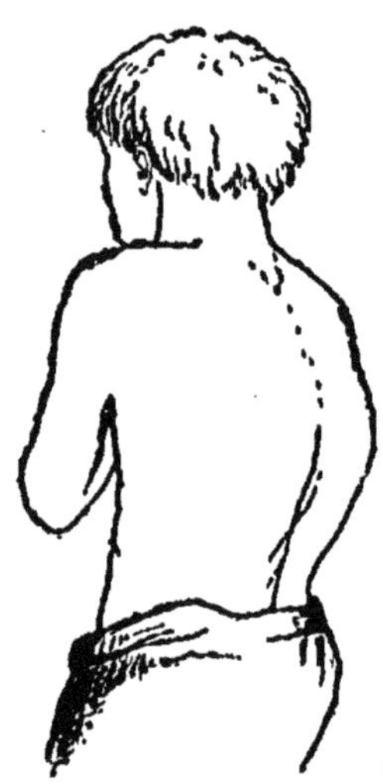

Fig. 8. — L'attitude d'un blessé atteint d'une fracture par cause indirecte de la région dorso-lombaire *(d'après nature).*

est luxée en arrière, on doit faire coucher le malade sur le ventre, l'étendre de tout son long, faire appuyer quelqu'un avec le talon sur la vertèbre luxée, et la faire ainsi rentrer en dedans, doit s'entendre des luxations incomplètes et non des luxations complètes. » (pp. 461-462).

Bien que l'auteur ne soit pas toujours nommé, ce dernier passage a été bien des fois recopié textuellement depuis Celse.

On peut donc l'affirmer, l'appareil d'Hippocrate s'est trouvé quelque peu délaissé.

Il serait injuste, toutefois, de le croire oublié. On ne saurait l'admettre, surtout pour les contemporains et les premiers successeurs d'Ambroise Paré (1509-1590).

Fabrice de Hilden (1560-1636) en parle en ces termes : « Curatio autem haec, ut id prius moneam, partim ex Hippocratis, Oribasii et Ægenitae mente, partim quoque ex propria inventione instituenda est. Collocatur aeger pronus super scamnum aut organu. Hippocr. ab Oribasio, lib. de machinamentis, cap 35 delineatum...

L'appareil d'Hippocrate n'était donc pas oublié ; mais on peut se demander si la part faite à l'esprit inventif des chirurgiens des XVIe et XVIIe siècles a valu de véritables progrès. M. Guermonprez donne pour preuve le jugement d'un auteur de cette époque :

« Lorsque les vertèbres viennent d'être luxées, faisant saillie à l'extérieur, on n'arrive pas à la réduction sans difficulté. C'est à peine si les machines imaginées par les anciens parviennent à remédier au déplacement. C'est pourquoi l'art, secondé d'une sagacité très pénétrante, poursuivit la recherche de quelque autre moyen pour replacer en leur siège primitif les os ainsi luxés. En effet, pour les vertèbres qui correspondent à la région de l'abdomen, on est parvenu à adopter des ceintures de fer. A ces ceintures est annexée une lame destinée à comprimer fortement et vigoureusement la vertèbre luxée. Cette lame fait la compression, grâce à des instruments particuliers, et parvient à la compléter peu à peu en imposant au patient le moins de douleur possible. » L'auteur décrit ensuite, pour la région thoracique, une sorte d'armure pourvue d'une lame compressive, analogue à celle de la ceinture destinée à la réduction des vertèbres lombaires, et tout un autre appareil destiné aux régions cervicale et sous-occipitale.

Nous n'insisterons pas davantage sur ce point. Le texte et la figure d'Ambroise Paré montreront mieux ce qu'était devenu le précepte d'Hippocrate à cette époque :

« La manière de réduire l'espine luxée en la partie extérieure ; chap. XVI. — Pour réduire les vertèbres gibbeuses, c'est-à-dire luxées en la partie extérieure, faut situer le malade sur une table, le mettant sur le ventre, et le faut estendre au long d'icelle, et le lier commodément par dessous les aisselles et au-dessus des hâches avec la tierce partie d'une nappe. Pareillement, luy faudra lier les cuisses et les pieds : puis sera tiré en haut et en bas, et estêdu le plus qu'on pourra, sans toutefois grande violence : car où telle extension ne se feroit, il seroit impossible de réduire et remettre la vertèbre luxée, à cause des apophyses qui sont reçues et reçoivent pour s'entretenir les unes les autres. Après l'extension duement faicte, le chirurgien poussera de ses mains en dedans la vertèbre qui fera éminèce. Et, si on ne peut la réduire

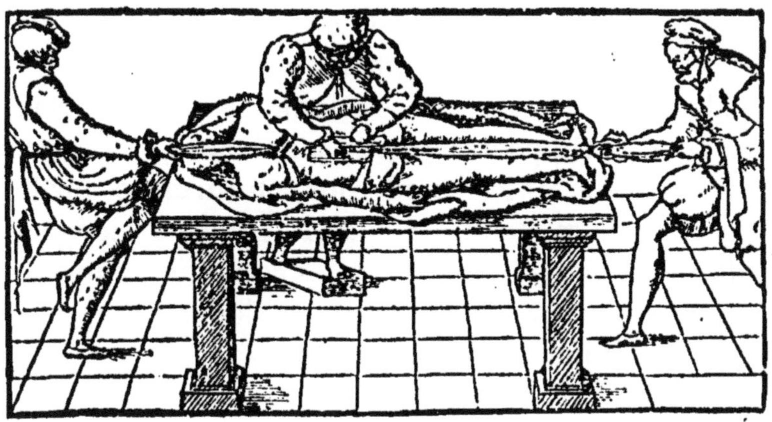

Fig. 9. — La manœuvre de la réduction des fractures du rachis d'après Ambroise Paré. *(Œuvres complètes)*.

de cette manière, il faut envelopper avec du linge deux bastons de grosseur d'un doigt, et de longueur de quatre, plus ou moins, et les appliquer aux costés des vertèbres luxées, et presser seulement sur icelles, pour les ietter dedans leur apophyse articulatoire, ainsi qu'il l'est démonstré par cette figure.

» Et ne faut toucher ni presser sur les apophyses qui sont au milieu, de peur qu'on ne les rompe. On cognoistra la vertèbre estre réduite, quàd elle sera égale aux autres qui luy sont proches. Après la réduction faut lier et presser la partie et y mettre des astelles ou platures de plomb accommodées à ce faire ; lesquelles seront bien appropriées qu'elles ne pressent pas sur l'areste des spondyles, mais seulement aux costez. Aussi faut faire situer le malade sur le dos, et y tenir longuement, les astelles, de peur qu'il ne se fassent réitération de luxation. »

On peut le remarquer, le célèbre chirurgien de Charles IX ne cite pas Hippocrate.

Fabrice de Hilden nous en donne le motif : « Sed quia Organi Hippocratis usus jamdudum obsolevit, ideo Paroeus, inter modernos chirurgicos facile Princeps, alium modum excogitavit, injectis videlicet laqueis, uti dixi, vires duos fortes constituit, quorum unus superiorem, alter inferiorem laqueum apprehendit trahitque. »

L'appareil d'Hippocrate était donc tombé en désuétude à cette époque. Il y aurait même plus : son indication aurait été oubliée, s'il faut en juger par le fait observé le 10 janvier 1620 par le même Fabrice de Hilden.

Louis Mercado, ou Mercatus (1513-1599), dans un ouvrage manifestement destiné à servir de manuel à ses élèves de l'Université de Valladolid, reproduit, non seulement le texte, mais même le dessin d'Ambr. Paré, et il néglige de nommer l'auteur. Puis il ajoute :

« Porro ad idem utile instrumentum est hoc scamnum, artificium ad plures causas conductibile et fere ejus figurae, quam antiqui vocarun glosso comium, aut certe ei finitimum cujus figura haec est. »

Au lieu de faire intervenir le glossocôme, il eût été plus conforme à la vérité historique de donner le nom d'Hippocrate.

La description de Mercatus, pour atteindre le mérite de la concision, n'a d'ailleurs pas la portée clinique du passage du *Mochlique* ou du *Traité des Articulations* d'Hippocrate.

« Verum advertat artifex, ita se caute gerat in

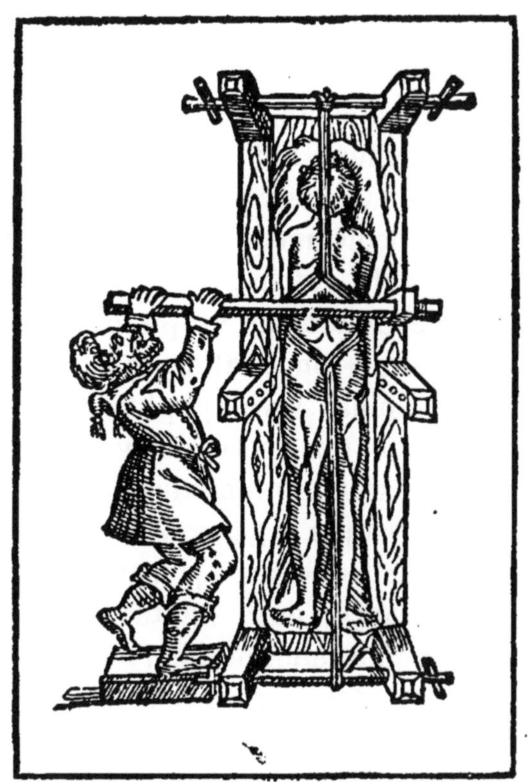

Fig. 10. — La réduction de la fracture du rachis, d'après Mercado.

operando, ut comprimens, qui est palus quidam, cum quo constringitur dorsum, minime lædat vel frangat apices vertebrarum extrinsecus eminentes ; itaq ;

necessarium erit supra vertebras exsilientes pulvillum e crinibus aut lana contextum admovere, quo reductio fiat blandius, quod artificium est admirabile et magnæ utilitatis, quando primum (celui que décrit Ambr. Paré) minime fuit sufficiens, aut gibberus est antiquus. Ac debet etiam advertere, quod eodem modo ligandus aeger infra brachia et per crura, et quod per duas trocheas, quae exprimuntur supra et infra, sensim et sensim distendendus, quoad cum instrumento comprimente, quod est lignum, quod manibus tenet artifex, fiat repositio. Quo facto, restitutat vertebra, conveniet statim applicare emplastrum, vel medicamenta, quae constringunt et roborant admovento utrinq ; tabellas praedictis tenuores involutas linteo, ant stupis, beneque ligatas unam ad unum latus spinae, alteram ad alterum, ita ut non laedantur spinae sive apophyses ossium. Et ita utrinque absque hoc periculo vertebra luxata constringatur firmaque retineatur in suo loco, in quem reposita est. Atque aeger conversus (postquam fuerit curatus) ut supinus jaceat ore sursum spectante, contineantur cum ligatura et emplastro in eadem positione per aliquot dies. »

A. Paré pouvait donc présenter sa méthode de réduction, sans remonter à Hippocrate.

Il faut cependant faire exception pour Pierre Van Foreest (1522-1597), qui invoquait l'autorité d'Hippocrate sur cette question, sans négliger les acquisitions scientifiques plus récentes.

Jean Scultet, d'Ulm (1595-1645), tient un autre

langage dans son célèbre *Armamentarium chirurgicum*. Il compare son appareil au lit chirurgical d'Hippocrate, rapporte sa description à la figure ci-jointe, qui « spinæ dorsi ad exteriora luxatæ

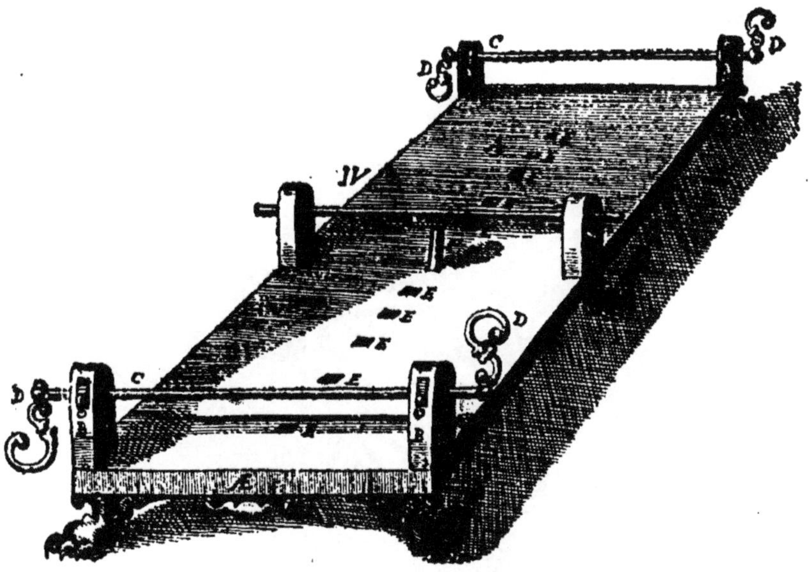

Fig. 11. — Le lit d'Hippocrate selon l'*Armamentarium chirurgicum* de Jean Scultet (d'Ulm).

extensionem et impulsum monstrat ». Il expose ensuite les manœuvres, avec toutes les précautions qu'elles comportent, et il termine par cette appréciation : « Hic impellendi modus multum differt ab eo, quem Oribasius *libr. de machin. c. 35,* figura et verbis nimium obscuris descripsit. »

Nous n'examinerons pas si le reproche adressé à Oribase est fondé. Qu'il nous suffise de le constater : Scultet connaissait l'appareil d'Hippocrate.

Vers cette époque, les auteurs de l'antiquité cessaient d'être considérés comme des textes en quelque sorte dogmatiques. Plusieurs, faisant table rase de tout ce qui se rapportait à la tradition, repoussaient d'abord tous les commentateurs (dont on sait les abus), et dédaignaient ensuite tout ce qui

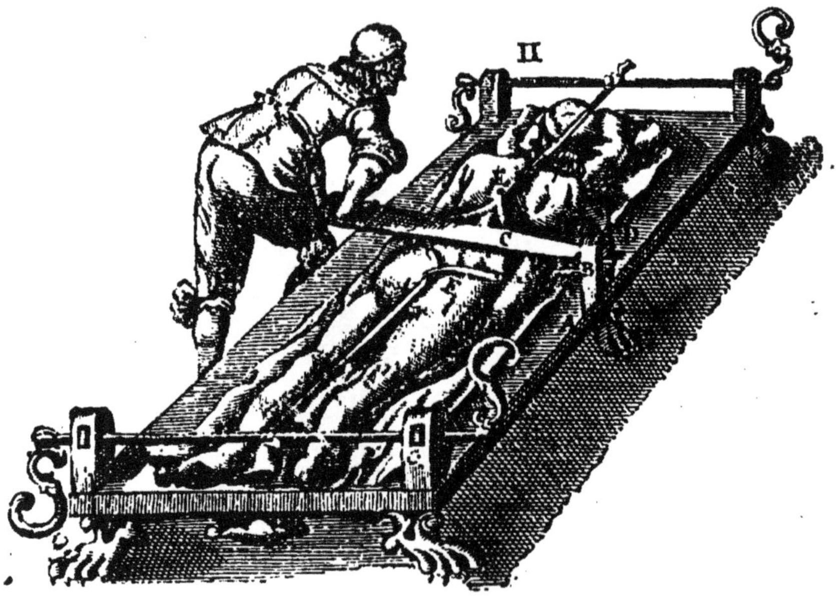

Fig. 12. — Réduction d'une fracture de la colonne vertébrale selon Jean Scultet (d'Ulm).

n'était pas une observation nouvelle ou bien une expérience récente.

Ambroise Paré faisait une espèce de concession aux lecteurs de son temps, en ne prenant pas toujours le soin de préciser la juste part des Anciens.

C'est de la même façon que J. B. Morgagni (1682-

1771) écrivait ses fameuses lettres. Il indique remarquablement combien les auteurs qui l'ont précédé, ont peu contribué à élucider l'anatomie pathologique des fractures du rachis. « Dans l'observation de Fontoni, écrit-il, on lit bien qu'un portefaix qui était tombé d'un lieu élévé sur une poutre, le ventre en haut, se disloqua et se sépara (sic) les vertèbres du dos, ce qui fit que, tant qu'il vécut, il eut le corps courbé et la face tournée vers la terre. Mais, lorsque vous vous attendez à apprendre si ces vertèbres avaient été fracturées, puisque le dos fut mis à découvert par la dissection après la mort, vous n'apprendrez rien de cela, et vous comprenez qu'on vit cinq vertèbres conglobées, auxquelles étaient adhérentes des matières visqueuses, qui s'étaient converties en gypse, comme par l'effet de la chaleur naturelle qui les aurait épaissies.

» Il n'y a point, poursuit Morgagni dans le *Sepulchretum,* que je sache, d'autres dissections relatives à ce sujet. C'est pourquoi vous voyez déjà un si juste motif de désirer que les anciens eussent fait des recherches plus nombreuses et plus soignées sur cet objet » (p. 175).

Le célèbre anatomiste de Forli n'aurait pas accepté de manœuvres de réduction qui ne fussent justifiées par les données anatomo-pathologiques. Un exclusivisme aussi complet peut être excusé chez un réformateur comme Morgagni.

Un enseignement de ce genre avait de fâcheuses conséquences : il devait faire craindre aux chirurgiens de ne pouvoir tenter aucune manœuvre de réduction sans travailler dans l'inconnu, sans courir le risque d'une véritable aventure. Les préceptes des anciens n'étaient cependant pas complètement oubliés. Témoin ce passage d'un manuel : « Quand les vertèbres du dos ou des lombes sont luxées en dedans, il paraît une enfonçure. On couche le malade sur le ventre, on fait l'extension avec des serviettes qu'on passe sous les aisselles et sur les os des isles. Dans le temps d'une forte extension, le chirurgien fera quelques mouvements à l'épine, pour tâcher de retirer la vertèbre.

» Quand la vertèbre est luxée extérieurement, il paraît une éminence. On fait coucher le blessé sur le ventre, on fait l'extension, comme nous avons dit. Pour repousser la vertèbre, on prendra deux petits bâtons garnis de linge, on les met en long des deux côtés de l'épine de la vertèbre; il faut qu'ils soient assez gros pour être plus élevés que l'apophyse : on fera rouler plusieurs fois sur ces deux bâtons un gros rouleau de bois, qui par ces allées et venues poussera les vertèbres en dedans. Quand toutes les vertèbres seront d'égale hauteur, la réduction sera faite. Si les vertèbres sont luxées de côté, on fera les mêmes extensions, et on poussera l'éminence pour remettre la vertèbre en sa place. »

Une circonstance vint achever de retenir tout chirurgien qui aurait pu se croire en droit de faire des efforts de coaptation. Ce fut le discrédit jeté par J.-L. Petit (1674-1750) au sujet des préceptes des

Anciens sur cette question : « Il y a, dit-il, des difficultés à surmonter pour réussir dans la réduction (des luxations des vertèbres) ; mais, entre celles que nous pourrions rapporter à la structure de la partie, il y en a une qui ne me paraît pas la moins forte, c'est que, jusqu'ici, les moyens, qui ont été employés pour remédier à cette maladie, y sont si contraires, qu'ils ne peuvent jamais réussir. » Cependant, le Directeur de l'Académie de Chirurgie ne réussit pas à substituer sa méthode aux conseils de ses prédécesseurs.

Mais l'influence de Morgagni et de J.-L. Petit se trahit remarquablement dans ce passage de l'Encyclopédie, et qui est de Louis, le secrétaire perpétuel de l'*Académie royale de chirurgie de Paris :*

« L'expérience m'a fait voir deux fois, dans les hôpitaux, que des cas de ce genre, que l'on croyait devoir rapporter à une luxation, d'après les symptômes, étaient antérieurement dus à une fracture complète de l'arrière-train et du corps d'une vertèbre ; ce qui a été confirmé sur trois cadavres, par Tabarrain, chirurgien à Lucques, et qui avait déjà été établi par Duvernay, dans le second volume de son Traité sur les maladies des os, même d'après l'autorité d'Hippocrate. Aussi ce dernier auteur, après avoir critiqué justement différentes méthodes de réduction, ne veut-il en enseigner aucune, non-seulement parce qu'il croit la réduction impossible, mais encore les moyens d'y remédier dangereux pour ne pas dire impossibles à tenter, quand même relativement aux manœuvres à tenter pour guérir une prétendue maladie que nous sommes loin d'admettre, ni rien de relatif à une diastase des apophyses articulaires, que nous ne croyons pas plus admissible, quoiqu'on la trouve décrite dans un Traité des maladies chirurgicales, imprimé il y a une dizaine d'années, aux frais de leurs auteurs, et dans l'ouvrage de Bertrandi, qui a paru il y a quelque temps. Mais un accident, qui souvent est la suite des coups ou chutes sur l'épine est la commotion de la moelle épinière, sur laquelle nous dirons un mot. La Motte est peut-être le premier, qui, dans les réflexions ajoutées à l'observation 289 du IVe volume de sa chirurgie complète, ait parlé de la concussion ou commotion de la moelle épinière, sans fracture ni luxation. Par exemple, si un homme tombait d'en haut, sur ses pieds, ou sur le croupion, les vertèbres alors ébranlées et tiraillées, éprouveraient une secousse ou répercussion, qui se communiquerait à l'épine, et conséquemment à la moelle qui y est contenue. Ce cas n'est point de pure supposition : il s'est présenté avec les symptômes qui accompagnent la fracture des vertèbres ; et, en général, la mort en est toujours la suite. Mais un symptôme, qui semble lui être particulier, est un certain tremblement ou palpitation des chairs, qui avoisinent l'épine, et qui, s'il ne cesse, est bientôt suivi de marques livides qui annoncent la gangrène. Quoique la maladie soit très fâcheuse, et ordinairement mortelle, l'on conseille néanmoins les onctions d'huile de succin, de pétrole, pendant qu'on donne intérieurement les cardiaques et les antispasmodiques, tels que la teinture de succin et de castoreum avec l'eau thériacale. »

Une préoccupation parait donc dominer dans l'esprit des auteurs du Compendium, celle de ne pas augmenter le danger par des efforts intempestifs de réduction. Il semblerait que les manœuvres de ce genre présentent vraiment quelque chose d'imprudent. Il semblerait que cette alternative de mort ou paraplégie, ne laisse au chirurgien aucune possibilité de tenter une véritable guérison.

Pierre Van Forest n'avait pas été si loin; il avait fait la part du lit d'Hippocrate. « Quibus recens hic gibbet ex exsu provenerit, machinae quiidem per scalam et rectam aegri surpensionem ac useri inflationem adhibitae, ridiculae sunt : sola autem Hippocratis adaptatis sufficiet. »

Forestus accepte donc le lit d'Hippocrate comme la seule bonne machine à employer dans le traitement des traumatismes indirects du rachis. Malheureusement, dans sa troisième observation du livre IX, il en restreint à ce point les indications, qu'il faut bien en considérer l'emploi comme exceptionnel.

De là au délaissement complet il n'y a qu'un pas, qui fut aisément franchi comme on vient de le voir.

C'était l'avis de Tavernier de ne point chercher à réduire les fragments déplacés, dans la crainte d'augmenter la compression de la moelle, ou de la reproduire, si elle n'existe plus.

En 1828, Roche et Sanson redoutaient aussi le grave inconvénient d'augmenter la compression de la moelle, d'exposer à la dilacérer par les esquilles, ou d'en déterminer la rupture.

En 1847, Bonnet, de Lyon, et A. Desprès publiaient, à peu de distance, des leçons qui excluaient les manœuvres d'extension et de contre-extension.

Il a été longtemps classique de s'opposer à toute manœuvre du côté de la fracture et même de se récrier contre une tentative de réduction (Balent, p. 49).

Il semble qu'un sentiment d'impuissance ait arrêté la généralité des chirurgiens (Carafi, p. 10).

« Ce ne sont pas seulement les auteurs classiques qui, d'une façon générale, se sont montrés opposés à tout traitement actif. Dans les thèses soutenues à Paris et à Montpellier, les mêmes idées ont été défendues.

» Les heureuses tentatives de réduction faites par Malgaigne, Tuson et Parise ont trouvé des imitateurs, parmi lesquels nous devons citer : Wood, Wollaston, Grace, Guermonprez, etc. Dans tous ces cas, la réduction brusque ou lente a été suivie de succès.

» Lorsque Sayre inventa son traitement du mal de Pott, il ne songea pas que sa méthode serait un jour appliquée au traitement des fractures des vertèbres. Le mérite de cette application revient à König, qui y a eu recours, pour la première fois, au mois d'août 1879. »

On trouve cependant parfois le conseil de traite les fractures indirectes du rachis par les manœuvres de réduction pendant le XIXe siècle. A. Bérard, C. Denonvillers et L. Gosselin, dans le *Compendium* de chirurgie (1840-1861), ont donné ce conseil ; mais il ne parait pas avoir été très suivi, à en juger par le silence que les recueils scientifiques ont longtemps gardé sur cette question.

Au commencement du siècle, Desault était à peu près le seul partisan de la réduction.

Dupuytren s'est borné, le plus souvent, à mettre des oreillers sous le dos des blessés.

Pour Boyer, « il s'agit moins de réduire et de maintenir réduites les fractures des vertèbres, que de prévenir et combattre les accidents qui en sont la suite, à moins qu'il ne s'agisse de fractures simples de l'extrémité de l'apophyse épineuse, que l'on peut remettre dans sa situation naturelle et maintenir. »

Roche, Sanson et Lenoir prescrivaient qu'on ne doit jamais tenter aucun effort pour réduire les fractures des vertèbres.

Nélaton était du même avis : « on ne doit faire aucune manœuvre de réduction ».

La même année, 1844, Tuson obtient cependant deux guérisons par la réduction brusque et immédiate de la fracture rachidienne.

On a vu le très beau succès de Malgaigne, et son avis pour réduire lentement et graduellement (1847).

Cette conséquence si simple des faits ne peut devenir classique avant de subir l'épreuve du temps.

Vidal (de Cassis) admet encore qu'on ne doit pas ordinairement opérer la réduction, car on peut aggraver les lésions de la moelle.

Legouesta lui-même subi cette hésitation. « Si l'on reconnait une fracture (du rachis) il faut, disait-il, tenter d'en obtenir la réduction, quelle que soit la partie de la vertèbre fracturée. Enfin, si les tentatives de réduction étaient infructueuses, on chercherait, en inclinant le rachis de diverses manières, la situation dans laquelle les symptômes sont le moins marqués, et l'on y maintiendrait le malade. »

Sur la même page, l'auteur laisse croire que la réduction lui paraît impraticable pour les luxations dorso-lombaires du rachis.

L'un des rédacteurs du *Bulletin général de thérapeutique médicale et chirurgicale*, écrivant sur la réduction de la luxation des vertèbres « cervicales », trouvait ses contemporains (1850) « très préoccupés des dangers que pourraient faire courir au malade les extensions et les contre-extensions, auxquelles il faudrait avoir recours pour remettre en place les parties luxées. Ces tractions ne peuvent se faire, en effet, sans que la moelle épinière en subisse les atteintes; mais cependant, lorsque les tractions sont faites avec grande prudence, quand on s'attache plus à réduire les parties déplacées, avec la main qu'avec des extensions seules, pratiquées sur la tête et sur les extrémités, ne pourrait-on pas tenter de réduire les parties luxées, surtout lorsqu'on sait que les déplacements sont rarement considérables et que la luxation est presque toujours incomplète ?

» D'un autre côté, si les auteurs disent que ces luxations n'entraînent autre chose que de la difformité, et qu'à la longue le malade finit par recouvrer la plus grande partie de ses mouvements, il n'est pas douteux que, dans certains cas, il y a des phénomènes de paralysie qui peuvent persister, au moins en grande partie, et rendre la position des malades extrêmement fâcheuse à l'avenir.

» Nous ajouterons que, même en admettant que les tractions soient poussées un peu loin, il nous semble difficile que la moelle épinière puisse en éprouver une atteinte vraiment fâcheuse, puisque cette portion de l'axe cérébro-spinal est, en quelque

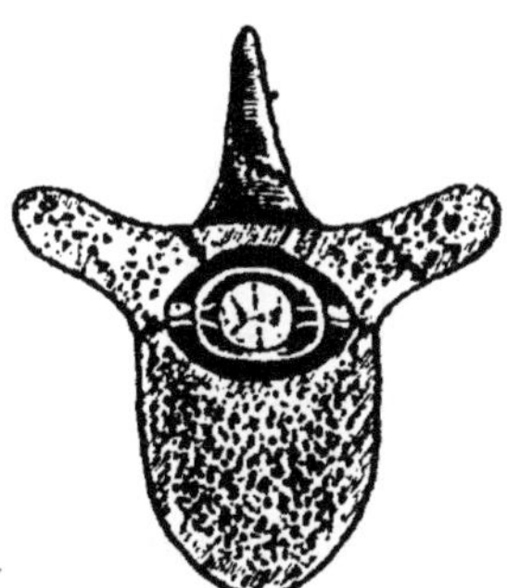

Fig. 13. — Les rapports de la moelle épinière et des méninges dans la région dorso-lombaire.

sorte, isolée au centre du canal vertébral et maintenue par des ligaments membraneux, qui doivent lui permettre une certaine mobilité dans tous les sens.

» Nous ajouterons enfin, que la science compte aujourd'hui un certain nombre de cas de réduction bien constatée, parmi lesquels le moins curieux n'est pas celui de Desault. »

L'élongation de la moelle épinière peut-elle aller

jusqu'au point d'être suivie d'une déchirure totale ou partielle de la moelle ? Sommes-nous certains de ne pas nuire en pratiquant les manœuvres d'extension et de contre-extension ?

On sait que quelques accoucheurs admettent la possibilité de la déchirure de la moelle par le fait de tractions immodérées sur le tronc, tandis que la tête est retenue dans l'excavation pelvienne.

Mais, ce qu'on admet parfois ainsi pour le nouveau-né, n'a jamais été établi pour l'adolescent ou pour l'adulte.

Bérard, Denonvilliers et Gosselin signalent, il est vrai, dans le *Compendium* (II, 676) une observation curieuse de Nélaton. Il s'agit d'un ouvrier qui resta longtemps à l'hôpital pour une hémiplégie causée par une élongation du rachis. Mais ce fait ne saurait entrer en ligne de compte dans notre étude, d'abord parce qu'il s'agissait de la région cervicale du rachis, ensuite parce que l'élongation, loin d'être simple, était accompagnée d'une « inflexion latérale » de la colonne vertébrale, enfin parce que la violence brutale de l'effort d'élongation n'a rien de comparable avec les manœuvres prudentes et raisonnées d'un chirurgien circonspect. En effet, ce malheureux avait été pris par la courroie d'une manivelle, qui avait accroché et tiré fortement le menton, pendant que les épaules et le reste du corps étaient arrêtés et maintenus par un obstacle inflexible.

Malgaigne ne va pas chercher des arguments jusque-là. Voici comment il en juge :

« Mais pour le corps vertébral même, quelles raisons oppose-t-on ? A. Cooper la croit (la réduction) impossible à obtenir, et encore impossible à maintenir ; d'autres ajoutent le danger d'augmenter la compression de la moelle, ou d'y enfoncer quelques esquilles. L'objection tirée de l'impossibilité est déjà démentie par les faits, comme nous le verrons à propos des luxations ; l'idée du danger est plus frivole encore ; le danger est là, dans votre inaction même, et trop grand pour qu'on ait à craindre de l'augmenter. »

Il y revient, en effet, dans le second volume de son célèbre ouvrage :

« Larrey a publié quatre exemples de luxations en avant de la onzième dorsale et de la première lombaire. Dans les trois premiers cas, il paraît ne s'être occupé que de la paralysie, qu'il traitait par les ventouses et les moxas répétés. Le dernier blessé fut couché sur le ventre et soumis à l'extension continue à l'aide de lacs passés sous les aisselles et d'autres fixés aux membres inférieurs. La meilleure preuve, d'ailleurs, qu'il n'y avait eu de réduction d'aucune espèce, c'est que tous ces sujets, après leur guérison, avaient perdu de 11 à 15 lignes de leur taille.

» Ces faits me dispensent d'en citer d'autres.

» Si le diagnostic a été porté légèrement, le traitement du moins sera imité avec fruit ; et l'on peut comparer le succès obtenu avec ceux que j'ai rapportés à l'article « Fractures du corps des vertèbres ».

Le péril est le même, en effet, et vient de la compression de la moelle ; l'indication urgente est donc d'écarter cette grave complication en tentant la réduction. »

En 1861, Louis Saurel était, lui aussi, adversaire de toute réduction (*Traité de chirurgie navale* ; Paris, 1861, 258). « Pour les fractures de la colonne vertébrale, on se gardera, dit-il, dans tous les cas, d'entreprendre des manœuvres de réduction, et, par-dessus tout, de recourir au trépan, ainsi que l'ont fait quelques chirurgiens. » On ne peut que s'étonner de la forme absolue des expressions de l'auteur.

Plus récemment (1865-1867), Follin et M. Duplay enseignent que, le plus souvent, il n'y a pas à songer à la réduction et que toute tentative de ce genre serait non seulement inutile, mais encore dangereuse ; car elle exposerait aux blessures de la moelle, qu'il est si important d'éviter.

En Allemagne, on arrive peu à peu à faire la part des manœuvres de réduction après les traumatismes rachidiens par chutes de lieux élevés.

Certains chirurgiens n'ont jamais osé faire la réduction de peur de produire un tiraillement de la moelle. Et cependant, Jules Guérin rapporte le cas d'une jeune fille de douze ans, atteinte probablement d'une luxation double, qu'il a réduite sept mois après l'accident.

« Les guérisons sont encore des faits exceptionnels, dit un auteur. D'après Gurlt (1), il y a, sur 270 cas, 54 guérisons, dont un grand nombre même ne persistent pas.

» Quant au traitement, on tente la réduction des fragments au moyen d'une extension et d'une contre-extension énergiques ; mais on y réussit rarement, sauf peut-être dans les fractures des vertèbres lombaires ; et on ne parvient pas à faire rétrocéder les lésions déjà existantes de la moelle. On donne ensuite au malade une position appropriée et on pratique l'immobilisation. Les lésions de la moelle et leurs conséquences réclament un traitement symptomatique, tel que nous l'avons déjà indiqué ; il faut surtout surveiller la vessie. »

Dans ces conditions, il semble rationnel de tout tenter pour sauver des malades, qui, si on n'intervient pas, sont voués à une mort certaine. Il est vrai qu'il ne faut pas se faire d'illusion au sujet du résultat des opérations ; le succès est possible lorsque la moelle est comprimée en arrière ; il l'est encore lorsque la compression est latérale ; mais il est très problématique dans les cas (malheureusement les plus fréquents) où la compression porte sur la partie antérieure.

En tous cas, il ne faut jamais s'attendre à voir l'opération suivie d'un effet immédiat ; car les observations existantes prouvent qu'il n'en est jamais ainsi ; car on a affaire, non pas à une compression

(1) *Haubd. d. Lehre von, d. Knochenbrüchen*, II, Bd, 1864.

pure et simple, mais à une contusion avec ramollissement de la moelle.

En faisant cesser la compression, on ne résout qu'une moitié du problème; mais on crée la possibilité d'une guérison ultérieure, laquelle ne se fait jamais que lentement et incomplètement.

Il ne faut donc pas s'étonner si l'on n'a obtenu aucun résultat dans les cas où la moelle était déchirée dans presque toute son épaisseur ; mais alors, s'il n'y a que du gonflement et du ramollissement inflammatoire sans destruction notable du tissu nerveux, on peut espérer un rétablissement fonctionnel, au moins suffisant pour le maintien de la vie. Il existe des faits, pour lesquels on ne peut se défendre de l'idée que, si l'on avait diminué la compression, on aurait amendé d'autant la paralysie de la vessie et peut-être sauvé le malade.

M. Félix Terrier porte le même jugement, après avoir rappelé la pratique des Desault, Olivier d'Angers, Ayre, Gellé, Gerdy, Dupuytren, Malgaigne, Richet, Parise, Cras, etc. Pour lui, le chirurgien est autorisé à tenter la réduction de la fracture du rachis.

Bien des chirurgiens français se sont prononcés dans ce sens.

« Posons d'abord cette question, écrit M. le Pr Tillaux. En présence d'un cas semblable au mien, lorsqu'un homme jeune, vigoureux, présente une fracture de la colonne vertébrale évidente, palpable, avec paraplégie, le chirurgien doit-il rester simple spectateur, ou bien agir d'une façon active?

» La plupart des chirurgiens français adoptent le premier parti; Laugier a adopté le second. Malgaigne rejette toute opération sanglante, et se contente d'essayer la réduction par une position et des mouvements convenables. Je concevrais que la nature seule fût chargée de la guérison, si les résultats de la temporisation étaient favorables; mais il en est rarement ainsi. Combien il est exceptionnel de voir la paralysie immédiate, consécutive à une fracture de la colonne vertébrale, non pas disparaître, mais même diminuer assez avec le temps, pour que les malades participent à la vie commune, pour qu'un ouvrier, par exemple, puisse gagner sa vie? Au contraire, des désordres graves surviennent dans la vessie ; la miction est impossible ; les malades sont assiégés de douleurs continuelles au périné, dans les cuisses ; le sommeil est perdu ; les membres inférieurs s'atrophient, se déforment; des escarres apparaissent au sacrum, au trochanter, etc. ; le malade succombe nécessairement après un court espace de temps, au milieu des plus vives douleurs. Tous les chirurgiens savent que c'est là, la marche habituelle, presque fatale, des accidents, surtout lorsque la paraplégie est complète.

» Si la vitalité des membres inférieurs n'est pas éteinte tout à fait, s'il subsiste encore quelques mouvements, une vague sensibilité, la mort se fait plus longtemps attendre ; mais les malades traînent une existence si misérable, qu'en vérité, le plus souvent mieux vaudrait la mort pour eux. Je n'en veux donner pour preuve que l'observation sommaire de deux jeunes gens, qui sont actuellement dans mon service à Bicêtre, où ils ont été dirigés des hôpitaux du centre, comme incurables. Les détails ont été soumis par mon interne M. Laurent. »

Et M. Tillaux, à cette époque, se prononce pour les manœuvres chirurgicales destinées à supprimer la compression. Il ne recule même pas devant la trépanation du rachis pour être utile au malheureux blessé.

Carafi a cependant raison de l'écrire, en faisant cette revue : presque tous les auteurs classiques sont encore opposés à la réduction (p. 14).

Il est donc opportun de produire les arguments, c'est-à-dire les faits à l'appui.

Observation V. (Dr Barlow. — *Medical and surgical transactions*, Londres, 1832, p. 115). — Un homme de 28 ans entre à l'hôpital à la suite d'une chute de dessus un arbre : il a une fracture de la colonne vertébrale. Le chirurgien de l'établissement l'examine aussitôt. Le blessé, complètement insensible, présente une saillie angulaire à l'union de la dernière vertèbre dorsale et de la première lombaire. Peu de temps après, il commence à revenir à lui ; mais la paralysie des jambes persiste. On lui donne un peu d'eau-de-vie avec de l'eau.

Il était évident que les fragments exerçaient une compression sur la moelle, ce qui engagea à essayer de les placer dans une situation plus favorable au moyen de l'extension graduelle.

Ceci fut réalisé avec l'aide de plusieurs personnes placées

aux extrémités inférieures et supérieures ; la projection angulaire fut beaucoup diminuée, sans que le patient eût éprouvé la moindre douleur pendant qu'on faisait l'extension.

Ensuite le malade fut placé horizontalement sur un matelas dur et ferme.

Le lendemain, il se plaint de douleur et de sensation de brûlure au niveau de la fracture. L'application de sangsues et de lotions calmantes lui procurent un grand soulagement. On le sonde et on lui administre un purgatif.

Il ne survient pas de réaction fébrile, ni de symptômes permettant d'admettre l'inflammation du canal vertébral ; mais les parties inférieures du corps persistent à être dépourvues de motilité et de sensibilité.

Le cathétérisme fut pratiqué deux fois par jour ; l'emploi de l'huile de croton tiglium fut nécessaire pour vaincre la constipation.

Cet état persista pendant huit mois, au bout desquels le malade recouvra un peu de sensibilité dans les cuisses et dans les jambes. Au moyen d'une corde fixée à la partie supérieure du lit, il pouvait s'asseoir et rester ainsi pendant quelque temps sans ressentir de douleur le long du rachis. On espérait que cet homme finirait par guérir, malgré le traumatisme violent subi par la colonne vertébrale. L'émission de l'urine s'était un peu améliorée ; mais l'inertie des intestins persistait.

Au bout de douze mois de séjour au lit, ce malade était assez fort pour qu'on pût le mettre dans un fauteuil, à l'air libre.

Quelques mois après, il eut un frisson violent accompagné de fièvre, et il garda de nouveau le lit. A partir de ce jour, sa santé s'altéra ; l'urine devint purulente ; la peau recouvrant le sacrum se sphacéla, malgré les soins minutieux qu'on employa ; des vomissements incessants se répétèrent pendant treize jours, au bout desquels le malade succomba.

Autopsie. — Le canal vertébral était rétréci ; la moelle épinière ramollie, ses dimensions étaient diminuées au niveau de la fracture. La première lombaire présentait une fracture transversale. Les apophyses épineuses de la dernière dorsale et de la première lombaire étaient déplacées.

Le traumatisme avait produit des changements importants dans les dimensions du canal vertébral ; immédiatement, derrière la fracture, son calibre était diminué de moitié. Les bassinets étaient dilatés et remplis de pus et d'urine mélangés (Carafi, p. 61 et 62).

Il est vrai que la guérison ne fut pas obtenue ; mais, il faut le reconnaître, les manœuvres de réduction ont eu leur utilité : l'état du blessé a été temporairement amélioré, malgré la multiplicité des lésions et le siège défavorable du niveau de la fracture.

On ne saurait d'ailleurs attribuer la myélite aux manœuvres accomplies pour arriver à la réduction : la date de l'inflammation du centre médullaire eût été moins tardive si les efforts pouvaient être incriminés.

Il y a d'ailleurs des faits plus importants pour établir, non seulement l'innocuité, mais surtout l'utilité des manœuvres de réduction.

Observation VI (Dr Wollaston. — *The Lancet*, 1869, I, 122). — Un commis, âgé de 30 ans, se promenait ivre en dehors des piles d'un pont et tomba d'une hauteur de quatre mètres ; il resta étendu sur le gravier sans connaissance pendant quatre heures, au bout desquelles la fraîcheur de la marée montante le réveilla. On vint à son aide ; et, au moyen de cordes, il fut hissé sur le parapet et transporté à l'hôpital du Sud, de Liverpool.

Au moment de son admission, 18 novembre 1868, le malade ne pouvait se tenir debout ; il se plaignait de violentes douleurs partant des orteils jusqu'aux hanches avec une sensation de raideur dans le dos. Une ecchymose considérable s'étendait à la partie inférieure de la région dorsale : la onzième vertèbre de cette région se trouvait enfoncée de près de quatre centimètres ; mais on ne sentait pas de crépitation. Aux membres inférieurs, l'hyperesthésie était à tel point exagérée, que les barbes d'une plume, ou le moindre souffle, provoquaient de vives souffrances au blessé ; toutes les trois ou quatre minutes se produisaient des exacerbations spontanées.

Le malade fut placé sur un matelas étendu sur le sol ; on lui donna du chloroforme de façon à obtenir la résolution complète. On maintint solidement les épaules et on appliqua les poulies aux deux cuisses : pendant qu'on faisait l'extension, la main placée sur la partie saillante de la colonne vertébrale sentit disparaître peu à peu, sans secousse ni crépitation, la saillie qu'elle présentait.

On le sonda et on lui fit prendre une potion calmante, en même temps des boules d'eau chaude furent placées aux extrémités ; et on le laissa dans la position horizontale.

19 novembre. — Le patient n'a pas dormi à cause de ses souffrances ; le déplacement ne s'est pas reproduit, malgré l'agitation du malade. On constate cependant une légère dépression du niveau de la fracture. Au moyen d'oreillers, les jambes sont placés dans une situation élevée. Cathétérisme. Injection sous-cutanée de morphine répétée deux fois dans les vingt-quatre heures. Le patient est soulagé presque instantanément. Pouls 28. Température : 36°2 aux extrémités supérieures, 36°9 aux extrémités inférieures.

20 novembre. — Le blessé se trouve mieux ; il a un peu dormi, les douleurs ne reviennent que si on les provoque. Il y a de la tympanite, et l'expulsion des gaz n'est pas possible. La langue est sale, la soif vive. Les vomissements sont continuels. On répète les injections de morphine ; et le cathétérisme est pratiqué trois fois par jour (Lait glacé *ad libitum*). Respiration 20, pouls 96 ; température supérieure 36°4, température inférieure 37°.

21 novembre. — Le malade se trouve plus à son aise ; on suspend les injections sous-cutanées de morphine. L'administration de deux lavements huilés ne produit aucun résultat. L'urine est un peu ammoniacale et contient du mucus. (Eau de Seltz, lait glacé). Pouls : 98 ; respiration : 18 ; température supérieure : 37°4 ; température inférieure : 36°.

22 novembre. — Les vomissements continuent ; le blessé a été à la selle ; les douleurs reparaissent le soir avec intensité ; on reprend les injections morphinées. (Purgatif). Respiration : 20 ; température supérieure : 37°2 ; température inférieure : 36°.

23 novembre. — L'hyperesthésie a diminué. Le blessé a été plusieurs fois à la selle ; il signale un léger engourdissement dans les jambes. L'urine est presque alcaline. (Tisane avec de l'acide chlorhydrique et du nitrade de potasse. Pale ale). La fracture est pansée avec du diachylon ; le malade est placé sur un matelas d'eau, à cause d'un commencement d'écorchure.

4 décembre. — Pour la première fois, le malade urine tout seul. Il s'asseoit dans son lit. La constipation persiste ; on continue l'usage des purgatifs.

23 décembre. — Il se lève et marche dans la salle avec l'aide des infirmiers. Peu à peu, il arrive à marcher sans soutien et conserve un peu de raideur dans le dos.

1er janvier. — Le malade sort de l'hôpital complètement guéri. (Thèse Carali, p. 58).

Observation VII (Dr S.W. Bliss : *Transactions of the Michigan Medical Society).* — Un homme de 41 ans soulevait une poutre, qu'il soutenait avec son épaule, lorsqu'il tomba, entraînant la poutre avec lui. Il fut plié de telle sorte que les reins touchèrent les genoux ; il y eut luxation de la colonne au niveau de la onzième vertèbre dorsale, fracture des neuvième, dixième et onzième côtes à leur col, et fracture de l'apophyse épineuse de la onzième vertèbre dorsale. Le malade fut retiré de dessous la poutre sans connaissance ; et, lorsqu'il revint à lui, il était complètement paralysé de toute la partie du corps située au-dessous de la luxation.

Les essais pour replacer la vertèbre par la pression échouèrent ; l'extension et la contre-extension ne donnèrent pas plus de résultats.

Le chirurgien, se mettant alors à genoux et disposant des aides aux deux extrémités du malade, fit fléchir fortement le corps sur les genoux servant de point d'appui, tandis qu'avec une main, il dirigeait la partie luxée. La réduction fut opérée de cette manière ; et l'épine dorsale reprit son aspect ordinaire, lorsque le corps fut étendu.

Trois minutes après cette réduction, le malade pouvait mouvoir ses pieds ; la sensibilité revenait ; et, en une demi-heure, il avait recouvré tous les mouvements.

Sauf une rétention d'urine, qui dura trois jours, il ne survint aucun symptôme fâcheux.

Le malade fut maintenu au lit pendant sept semaines, puis se servit de béquilles pendant cinq mois.

La guérison peut donc être obtenue d'une manière complète par les manœuvres de réduction.

L'une des meilleures preuves est l'observation recueillie par Carafi lui-même dans le service de Léon Lefort, à l'hôpital Beaujon, sous ce titre : « Fracture indirecte de la colonne vertébrale ; fracture de l'extrémité inférieure du radius ; écrasement des deux calcanéums, le gauche compliqué de plaie communiquant avec le foyer de la fracture ; tractions, dans le but de réduire, sur la colonne vertébrale. Guérison de toutes les fractures avec conservation des mouvements. » Le résultat est vraiment remarquable, comme l'observe l'auteur. L'évolution de la fracture du rachis a été aussi favorable qu'on pouvait l'espérer. Les troubles trophiques se sont réduits à très peu de chose, un peu d'érythème au niveau du sacrum, sans que l'épiderme ait été détaché. La fracture compliquée du calcanéum gauche n'a été nullement modifiée dans sa marche favorable, de par le fait de la fracture vertébrale.

Observation VIII (Carafi). — Le 20 avril 1881, une domestique, âgée de 21 ans, fait une chute du troisième étage. Elle est aussitôt transporté à l'hôpital Beaujon, salle Sainte-Clotilde, n° 17. Elle est en proie à un véritable délire et ne répond pas aux questions qu'on lui adresse.

On trouve : une fracture du radius droit à deux travers de doigts au-dessus du plateau articulaire ; un écrasement du calcanéum gauche avec une plaie, de laquelle sont extraites immédiatement quelques petites esquilles ; un écrasement du calcanéum droit, dont la crépitation est nette et facile, et dont la surface astragalienne est déformée.

Une attelle palmaire assure l'immobilisation de la fracture du radius. Une gouttière plâtrée contient celle du calcanéum droit. Après un pansement à l'eau alcoolisée et l'enveloppement dans le taffetas gommé, la jambe et le pied gauches sont placés dans une gouttière. (Extrait thébaïque, 5 centigr.)

21 avril. — La blessée a repris connaissance ; elle se plaint d'une douleur vive au niveau des dernières vertèbres dorsales. On trouve ainsi une gibbosité très accentuée, formée par les onzième et douzième dorsales. La gibbosité est assez aiguë, médiane ; le sommet est formé par l'apophyse épineuse de la vertèbre sous-jacente à la fracture, ou du moins par la vertèbre la plus élevée du tronçon inférieur. Il y a une paraplégie presque complète ; la malade ne peut exécuter aucun mouvement avec les membres inférieurs, et c'est à peine si quelques muscles de la cuisse se contractent volontairement. La sensibilité est conservée ; il y a tout au plus un peu moins de netteté dans les sensations qu'à l'état normal. La vessie est remplie d'urine, qu'on est forcé d'évacuer à l'aide d'une sonde. On place la malade dans une gouttière de Bonnet. Le soir, la rétention d'urine persiste (cathétérisme). Les douleurs lombaires sont très pénibles (injections sous-cutanées de morphine).

22 avril. — Les douleurs sont très vives au niveau de la gibbosité. Carafi procède à la réduction partielle, faite de la façon suivante : la malade étant placée dans la gouttière de Bonnet (l'appareil plâtré du pied droit et la gouttière du pied gauche venant prendre un point d'appui solide sur l'extrémité inférieure de l'appareil de Bonnet), il prend la malade sous l'aisselle droite; et il fait prendre l'aisselle gauche par un aide; et, ensemble, ils exercent des tractions, pendant une minute, jusqu'à ce que la douleur devienne très vive au niveau de la gibbosité. Un petit craquement, vaguement senti, se produit alors.

La malade fut laissée dans la gouttière de Bonnet et on supprima l'oreiller.

23 avril. — Des tractions, comme celles de la veille, sont encore faites pendant quelques minutes. Le soir, la malade a un léger mouvement fébrile.

24 avril. — Au matin, la température est 37°4. La rétention d'urine persiste toujours. On est forcé de sonder la malade trois fois par jour. L'urine contient un peu de mucus ; elle n'est pas transparente.

30 avril. — On panse pour la première fois la plaie du talon gauche. La suppuration est de bonne nature.

5 mai. — La malade urine pour la première fois. Elle est toujours constipée. Elle commence à faire des mouvements de la cuisse droite.

20 mai. — Les mouvements sont presque entièrement revenus dans la jambe droite. On retire l'appareil plâtré et on conseille de faire des mouvements du pied sur la jambe.

15 juin. — La plaie du talon gauche est cicatrisée. Les

mouvements sont entièrement revenus dans les deux membres inférieurs.

20 juin. — Carafii fait lever la malade pour la première fois et on supprime la gouttière de Bonnet. La malade a pu faire plusieurs pas en traînant ses pieds.

A partir de ce jour, on permet à la malade de se lever. Afin d'éviter toute mobilité au niveau de la fracture vertébrale, on ne la laisse lever qu'avec son corset. Quelques jours après, un petit abcès sous-cutané se forme au sommet de la gibbosité. Il guérit très vite, après une ponction.

30 juin. — On prescrit à la malade deux bains sulfureux par semaine. Son état général est excellent ; elle mange très bien et se promène toute la journée.

La gibbosité est encore assez nette. Afin d'éviter des mouvements qui pourraient enflammer le foyer de la fracture, Léon Le Fort fait un plastron ouaté silicaté, avec lequel la malade se promène sans éprouver aucune gêne.

De toutes les fractures, il ne reste d'autre inconvénient qu'un peu de raideur dans l'articulation tibio-tarsienne du côté gauche et la gibbosité persistante. Elle peut marcher ou rester debout sans la moindre souffrance. Elle part pour le Vésinet, le 2 août (thèse CARAFI, p. 64).

Nous indiquerons plus loin le choix du procédé, avec ou sans chloroforme ; que la réduction soit brusque ou progressive, qu'elle se fasse avec ou sans moufles, que la coaptation soit assurée par des coussins, par le poing ou même par le genou du chirurgien : ce sont là des éléments, qu'il est peu intéressant de discuter ici.

Quel que soit le procédé employé, il ne faut plus de nos jours se borner à l'expectation.

La réduction est vraiment applicable, quand il

existe une compression osseuse de la moelle (Chédevergne).

En présence d'une fracture indirecte de la colonne vertébrale avec déplacement, la première indication consiste à faire la réduction. En la remplissant, on prévient les altérations irrémédiables de la moelle épinière, qui ont pour origine la persistance de la compression. En réduisant donc, on rectifie la direction et la forme du rachis ; et on dégage la moelle de la compression due au glissement des fragments en sens inverse.

On peut même préciser davantage ; « la plupart du temps, il est permis d'attendre de meilleurs effets d'une réduction énergique tentée sur le champ, que d'une extension modérée longtemps continuée. » Il convient de recourir à ce moyen dès qu'une lésion manifeste, dès qu'une « compression notable de la moelle est, sinon démontrée, au moins extrêmement vraisemblable. »

Et, pour le dire en deux mots, la manœuvre est légitime, s'il existe une paraplégie à guérir, ou bien une douleur vraiment intense à soulager.

Carafi va plus loin, en formulant la première conclusion de sa thèse : « dans l'immense majorité des cas, l'intervention active est indispensable » (p. 63). La seconde conclusion fait au chirurgien un véritable devoir de tenter la réduction toujours et tout d'abord. Tel paraît avoir été l'enseignement de Léon Le Fort.

Dans son livre très moderne *(Traité de chirurgie*

d'urgence ; 3e édition ; Paris, 1901 ; p. 927), M. Félix Lejars met son lecteur « en présence de l'éventualité la plus fréquente : des désordres médullaires graves, paraplégie, paralysie des quatre membres, une déformation très accusée au rachis. » Et il pose la question : « Que prédire ? que faire ?

» Ce qu'il faut prédire est malheureusement trop certain ; et, si l'on peut à grand peine rassembler quelques exemples de guérisons ou de pseudo-guérisons, l'histoire de ces malheureux se répète avec une désespérante uniformité. C'est la mort inéluctable, à échéance plus ou moins retardée, quelques semaines, deux, trois, six mois quelquefois, autrement dit, après un martyre plus ou moins prolongé : incontinences, œdèmes, escharres, cystite, pyélonéphrite, etc. Voilà ce qu'il faut prévoir et ce qui se produira fatalement, ou à peu près, si vous ne faites rien, si vous vous contentez d'immobiliser tant bien que mal le rachis brisé et déformé.

» Sans doute, vous préviendrez, de la sorte, les accidents de terminaison brusque, de mort subite, qui peuvent succéder au chevauchement des fragments ; et encore, jusqu'à un certain point, l'aggravation secondaire des lésions initiales de la moelle ; mais la compression médullaire restera telle quelle : c'est elle, en réalité, qui sera immobilisée.

» D'autre part, il est évident que vous ne savez rien de précis (à la première heure), sur l'état de la moelle ; vous constatez la paralysie et la déformation rachidienne et naturellement vous établissez un rapport immédiat entre l'une et l'autre. Mais quel est ce rapport? Quelles sont les lésions réelles? la moelle est-elle simplement comprimée? est-elle rompue? La partie est-elle irrémédiablement perdue, d'emblée, par la seule action du traumatisme? — Et votre intervention, quelle quelle soit, est-elle d'avance condamnée à être radicalement inutile... et peut-être à abréger la fin? — A toutes ces questions, il vous est impossible de répondre; et c'est pour cela que la détermination à prendre est, en pareil cas, si pénible et si complexe, d'autant plus que les interventions actives sont elles-mêmes dangereuses, de technique malaisée, de résultats douteux et, jusqu'ici, encore peu encourageantes.

» Aussi ne saurait-on poser de règles fixes; mais nous savons trop ce que réserve l'abstention, pour ne pas chercher, dans la mesure de nos forces, à faire mieux. » Ce dernier mot de M. Félix Lejars exprime simultanément l'indécision de l'opinion chirurgicale contemporaine, l'accès ouvert à tous les doutes et à toutes les discussions, enfin et surtout l'actuelle utilité d'entreprendre le présent travail, malgré son incontestable difficulté.

Il en est à peu près de même à l'Étranger, si l'on en juge par cet enseignement de M. H. Helferich de Greifswald : « Localement, la fracture de la colonne vertébrale ne demande pas, le plus souvent, de traitement spécial (1) ».

(1) 2e édition française, par M. Paul Delbet; Paris, 1901; p. 130.

On peut donc le dire : la pratique de la réduction des fractures communes du rachis a été bien des fois, et tour à tour, préconisée et combattue ; elle est encore controversée.

CHAPITRE III

De la réduction des fractures du rachis.

Par Fr. Guermonprez et Ern. Guérin.

Dans son édition de 1901, M. Félix Lejars exprime une opinion fataliste, qui est de nature à inspirer plus d'un découragement (*Traité de chirurgie d'urgence;* 3me édition; Paris, 1901, p. 924). Les fractures de la colonne vertébrale sont, d'après lui, « des traumatismes graves s'il en fût, souvent irrémédiables, désespérants. Les exemples sont trop nombreux et se ressemblent trop, pour que l'illusion soit permise : à la suite d'une fractures du rachis, l'avenir dépend à peu près exclusivement des lésions primitives de la moelle; le mal est fait quand la fracture est faite; les accidents suivront leur évolution fatale. Si l'axe médullaire n'a pas subi, au moment du traumatisme, de heurt trop violent, s'il est simplement coudé et comprimé, une intervention hâtive pourra sans doute, en le libérant, rétablir sa continuité fonctionnelle : il faut reconnaître que ces interventions sont dangereuses et complexes, et que, devant la compression médullaire grave, nous sommes beaucoup moins armés que devant la compression cérébrale.

» Ce n'est pas là un dernier mot, et je (M. F. Lejars) compte bien, pour ma part, que nous finirons par dégager une formule opératoire, qui nous permettra de réduire aux lésions anatomiquement irrémédiables les cas désespérés ; à l'heure actuelle, il ne semble pas que, dans la pratique courante, les conditions d'une action chirurgicale hâtive soient souvent réalisées. » L'objection se résume en deux mots : l'intervention chirurgicale hâtive est dangereuse et complexe. On verra plus loin ce qu'il faut retenir de l'objection. Son importance n'est pas hors de proportion avec le but qu'il s'agit d'atteindre.

Quand on rétablit la continuité fonctionnelle de la moelle épinière, on arrache le blessé à une déplorable infirmité : un pareil bienfait vaut la peine de courir les chances incertaines de manœuvres complexes.

Il ne faut jamais perdre de vue que les symptômes actuellement connus ne donnent point la certitude et la précision de ce que sont les lésions anatomiques : on n'atteint qu'une notion approximative, c'est-à-dire une probabilité. A des indications thérapeutiques incertaines, il n'est pas possible de répondre par un traitement dit *de certitude*. — La véritable question à élucider consiste à déterminer si une intervention chirurgicale a des chances de succès, ou bien si elle est une utopie. Dans le second cas l'illusion n'est pas permise; les accidents suivront leur évolution fatale. Dans le premier cas, il n'est pas question de savoir si le succès est certain; il suffit qu'il soit possible, pour établir la légitimité de l'intervention et pour montrer le devoir d'en faire l'application, en vertu de l'adage : *melius anceps quam nullum remedium.*

On verra plus loin si, dans la pratique courante, les conditions d'une action chirurgicale hâtive sont, ou non, réalisables. Il n'est pas inutile d'insister sur cette question préalable, lorsqu'on voit en quels termes s'exprime M. Félix Lejars (p. 929), précisément à propos des fractures de la colonne dorsale et lombaire. « Qu'il s'agisse d'un enfoncement des lames ou d'une fracture totale avec coudure brusque de la colonne, la réduction et toutes les tentatives mécaniques et manuelles ne donneront trop souvent, il faut bien le dire (c'est le mot de M. F. Lejars), qu'un résultat illusoire. — La réduction directe par l'extension, la contre-extension et la pression forcée sur le relief postérieur du rachis, telle qu'elle a été utilisée dans le cas célèbre de Parise, exige des manœuvres trop brutales, trop dangereuses et trop rarement efficaces, pour être recommandable (1).

(1) Dans cette discussion, il convient de ne rien diminuer de l'argumentation de M. F. Lejars. « L'insuffisance de tous les autres procédés, et plus encore, bien entendu, de l'immobilisation simple, et le triste

» Il reste deux méthodes, mieux réglées, *mais tout aussi peu sûres dans leurs résultats (sic)*, l'extension continue, la suspension cervico-axillaire ».

L'aveu est dénué d'artifices. Il est donc juste de discuter les reproches, qui incriminent la réduction, parce qu'elle est brutale, complexe, dangereuse et trop rarement efficace.

1° La brutalité, c'est l'injure adressée à tout ce qui exige une force, une énergie rapide. On admet cependant que les médecins fassent vomir leurs

dénouement de ces traumatismes vertébraux, deviennent de très puissants arguments à l'appui de l'intervention sanglante *immédiate*. Certes, elle ne saurait passer pour une pratique simple, de technique facile, exécutable partout ; et, d'autre part, les résultats qu'elle a fournis jusqu'ici ne sont pas de ceux qui imposent la conviction. Mais, *en pareille matière*, il convient moins de s'attacher aux statistiques, toutes composées de faits disparates, qu'à l'étude précise des exemples, rares encore, où l'initiative hardie et immédiate du chirurgien a été suivie de succès ». (p. 930). — Il faut reconnaître *qu'en pareille matière* la riposte n'impose pas la conviction ; on se prend à supputer quelle est l'intervention chirurgicale qui est le plus justement incriminée par l'énumération « brutale, complexe, dangereuse et trop rarement efficace » ; chacun jugera où se trouve la principale « insuffisance ».

Il vaut beaucoup mieux retenir le précepte général que MM. Forgue et Reclus opposent aux fractures fermées du rachis avec symptômes médullaires. « Existe-t-il une paralysie ? il est indiqué de modifier les conditions où la moelle se trouve mise, c'est-à-dire de rectifier la direction de la colonne et de rendre au canal vertébral son calibre normal et sa régularité ». (*Traité de thérapeutique chirurgicale* ; 2e édition ; Paris, 1898 ; II, 99).

Cette formule n'encourt le reproche, ni d'exclusivisme, ni de récrimination. — Il ne reste plus qu'à faire le choix parmi les divers procédés de remplir l'indication.

malades, que les accoucheurs appliquent le forceps chez leurs parturientes, que les chirurgiens fassent le nécessaire pour réduire les fractures et les luxations de leurs blessés, de même qu'on admet que les dentistes enlèvent les dents, en les arrachant.

Le nécessaire, ce n'est, en pareil cas, ni un cataplasme, ni une pommade ; et ce n'est pas avancer la solution de la question que choisir un mot injurieux pour exprimer une intention d'attendrissement.

Mieux vaut garder la mesure et reprendre le précepte de Malgaigne, qui recommande de tenter la réduction, s'il y a lieu. — Quand on pratique ces manœuvres, on apprécie soi-même combien rare est l'indication de faire une « réduction forcée ». — Ce qui est nécessaire, c'est une suffisante mesure de dextérité, rarement un peu de force, jamais de brutalité.

2° Complexe est cette manœuvre de réduction : l'objection n'est pas toujours formulée ; mais elle est juste. Il se trouvera encore des novateurs pour simplifier ; mais on jugera plus tard si c'est aux dépens du résultat.

Sans parti pris, on est bien forcé de constater combien complexes sont les éléments anatomiques de la région, dont les os sont petits, pourvus chacun de six articulations véritables, dont les ligaments sont nombreux, dont les muscles sont petits, variés, plus ou moins obliques entre eux, avec un tissu cellulaire très souple, sous une peau épaisse et doublée d'une couche graisseuse ferme et résistante.

Il est impossible de faire abstraction de la multiplicité des lésions décrites par les auteurs et conservées dans les musées d'anatomie pathologique. Qu'on y ajoute les altérations inévitables des parties molles au contact du squelette ; et on conviendra que peu de lésions traumatiques sont aussi complexes, que les fractures des vertèbres.

On ne peut donc s'étonner de la nature complexe des manœuvres de réduction.

Les chirurgiens ne se laissent plus arrêter, d'ailleurs, par des considérations de ce genre : ils ne demandent pas si leurs salles d'opérations sont complexes, si les instruments et si le personnel doivent subir des préparatifs complexes, et si l'opération elle-même est ou n'est pas complexe. Ce sont des considérations tenues pour accessoires et dédaignées à juste titre.

3° Dangereuse, c'est l'objection première qu'on oppose tout naturellement à toutes les innovations (aussi bien médicales que chirurgicales) ; et il ne faut pas s'en plaindre : c'est la preuve de l'universelle sincérité de ceux qui observent le précepte *primo non nocere*. — Encore faut-il que l'objection soit justifiée, qu'elle soit, du moins, nettement formulée.

Ce n'est certes pas le cas de tous les modernes, pas même de MM. Gross, Rohmer, Vautrin et P. André (de Nancy). « L'intervention active a été tentée :

souvent elle est restée sans effet, quelquefois même elle a été funeste *(sic)*. D'une manière générale, les moyens préconisés pour agir directement sur la fracture, en vue de réduire un déplacement des fragments et de supprimer les causes de compression de la moelle, n'ont donné que des résultats incertains. Tels chirurgiens ont cherché à obtenir la réduction immédiate et rapide de la fracture ; tels autres ont essayé la réduction lente et graduelle à l'aide de tractions continues, selon Malgaigne. Ces moyens ne sauraient être employés qu'avec une extrême prudence, car il ne faut pas oublier qu'ils ont été parfois suivis de mort rapide (Sédillot) (1) ». — Les mêmes auteurs le reconnaissent très implicitement, le cas observé par Sédillot se rapporte à la portion cervicale de la colonne vertébrale.— « Dans la région dorso-lombaire, il est permis au chirurgien d'être plus hardi. Parise, de Lille, a vu une paraplégie cesser après la réduction d'une fracture vertébrale, obtenue en faisant pratiquer l'extension et la contre-extension sur les aisselles et les membres inférieurs, pendant qu'il pressait lui-même sur la giblosité. D'autres chirurgiens, Tuson, Vollaston, Reynier, rapportent des succès analogues. — Gros a pratiqué le redressement au moyen d'un plan incliné placé sous la colonne vertébrale. — D'autres fois, on a employé l'extension et la contre-extension continues ; les effets obtenus par ce moyen ont varié. Gurlt les

(1) *Nouv. élém. de pathologie chirurgicale ;* Paris, 1900 ; III, 225.

dit favorables, notamment pour les fractures de la région lombaire ; ils ne peuvent être prévus à l'avance. Dans certains cas, les tractions exercées sur la colonne vertébrale ont paru augmenter les accidents de compression de la moelle et aggraver la situation » (1).

Il y a cependant autre chose à faire que s'attarder à des allégations vagues, à des affirmations sans preuves ; des apparences ne suffisent pas. On ne peut tenir pour dangereux ce qui a paru augmenter les accidents. Pour démontrer la valeur de l'objection, il faudrait produire des faits probants, qui se rapportent bien aux fractures de la région dorso-lombaire ; il faudrait même établir que c'est la manœuvre chirurgicale, et non le traumatisme, qui constitue le vrai danger. Dans cette forme concrète, il n'existe pas de fait concluant : c'est pourquoi la réduction n'est plus incriminée aussi communément du reproche le plus grave; il y a bien des chirurgiens qui cessent de la qualifier dangereuse. Le vrai danger, c'est l'inaction de ceux qui s'abandonnent à la timidité, ou au scepticisme, sous le couvert de l'expectation (2).

(1) *Ibidem*, p. 225.

(2) On peut l'affirmer, la notion précise et détaillée des lésions médullaires n'influe en rien sur les manœuvres de réduction ; — les manœuvres de réduction ne sont jamais dangereuses, et les affirmations contraires ne sont que des appréhensions purement chimériques : — ces manœuvres de réduction ont été réalisées avec certitude; elles ont été maintenues avec efficacité, par des moyens aussi variés que fidèles ; il faut avoir été témoin de quelques-uns de ces faits pour

C'est une accusation bien grave qui impute aux manœuvres de réduction de véritables dangers : « les adversaires opposent cet argument, qu'en voulant enlever une compression, on courrait le risque d'amener une contusion ou une déchirure, par des esquilles irrégulières, qui seraient repoussées dans le canal médullaire. » (Ménard).

Or, Malgaigne, qui en 1846 à la *Société de chirurgie de Paris*, concluait que les tentatives étaient inutiles et dangereuses, écrivait plus tard dans son célèbre *Traité des fractures et des luxations:* « L'objection tirée de l'impossibilité est déjà démentie par les faits : l'objection tirée du danger est plus frivole; le danger est là dans votre inaction, et trop grand pour qu'on ait à craindre de l'augmenter. »

M. Dubar (de Lille) est d'avis que le rétablissement du canal sera toujours possible, à cause des insertions musculaires puissantes, qui, pendant la réduction, empêchent les apophyses, même séparées de la vertèbre, de pénétrer dans le canal médullaire (1). L'action des muscles est importante lorsque la fracture est récente; elle est exagérée par une sorte de contracture prolongée; c'est une première période de myosite. Si minime que soit encore l'insertion musculaire, elle suffit pour entraîner le

apprécier combien grand a été le soulagement du blessé, combien évidente a été la transformation qui supprime la paralysie et restitue le mouvement et la sensibilité ; on peut même dire que ce n'est pas sans émotion qu'on est témoin de cette évidente efficacité de l'action thérapeutique (Lhermier ; thèse Paris, 1892).

(1) *Bulletin médical du Nord de la France;* Lille, novembre 1874.

fragment fracturé et pour le maintenir du côté de son insertion opposée, c'est-à-dire la plus loin possible du canal vertébral.

Chédevergne, et plus tard M. Ménard, dans leurs expériences sur les cadavres, « ont aussi cherché si des esquilles pouvaient s'enfoncer dans la moelle pendant la réduction et produire des lésions qui n'existaient pas antérieurement. Or, ils ont vu plusieurs fois des débris osseux, complètement séparés de toute attache ligamenteuse, rester dans le canal rachidien où ils étaient placés primitivement; et, à côté, d'autres qui conservaient leur place, grâce aux ligaments qui les entraînaient pendant l'extension ».

La preuve clinique a d'ailleurs été donnée. Ces mêmes observations ont été faites sur le cadavre d'individus morts malgré la réduction opérée; on trouvait la moelle broyée, sectionnnée; mais le canal était libre; il avait recouvré son calibre normal; et, si la moelle n'avait pas été si fortement déchirée au moment du traumatisme, elle aurait été certainement dans d'excellentes conditions pour se réparer dans la mesure du possible.

« Deguise même avouait qu'il ne trouvait dans la littérature médicale aucun fait, où les tentatives de réduction aient été suivies d'accidents qui puissent leur être imputables; — Hamilton reconnait la même immunité. » (Ménard). — Et les modernes n'y ont rien ajouté.

« Dans un très grand nombre de cas, ceux où il

n'y a que deux fragments chevauchant l'un sur l'autre, aucune esquille n'existe ; elle ne peut donc obstruer le canal rachidien, la compression se faisant entre l'arc postérieur et le fragment inférieur. » (Ménard). Le prétendu danger est donc une pure chimère.

4° Trop rarement efficace, tel est le vrai reproche de quelques praticiens, qui n'observent les fractures du rachis qu'à de rares intervalles. Ils déclinent la responsabilité d'une manœuvre de réduction, qui leur semble audacieuse, presque hasardeuse.

On a moins de circonspection à l'étranger. MM. Forgue et Reclus l'expriment sans atténuation. « Si la déformation vertébrale est sensible, il leur parait, d'après l'expérience clinique, dont la littérature étrangère fournit les documents, que le chirurgien n'est plus autorisé à demeurer inactif. En effet, un blessé atteint de fracture rachidienne qu'on abandonne à sa déformation est, dans la majorité des cas, voué à une mort plus ou moins lente suivant la région compromise (1) : mort par déchéance trophique pro-

(1) « Pour les fractures de la région cervicale, c'est souvent en une semaine que le blessé succombe ; et, sur dix-neuf cas relatés par Carafi (*thèse de Paris*, 1881), douze fois le décès survint dans le premier septenaire. A la région dorsale, cette agonie peut se prolonger ; sur vingt observations de fractures dorsales, colligées par Carafi, cinq seulement ont tué le blessé dans la première semaine ; trois blessés ont succombé dans le courant du premier mois ; cinq durant le deuxième ; d'autres ont duré plusieurs mois. Sur douze fractures lombaires avec issue fatale, six se sont prolongées au-delà de deux mois. » (*Traité de thérapeutique chirurgicale ;* 2e édition ; Paris, 1898 ; II, 100-101.)

gressive, par cystite et pyélonéphrite ascendante, par extension des eschares qui se souillent et s'infectent... ; mais, quelque soit le délai, c'est, comme on peut le voir d'après les tracés graphiques de Burrel, la mort qui termine le plus souvent ce misérable état. » Pas n'est besoin d'aller à l'étranger pour avoir ce renseignement ; à défaut de statistiques, il existe des documents disséminés, qui confirment amplement l'appréciation de ces auteurs : L'inaction conduit à l'infirmité et à la mort.

La même année 1898, M. Roux de Brignoles reproduisait la même objection : c'est-à-dire l'impossibilité d'obtenir et de maintenir la réduction. « En examinant les faits, on voit, dit le chirurgien marseillais, que, dans la plupart de ces tentatives, la déformation a été, sinon totalement effacée, du moins considérablement diminuée. Le plus souvent la guérison s'est maintenue, et si quelquefois la déformation a reparu, c'est dans une faible mesure.... Cette objection n'a aucune portée....

» Il est cependant des cas rebelles, tels que celui (1) communiqué par M. Guermouprez à la *Société de Chirurgie de Paris* en 1882, dans lequel, à chaque extension, le blessé, voyant diminuer ses douleurs atroces, recouvrait la sensibilité et une partie des mouvements se disait : « en paradis », et dès que l'on cessait, était repris par les phénomènes douloureux. C'est là une exception et ce ne peut être

(1) Voir plus loin le texte de cette observation.

une raison pour renoncer au bénéfice de la réduction.

» Il y a donc lieu de chercher à réduire. Les partisans de cette méthode se basant sur la symptomatologie établissent dans la fracture du rachis trois degrés principaux : 1° Il y a déformation considérable avec paralysie complète ; 2° La déformation est peu marquée et s'accompagne de paralysie légère et incomplète ; 3° Il n'a pas de compression et peu de déformation. — Ils concluent que, dans le premier cas, il faut réduire, à moins que l'état général ne soit trop grave, et le faire le plus tôt possible dès qu'on aura relevé l'état général ; car, si on laisse évoluer la compression et l'irritation consécutive de l'axe médullaire, on augmente les mauvaises chances. La deuxième catégorie comprend des cas moins graves ; si la déformation est peu marquée, la paralysie légère et incomplète, il y aura encore une indication bien marquée pour faire cesser les phénomènes nerveux. Enfin, quand il n'y a pas de compression, qu'une déformation légère indique le siège du foyer de la fracture, qu'il n'y a pas de paralysie, mais seulement une parésie légère, la réduction (toujours d'après les mêmes auteurs) n'est plus indiquée, mais seulement l'immobilisation. » (1)

L'argumentation prend de l'importance, lorsqu'on sait que M. Roux de Brignoles enseigne à Marseille

(1) G. Roux de Brignoles. — *Fracture de la colonne vertébrale* ; Paris, 1898, pp. 79-80.

MM. Poulet et Bousquet ne font pas ces distinctions. Ils se bornent à enseigner qu'on pourra tenter la réduction de la fracture de la colonne vertébrale. (*Path. ext.;* Paris, 1893, II, 121.)

que la réduction est inférieure à la trépanation. Lors donc qu'on reproche à la réduction non sanglante de n'être pas toujours efficace, on se garde bien d'établir une comparaison, surtout avec la trépanation. Celle-ci ne peut guère être renouvelée ; celle-là peut et doit l'être autant que le comportent les indications de chaque cas particulier. Le chirurgien marseillais ne paraît pas l'avoir compris, lorsqu'il a résumé en 1898 le fait observé en 1881 par le chirurgien lillois. La réduction doit être renouvelée autant que de besoin ; elle doit être maintenue comme il convient : faute de ces conditions, elle n'est pas suffisante ; elle est même chimérique ; elle est donc inefficace.

M. Lherbier l'a écrit, dès 1892 : « Ce n'est pas une raison pour rejeter le principe de la réduction non sanglante, parce qu'on aura beaucoup de peine à la maintenir une fois obtenue. C'est, d'ailleurs, l'exception. En général, à force de patience, de talent, on réussit à s'opposer à la réitération du déplacement, ou tout au moins d'une déformation aussi prononcée qu'auparavant. »

Pour juger de l'efficacité de la réduction, M. Lherbier écrit encore, il faut recourir aux faits connus : « Dans la plupart, la déformation a été, sinon totalement effacée, du moins considérablement diminuée. La réduction, il est vrai, est parfois difficile à o[illegible] ; et il faut, de la part des aides et du chirurgien, beaucoup de persévérance. Mais ce n'est pas dans les cas les moins heureux que ces difficultés se sont rencontrées ; et elles ont fini par être couronnées de succès définitif, par la guérison du blessé. — Quant à la durée de cette réduction, il est possible de la maintenir : dans nombre de cas, la déformation ne reparaît plus ; dans d'autres, elle reparaît dans une si faible mesure, qu'il est impossible de la comparer alors au déplacement primitif ; en même temps disparaissent les phénomènes de compression. »

« La tendance à la reproduction, dit Chédevergne, est infiniment moindre que dans les fractures des membres ; la grande affaire est d'empêcher le blessé d'exécuter des mouvements étendus et surtout de chercher à s'asseoir, comme ils en ont souvent le désir. »

Pour contrebalancer l'influence des sceptiques et des découragés, on pourra faire relire quelques récits démonstratifs.

Observation IX. — *Medical and physiological journal*, vol. XXV, p. 201 and vol. XXVI, p. 371. — Holmes et Hulke. *A System of Surgery* ; 3e édition ; London, 1883 ; t. I, p. 640.

Le blessé, un homme athlétique, fut écrasé par la chute de chaux et de cailloux. On observa immédiatement la paraplégie complète et une déformation angulaire. La rétention d'urine persista pendant quelque temps ; et, après un mois, des eschares apparaissaient au sacrum.

Six mois après l'accident, le blessé pouvait évacuer ou retenir à volonté les urines et matières fécales, les eschares étaient guéries, et la santé générale complètement rétablie. La paralysie des extrémités inférieures semblait être le seul reste de l'accident. Une eschare, cependant, se développa sous les tubérosités ischiatiques, par suite de ce fait que le malade descendait lui-même les escaliers, pas à pas. Cette eschare fut suivie de nécrose partielle et d'un grand abcès; et la mort survint, un an moins dix jours après la fracture de la colonne vertébrale.

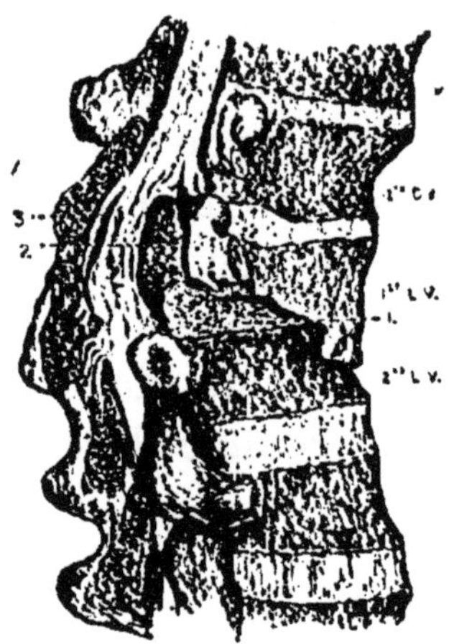

Fig. 14. — Les deux dernières vertèbres dorsales et une partie des quatre premières lombaires d'un homme, dont la colonne vertébrale fut fracturée un an à peu près avant sa mort.—La première vertèbre lombaire est particulièrement intéressée; elle dépasse le fibro-cartilage (1) altéré et la vertèbre suivante, auxquels elle est reliée par une couche osseuse de nouvelle formation. Une partie du corps de la première vertèbre lombaire (2) a été forcée de s'engager dans le canal vertébral, intéressant sérieusement la moelle épinière, sur laquelle, en plus de beaucoup de dégâts étendus, on peut voir une profonde fente longitudinale. (*Hunterian Museum*, 984 D. 2030. *Med. and Phys. Journ.*, vols XXV, p. 201 and XXVI, p. 371). — Figure tirée de Holmes et Hulke. *A system of surgery*, [illegible]. London 1883, t. I, p. 640.

Il ne faut donc exagérer ni le nombre des insuccès. ni l'importance des difficultés. Il est plus exact et plus judicieux d'avoir en vue le succès d'une guérison sincère, à tout le moins celui d'une atténuation notable d'une infirmité si prochaine.

« On ne restera donc pas spectateur impuissant de cette mort progressive. » C'est le mot de MM. Forgue et Reclus (p. 101). « Au niveau de la fracture, et dans le cas d'inflexion en avant, c'est sur le fragment inférieur du corps de la vertèbre, saillant dans le canal rachidien, que la moelle, pressée, d'autre part, par l'arc vertébral, se coude et s'écrase..... Il est illogique d'arguer de la curabilité de certaines plaies de la moelle, guéries par régénération spontanée, et d'attendre cette réparation naturelle. Loin d'être une excuse à l'inaction, cette régénération possible est une invitation à agir vite et à libérer la moelle avant qu'elle ait subi de trop graves lésions. » (p. 101.) C'est un retour, eux-mêmes l'observent, au précepte de Desault, il y a un siècle : « Réduire les fractures du rachis, quand elles s'accompagnent de déplacements marqués et de phénomènes médullaires graves. »

§ I. — Transport du blessé

M. Félix Lejars exprime l'opinion contemporaine sur cette question. « Devant un traumatisme vertébral, il faut toujours se conduire et régler le transport, comme si la fracture totale du rachis était indéniable. Les *blessés de l'épine* ne doivent être *maniés* qu'avec la plus grande circonspection, si l'on veut éviter ces brusques glissements et ces coudures, qui se traduisent par la mort sans phrases ou, tout au moins, par une aggravation irrémédiable des lésions premières. Ils ne doivent être soulevés qu'en masse, en bloc, par un nombre d'aides suffisant et qui manœuvrent avec ensemble, au commandement.

» Pour déposer le blessé du brancard sur le lit, on aura recours à la pratique indiquée par Albert (de Vienne) : lit bas composé d'un sommier et d'un matelas dur, sous lequel on a interposé une planche ; le brancard est apporté au pied du lit, dans l'axe longitudinal du lit, et de niveau avec lui. Six aides : les deux premiers glissent et appliquent leurs deux mains sous les épaules du blessé ; deux autres sous les lombes et le bassin ; deux autres sous les cuisses et les jambes ; s'il s'agit d'un traumatisme vertébral élevé, un septième personnage, le chirurgien lui-même, se charge de la tête. Au signal, le blessé est soulevé doucement, d'une hauteur juste suffisante ; puis les trois aides de droite et les trois aides de gauche se déplacent ensemble du pied à la tête du lit et y déposent leur charge, lentement, sans secousses. Il ne reste plus qu'à couper les vêtements et à compléter l'exploration avec la même prudence.

» Naturellement, s'il n'y a pas de paralysie, si les quatre membres ont conservé leurs mouvements, on pourra mettre à cette première besogne un peu moins de défiance inquiète ; mais, jusqu'à plus ample informé, jusqu'à ce qu'une exploration soigneuse ait permis de conclure à l'absence de tout indice de lésion médullaire, à une fracture apophysaire, à une fracture sans déplacement, on ne prendra jamais de trop minutieuses précautions. Et cette exploration définitive et concluante ne peut et ne doit être faite qu'une fois le blessé *au lit* (1) ».

Dans leurs *nouveaux éléments de pathologie chirurgicale* (Paris, 1900, III, 223), MM. Gross, Rohmer, Vautrin et André sont également d'avis que le transport des blessés atteints de fracture de la colonne vertébrale « doit être fait avec les plus grandes précautions. Le moindre mouvement imprudent peut augmenter le déplacement des fragments et la gravité des complications médullaires. S'il s'agit de la fracture d'une vertèbre lombaire, la paraplégie peut se déclarer brusquement, lorsqu'elle n'existait pas encore, ou s'aggraver, lorsqu'au début elle n'a été qu'incomplète. »

L'expression est juste, et utile à répéter, telle qu'on la trouve dans *l'atlas manuel* de M. H. Helferich de Greifswald : « Le traitement commence au moment où on est appelé près du blessé. Il faut éviter de l'asseoir, ou de le lever. On pourrait, en effet, dans les cas de fractures obliques, achever un déplacement qui n'est qu'au début, ou produire des déplacements secondaires susceptibles de léser la moelle jusqu'alors intacte. — Il faut soulever prudemment le blessé, le mettre sur une civière et le glisser dans un lit (2). »

(1) *Chirurgie d'urgence*; 3e édit., Paris, 1901 ; pp. 924, 925.

(2) 2e édition française, par M. Paul Delbet ; Paris, 1901 ; p. 130.

Pour bien apprécier la délicatesse et l'importance d'un transport de ce genre, on peut relire l'observation suivante, tous les détails ont leur intérêt:

OBSERVATION X (GUERMONPREZ; *Pratique chirurgicale des établissements industriels*; Paris et Lille, 1884, p. 325). — Le 15 janvier 1881, le couvreur L. C., 28 ans, montait sur un toit dans le but de faire tomber les neiges, alors très abondantes et durcies par une forte gélée pendant la nuit précédente.

Au moment où il conserve encore un pied sur l'échelon, alors qu'il avance l'autre sur le toit, brusquement l'échelle glisse sur la glace; et l'homme tombe d'une hauteur d'environ dix mètres.

Dans cette chute, dont il affirme s'être rendu compte en détails, il est tombé d'abord sur les pieds, puis sur le siège, pour s'affaisser immédiatement sur une plaque de fonte recouverte de verglas. Incapable de se relever lui-même, mais ne souffrant pas, très peu étourdi par le choc et conservant toute sa présence d'esprit, il est aussitôt assisté par d'autres ouvriers. On le transporte au poste de secours médicaux de la gare de Fives, distant de cent mètres environ. Le blessé ne souffre aucunement de ce transport.

Là on essaye de l'asseoir ; et tout aussitôt surviennent de violentes douleurs; il ne sent plus ses membres inférieurs (ce sont ses expressions); mais il éprouve d'atroces douleurs dans toute la moitié inférieure du corps, et plus spécialement au niveau de la crête du tibia, tant du côté droit que du côté gauche. Au niveau de la région lombaire existe aussi une douleur très violente, moins atroce toutefois que celle des membres inférieurs.

En attendant mon arrivée, on couche le blessé sur un des brancards de secours de la Compagnie du Nord (*fig. 15*). Il demande avec supplications que l'on pratique de la compression au niveau de la douleur lombaire. Quand « on lui rentre le dos » (*sic*), il est soulagé. Dès que l'on cesse cette compression, la douleur reparaît, violente, atroce, intolérable. C'est à ce moment, environ vingt minutes après l'accident, qu'il m'est donné de constater la situation.

Une fracture de l'extrémité inférieure du radius gauche, indique nettement que, si la chute s'est faite d'abord sur les pieds, puis sur le siège, la main a aussi supporté l'effort du

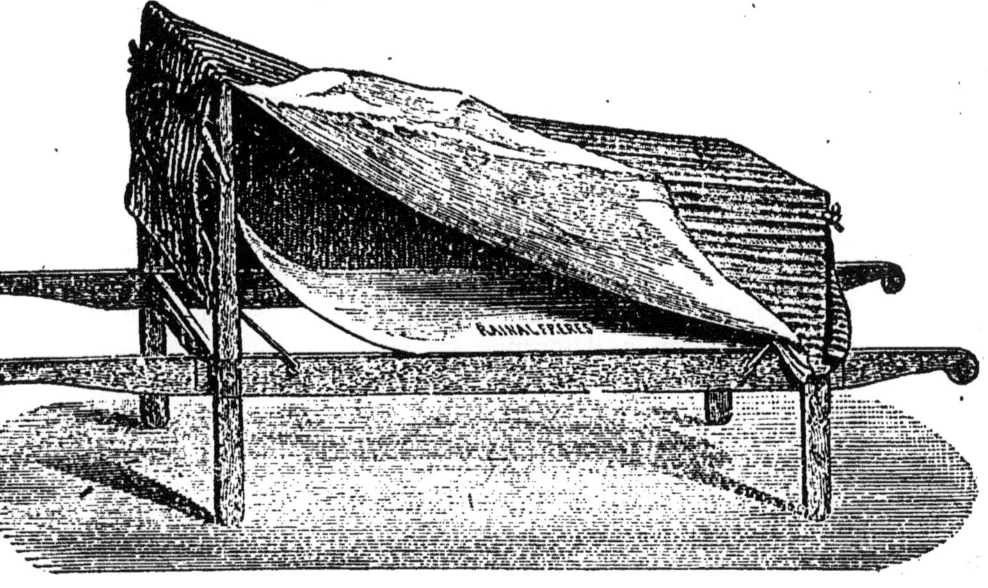

Fig. 15.

traumatisme. Cette fracture du radius s'est régulièrement terminée par la guérison après les soins ordinaires.

Mais ce n'est pas le poignet qui attire le plus l'attention.

Le blessé, couché sur le dos, demeure immobile, les cuisses et les jambes demi-fléchies; il insiste sans discontinuer et demande à être soulagé de sa douleur lombaire et de celle des membres inférieurs. Ce qu'il éprouve dans les membres inférieurs semble de l'arrachement, de l'écrasement, de la dilacération; la sensation est réellement très pénible, s'il faut

7

en juger par le *facies*, qui exprime une souffrance extraordinaire, et surtout par les cris persistants du blessé, les plus violents qu'il m'ait été donné d'entendre.

Les deux membres sont examinés avec soin et dans toute leur étendue : on n'y trouve aucune altération appréciable. La sensibilité y est très diminuée à partir du genou ; les mouvements ne peuvent être obtenus, le blessé souffre trop. Autant qu'il est permis d'en juger en pareil cas, les mouvements et la sensibilité paraissent conservés dans la cuisse, surtout du côté antérieur.

On découvre, en même temps, une tache spermatique sur la chemise.

La région lombaire, sur laquelle une pression a déjà été exercée, ne présente aucune déformation, aucune ecchymose, aucune excoriation indiquant l'action directe d'un traumatisme.

La palpation indique avec certitude un maximum de sensibilité au niveau de la quatrième lombaire. C'est en ce point que la pression a déterminé le soulagement. Le blessé redemande cette compression avec force supplications et sans discontinuer.

Malgré des recherches répétées, il n'a pas été possible de percevoir de mobilité anormale à ce niveau. Une fois seulement, une sensation de crépitation osseuse a été perçue à l'aide des doigts appliqués sur le côté gauche du blessé ; cette crépitation très nette, très distincte d'une sensation de caillot, et incontestablement osseuse, n'a pas été reproduite. Il n'a pas été possible de savoir si les ouvriers avaient déterminé de la crépitation, en exerçant avant mon arrivée de fortes et tenaces pressions sur ce point du rachis, encore recouvert des vêtements.

Dans l'impossibilité de maintenir la compression tant réclamée par le blessé, compression dont la justification eût été difficile, — ne pouvant d'ailleurs me résigner à la temporisation, — je résolus d'éliminer les accidents d'origine rachidienne, en essayant l'extension et la contre-extension sur la colonne vertébrale.

Ayant fait maintenir la tête au niveau des apophyses mastoïdes, et les membres supérieurs au niveau des aisselles, j'exerçai moi-même des tractions sur les deux cous-de-pied. L'extension était à peine complète, et sans grands efforts, que le blessé accusait un très grand soulagement, beaucoup plus grand alors que pendant la pression sur le point douloureux du rachis ; il était comme dans le paradis, disait-il. Aucune sensation de réduction ni de crépitation n'avait été perçue, ni par le blessé, ni par les aides, ni par le chirurgien lui-même.

L'extension et la contre-extension, relâchées progressivement avec une grande lenteur, les douleurs reparaissent progressivement aussi et redeviennent tout aussi intenses que si rien n'avait été fait. Les tractions étant renouvelées, le soulagement est de nouveau obtenu ; et ainsi, à plusieurs reprises, l'extension du rachis donne du soulagement, et son abandon laisse reparaître les atroces douleurs du blessé.

Les dernières manœuvres sont exécutées par des aides. Pendant ce temps, la main du chirurgien, placée au niveau de la 4e lombaire, ne parvient à percevoir aucune sensation anormale.

Pendant l'extension, on reconnaît aisément que le blessé reprend une allure calme, qui contraste singulièrement avec le facies endolori et les cris hurlés, dont il fatigue son entourage, dès qu'on le relâche. On constate avec la même facilité que, pendant l'extension, la sensibilité redevient normale dans la totalité des membres inférieurs; on constate enfin que les mouvements des orteils, et même ceux du pied sur la jambe, sont redevenus possibles. L'indication était donc bien nette : il fallait maintenir, à l'état permanent, l'extension et la contre-extension.

Les tentatives faites pour y parvenir, en laissant le blessé sur le dos, ne purent donner de résultat.

Le blessé fut dès lors couché sur le ventre, le bassin relevé à l'aide de coussins. La contre-extension fut rendue permanent à l'aide de deux liens passés sous l'aisselle et fixés au montant antérieur du brancard. L'extension fut pratiquée sur les deux cous-de-pied simultanément, à l'aide d'une bande de toile repliée plusieurs fois et fixée sur une traverse qui prend point d'appui sur les deux montants postérieurs du même brancard. Cette dernière bande est pourvue d'un bâton, faisant garrot et permettant de maintenir l'extension pendant tout le trajet nécessaire au transport du blessé, trajet d'environ deux kilomètres.

Soit que mes instructions, au sujet du maniement du garrot, n'aient pas été suffisamment comprises. soit que l'appareil ait été dérangé, tout le profit en est perdu vers le milieu de la route.

Placé à l'hôpital Saint-Sauveur, dans le service d'Houzé de l'Aulnoit, C... est installé sur un lit ordinaire, sans que l'on renouvelle, ni manœuvre de compresion, ni manœuvre d'extension. Il était environ midi ; et l'accident était arrivé vers huit heures du matin. Le blessé ne cessa de crier pendant toute la journée et pendant toute la nuit, jusque vers deux heures du matin.

A ce moment de la nuit, sans motif appréciable, la douleur diminua tellement qu'elle devint très tolérable ; et ce changement se produisit en un temps relativement très court.

La rétention d'urine avait nécessité le cathétérisme uréthral le 15 dans la soirée et le 16 de grand matin.

Le 16, lendemain de l'accident, à l'heure de la visite du matin, on couche C... sur le côté. On lui trouve une tumeur liquide assez volumineuse dans la partie inférieure de la région lombaire. Trois ponctions y sont pratiquées à l'aide du bistouri et donnent issue à une notable quantité de sang coagulé.

Quinze jours plus tard, ces trois plaies étaient fermées. On peut en voir actuellement des cicatrices régulières et peu étendues.

Dès le 20 ou le 22, les douleurs lombaires cessent complètement, ainsi que celles des membres supérieurs, et elles n'ont pas reparu depuis lors.

Plusieurs fois, pendant les trois semaines que C... a passées à l'hôpital, on essaye de le mettre sur son séant. Il n'est pas encore complètement assis, que les douleurs lombaires se reproduisent, presque aussi atroces qu'au début. Il lui est impossible de rester ainsi : il faut y renoncer.

Pendant tout son séjour à l'hôpital, on ne signale comme incident à noter, que deux ou trois purgatifs, quelques lavements et le renouvellement de l'appareil qui avait été placé primitivement pour la fracture du radius.

Le 6 février, il est transporté dans sa famille à Templemars. Ce voyage, long de huit à dix kilomètres, est effectué dans une voiture à quatre roues et à ressorts, du type qui sert habituellement aux marchands de lait du pays. Une seule précaution est assurée : un matelas est placé sur le sol de la voiture et un oreiller de plumes sous la région lombaire ; le blessé est ainsi transporté dans le décubitus dorsal.

Ce n'est que vers la mi-mars, deux mois environ après l'accident, qu'il parvient à supporter la station assise pendant quelques instants. Vers la même époque, il commence à marcher à l'aide de béquilles.

En avril, trois mois après l'accident, il commence à quitter les béquilles et marche en se servant de deux cannes.

Ce n'est qu'à la fin de juin, cinq mois et demi après l'accident, qu'il peut marcher sans aucun secours.

Au commencement d'août, il reprend le travail comme cantonnier auxiliaire au service de la Compagnie du Chemin de fer du Nord; et, depuis cette époque, il n'a pas cessé ses pénibles fonctions. On l'a vu charger de la terre, décharger des scories, du laitier, faire tout le service de l'entretien de la voie ferrée et pendant la durée ordinaire des journées de travail.

Sans vouloir préciser la nature et surtout l'étendue des lésions dans ce cas, il semble permis d'affirmer l'existence d'une lésion traumatique des nerfs de la queue de cheval avec complication d'*hématorachis.*

Bien des critiques ont été opposées aux manœuvres de réduction dans les cas de lésions traumatiques du rachis.

Du fait ainsi relaté, M. Guermonprez a conclu que, dans les cas de lésions traumatiques des centres nerveux rachidiens : 1° Il peut y avoir avantage à exercer des manœuvres sur le point indiqué du rachis, tant par pression directe que par extension et contre-extension ; 2° Si ces manœuvres sont abandonnées prématurément, il peut n'en résulter aucune conséquence définitivement fâcheuse.

Donc les manœuvres de réduction peuvent être conseillées, à tout le moins avec les réserves que comporte la prudence, pour combattre les troubles consécutifs aux traumatismes, exercés sur le rachis ou sur les éléments nerveux que renferme le canal rachidien.

Dans son rapport présenté sur cette observation devant la *Société de Chirurgie*, le 18 octobre 1882, M. F. Terrier dit la même conclusion : à savoir le véritable avantage pour le blessé qui souffre, d'établir une compression sur le point lésé et même une extension et une contre-extension du rachis. Et tout aussitôt il ajoute ; « Nous sommes de son avis, à la » condition toutefois que ces manœuvres soient » faites avec les plus grandes précautions et qu'elles » *soulagent* le blessé. »

L'abandon de ce *modus faciendi* ne peut réellement déterminer, d'après l'honorable rapporteur, aucun accident fâcheux, « à la condition que la lésion soit » peu considérable, car sans cela on peut craindre » de nouveaux accidents douloureux dus aux déplacement des parties dures, si tant est qu'on ait » affaire à une fracture du rachis. » (1)

Cette appréciation n'ayant pas été discutée, peut être considérée comme celle de la plupart des membres de la Société de Chirurgie.

De cette observation, on peut également retenir un autre point spécial : les manœuvres d'extension et de contre-extension sont d'une grande utilité, lorsqu'on les pratique hâtivement, aussitôt que possible, après la chute de lieu élevé.

Elles peuvent être à ce point utiles que leur interruption n'a pas fait perdre au blessé le bénéfice de la guérison de la paraplégie, bénéfice attribuable aux manœuvres d'extension et de contre-extension.

Le transport a été défectueux, on l'a remarqué, depuis le lieu de l'accident jusqu'au poste de secours. Ceux, qui l'ont improvisé, auraient dû placer une planche sous le dos du blessé. Ils ne l'ont pas fait ; et, à cause de cette lacune, le second transport a été rendu très pénible, depuis le poste de secours jusqu'à l'hôpital.

La disposition du brancard de secours de la

(1) *Bull. et Mém. de la Soc. de la Chir. de Paris*, 1882, t. VIII, p. 655.

Compagnie du Chemin de fer du Nord a permis d'assurer les efforts d'extension et ceux de contre-extension pendant un certain temps, moins long toutefois que le chirurgien l'aurait souhaité.

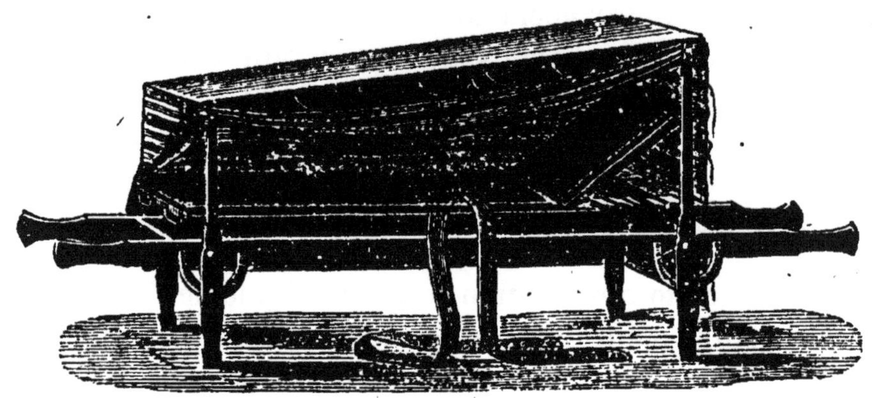

Fig. 16. — (Maison Dupont, de Paris).

Il faut le reconnaître, celui de la maison Dupont, de Paris, semble présenter les conditions nécessaires pour assurer une plus longue durée aux moyens d'extension et de contre-extension (*fig. 16*). La

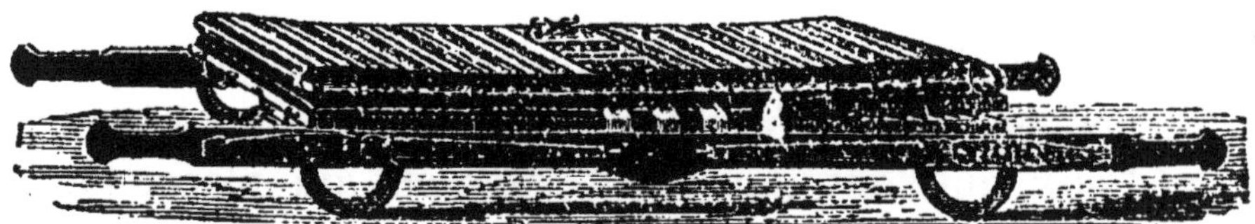

Fig. 17. — (Maison Dupont, de Paris).

solidité plus grande de la monture a cependant un inconvénient : elle exige des pièces plus solides et plus rigides. Il faut, par conséquent, un emplacement plus grand pour l'appareil replié (*fig. 17*). C'est une condition qui n'a rien de gênant dans certains établissements industriels ; mais c'est un sérieux désavantage au point de vue des exigences du service ordinaire des chemins de fer.

On aurait peut être évité l'interruption des efforts, et par conséquent le retour des douleurs ; on aurait

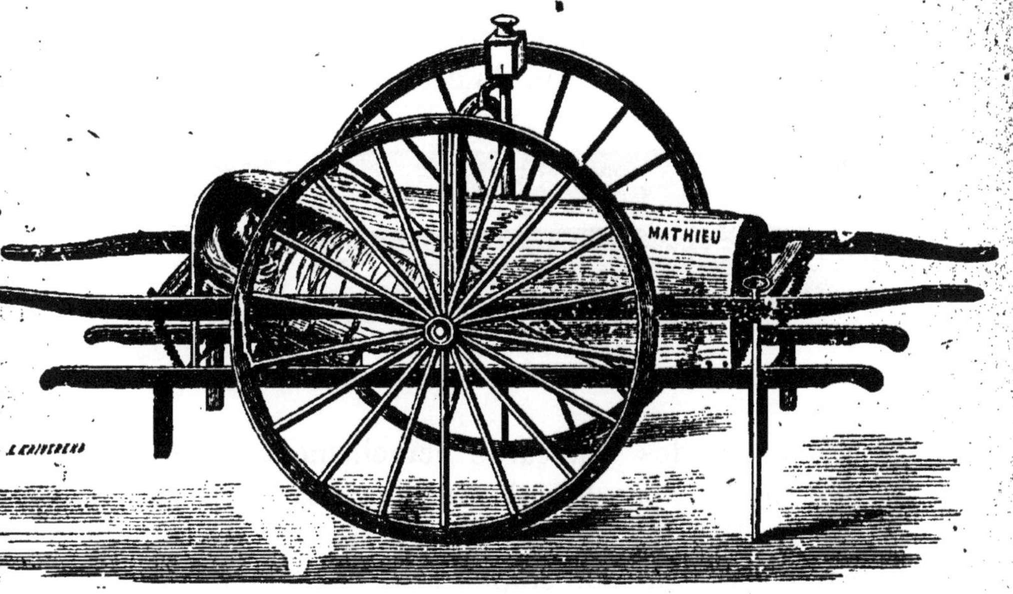

Fig. 18

prévenu le dérangement des pièces d'appareil, en montant le brancard sur roues, au lieu de le porter sur les épaules. C'est un moyen de transport bien connu, mais peut-être moins employé en France qu'en Belgique et en Angleterre.

Bergier, alors médecin-chef des chemins de fer de l'Ouest, a fait construire pour les blessés du grand service dont il est le chef, un excellent modèle qu'il nomme *civière roulante (fig. 18)*.

Si cet appareil avait fourni des avantages spéciaux dans le cas particulier, il est évident que toujours il donne le bénéfice d'un transport fait rapidement, avec moins de secousses, et sans avoir jamais les inconvénients qui résultent du nombre des porteurs.

Un point qui n'est certes pas le moins précieux, paraît être l'adaptation de cette monture roulante à

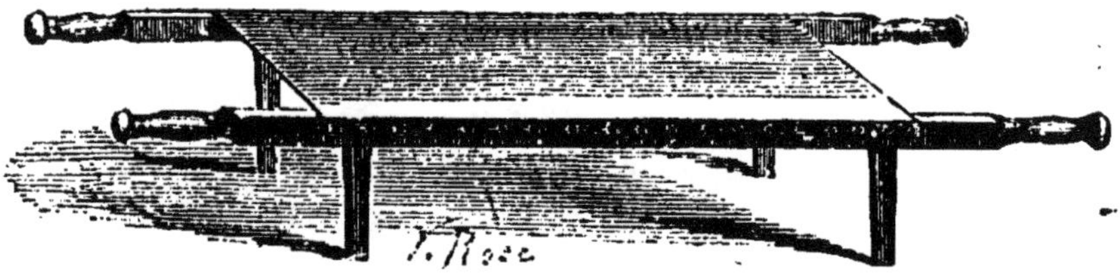

Fig. 19. — Brancard en usage dans l'armée française.

la plupart des brancards actuellement en usage; mais il n'y a pas lieu d'y insister. La réelle valeur du modèle de Bergier est aisément démontrée par ce fait que son emploi devient de plus en plus répandu.

Dans tous les cas, on apportera la plus grande

Fig. 20. — Le même brancard replié.

sollicitude pour le transport; on prendra, s'il le faut, le temps de l'interrompre pour reconstituer l'installation des pièces, qui se seraient relâchées.

S'il s'agit de l'un des modèles actuellement en usage dans l'armée française, on interposera un plan rigide entre le corps du blessé et le coutil du brancard : on y ajoutera même un coussin suffisamment résistant sous le foyer de fracture ; et on saura s'imposer un relai, dans le but de soulager le blessé par une séance de repos, comme lui en procurent les extensions avec contre-extensions.

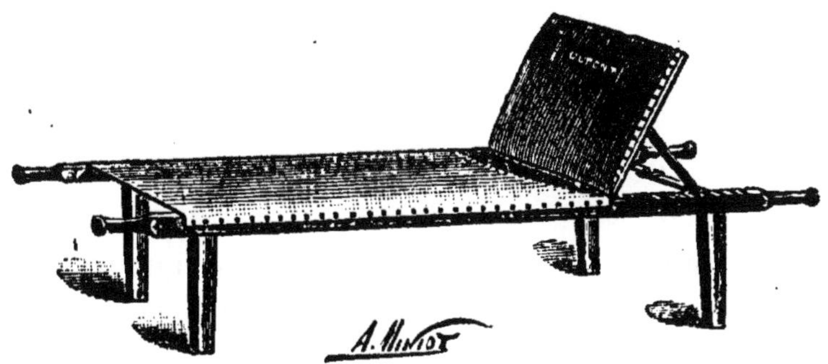

Fig. 21. — Brancard avec portion mobile.
(Il faut s'abstenir de relever la portion mobile, lorsqu'on transporte un blessé du dos et des reins).

Si l'on dispose d'un brancard pourvu d'une portion mobile, il faut savoir se priver du relèvement de celle-ci ; il faut même s'opposer à l'excès de zèle de l'entourage sur ce point particulier ; c'est la région fracturée, qu'il faut relever, et celle-là seulement.

On a quelques facilités spéciales, lorsqu'on dispose d'un brancard dit « Tucker » et à renversement d'ensemble. — La rigidité se trouve toute préparée ; et on peut relever à volonté le côté de la tête. Pourvu qu'on ait pris le soin de fixer les aisselles, on fait aisément la contre-extension par le poids du corps, qui devient déclive.

A Lille, le service de la Maison de Secours dispose

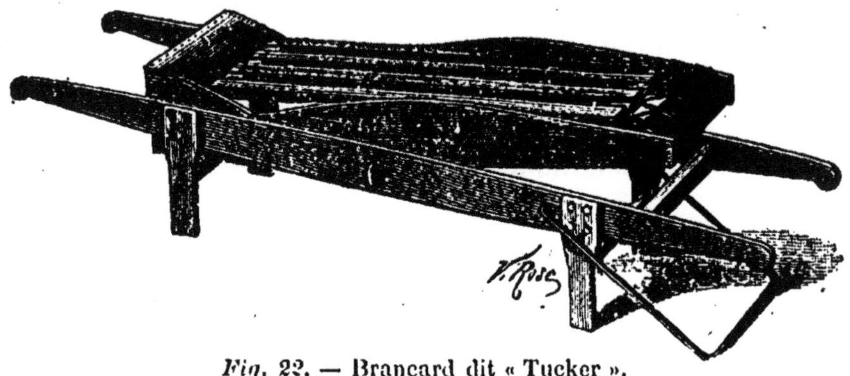

Fig. 22. — Brancard dit « Tucker ».

d'un brancard en bois cintré, qui est encore plus avantageux pour le transport : c'est presque une gouttière de Bonnet.

§ II. — Indications de réduire.

Sans prétendre préciser rigoureusement toutes les indications de réduire les fractures de la colonne vertébrale, on peut du moins expliquer les principales.

La première indication est la certitude, ou du moins la probabilité du diagnostic. — La seconde est l'ensemble des conditions de nature à ne pas rendre illusoires les manœuvres de réduction : sans prétendre maintenir tout le résultat primitif, il faut du moins avoir quelque motif d'espérer que tous les efforts n'auront pas été perdus. Il serait chimérique de vouloir restreindre les manœuvres de réduction aux seuls cas qui seraient soignés dans les hôpitaux, où rien ne manque ; mais ce serait une invraisemblance de prétendre réussir dans les conditions du plus complet dénuement. Aussi est-il juste de laisser à chacun le soin d'apprécier quelles sont les conditions acceptables : les personnes et les localités font varier les décisions trop souvent pour laisser place à une formule, qui voudrait être uniforme.

On en pourra juger par le fait suivant : ce sont les détails des circonstances non chirurgicales, qui lui donnent sa plus grande portée, d'abord pour décider des indications de réduire, et ensuite pour justifier la conduite observée et suivie jusqu'à une guérison confirmée.

Observation XI *(personnelle)*. — Joseph B..., maçon, âgé de 54 ans, demeurant à Camphin-en-Pévèle (Nord), travaillait à Lomme, le 6 décembre 1898, quand il est tombé d'un échafaudage. Le patron constate d'emblée une bosse sur la colonne vertébrale ; il transporte aussitôt le blessé dans un estaminet. L'ouvrier reçoit la visite d'un premier médecin, qui se borne à constater que l'homme est réellement blessé. Un second médecin explore le maçon, recommande au blessé le repos absolu et s'oppose à ce qu'il soit transporté à son domicile, la distance (18 kilomètres) lui paraissant être trop considérable. Par ailleurs, l'ouvrier refuse d'aller à l'hôpital ; il est installé dans une chambre, au premier étage d'un cabaret, et c'est là que M. Guermonprez le voit, pour la première fois, le lendemain de l'accident, 7 décembre 1898.

Le blessé occupe une chambre exiguë et à plafond très bas ; il est couché dans un lit garni de sept ou huit oreillers ; il se plaint beaucoup du dos ; il ne peut, ni se remuer, ni se retourner, ni même tourner la tête. Toutefois, il peut uriner et aller à la selle sans de trop grands efforts. On s'empresse de faire enlever tous les coussins et oreillers ; puis la maçon est placé dans la position horizontale, ce qui le soulage déjà beaucoup. Avec de grandes précautions il est mis dans le décubitus ventral ; alors on constate une saillie bien marquée au niveau de la XIIe vertèbre dorsale ; — cette saillie est bien moins volumineuse et moins étendue qu'elle aurait été la veille vue par le patron. — La palpation permet de reconnaître au même endroit, une portion dure, nettement saillante : elle est très hyperesthésiée ; il y a en outre de la crépitation et de la mobilité anormale au niveau de l'apophyse épineuse dont il s'agit.

La fracture est donc indéniable ; on décide la réduction par la méthode de l'extension et de la contre-extension combinées, dans l'attitude horizontale. On commence par replacer le blessé sur le dos, sans oreiller ni traversin ; puis on installe une large planche au-dessous du matelas ; ensuite, on choisit deux hommes, suffisants par leur vigueur et leur dextérité ; l'un des aides opère des tractions sur la tête, en prenant point d'appui sur les apophyses mastoïdes ; le second tire sur les cous de pied. Simultanément, le chirurgien d'un côté et nous-mêmes de l'autre, nous soulevons modérément la région de la fracture à l'aide d'une ceinture de flanelle, passée transversalement sous la région, comme si on se préparait à faire un bandage de laparatomie ; cette manœuvre, destinée à corriger l'erreur de la flexion du tronc par l'accumulation des oreillers, fatigue tous ceux qui soutiennent leurs efforts de tractions ; elle est continuée aussi longtemps que possible, parce qu'elle soulage le blessé, qui exprime nettement la disparition de sa douleur. La saillie dorsale diminue pendant cette manœuvre, jusqu'à disparaître complètement à la palpation. Malheureusement, il est impossible de prolonger longtemps tout cet ensemble d'efforts. Il n'est pas non plus possible d'organiser, dans une installation aussi peu propice, les moyens de rendre permanente l'extension, soit par les poulies, soit par le caoutchouc. C'est pourquoi les indications sont renouvelées, séance tenante, à toutes les personnes de l'entourage, afin que ce soin soit renouvelé à plusieurs reprises pendant la journée, spécialement quand il surviendra quelque recrudescence de la douleur.

Cinq ou six fois pendant cette seconde journée, cette satisfaction est accordée à la demande du maçon. Un purgatif lui est administré le même jour ; et les soins que comporte l'évacuation de ce médicament se font même, presque sans douleur, à la faveur du soulèvement méthodique par la bande de flanelle, chaque fois qu'on remplace les alèzes sous le siège.

9 décembre. — Le blessé commence à faire mouvoir non seulement ses pieds, mais aussi ses genoux ; il le fait lentement de peur de provoquer le retour de la douleur dorso-lombaire. On se contente, durant la journée, de trois séries de manœuvres d'extension et de contre-extension ; il en est de même les jours suivants.

12 décembre. — La manœuvre d'extension n'est plus faite qu'une fois ; le blessé prend de nouveau un purgatif.

15 décembre (10e jour). — En vue de céder aux instances du blessé qui paraît avoir le mal du pays, M. Guermonprez applique lui-même le bandage avec une attelle dorsale. — Quelques jours auparavant, cette attelle avait été chantournée dans une pièce de bois de tilleul, en observant les particularités de dimension et de courbure qui semblaient les mieux appropriées. — Dans ce but, un des fils du blessé avait été choisi, en raison de la similitude de la taille et de l'attitude habituelle observée par l'entourage. — Deux attelles sont préparées, l'une, plus incurvée et modelée, conformément aux courbures de la station debout, l'autre, plus simple et modelée sur le rachis pendant le décubitus ventral ; le chirurgien se réserve le choix de l'une ou de l'autre, au dernier moment de l'application de ce tuteur.

Pour transporter le blessé jusque dans une salle suffisante et à travers des escaliers et corridors tortueux, il faut bien renoncer à l'usage du brancard ; il est pourvu à cette difficulté au moyen de la large flanelle passée sous le dos, tandis qu'on transporte le blessé sans trop soulever ni le siège, ni les épaules.

On commence par installer le maçon dans le décubitus ventral, sur une table, avec le soin de placer la tête au-delà du bout de celle-ci. La traction est faite sur les apophyses mastoïdes, d'une part ; sur les deux cous-de-pied, d'autre part ; dans ces conditions, on procède à une ample et prolongée friction de la colonne vertébrale, spécialement de la région dorso-lombaire. Chacun de nous la pratique à son tour et constate ainsi que la réduction est obtenue.

Après un moment de repos, on place le blessé debout, deux aides vigoureux le soutiennent, les pièces de cuir de l'appareil de suspension de Sayre sont ajustées, l'une sous le maxillaire inférieur, l'autre sous la protubérance occipitale ; les courroies sont fixées, et le patient est soulevé par le maniement ordinaire des poulies de l'appareil de suspension de Sayre. On n'exagère cependant pas la traction, on se borne à soulever jusqu'au moment où les talons ne touchent plus le sol, tandis que tout l'avant-pied y repose encore. Ainsi l'extension est faite au moyen de la suspension de la tête, tandis que la contre-extension est faite par le poids du corps.

Toutes les pièces du bandage étant préparées d'avance, l'installation en est menée aussi rapidement que possible, en vue de prévenir toute surprise par une syncope, soit d'anémie cérébrale, soit de quelque autre motif.

Le chirurgien commence par rouler en spirale une large bande par tout le tronc ; puis il installe une couche uniforme d'ouate sur le rachis, il en double l'épaisseur aux limites supérieure et inférieure ; ensuite il applique l'attelle en arrêtant son choix sur celle qui est moins incurvée.

Le bandage est alors continué par des tours de spire qui recouvrent la totalité de l'attelle sans exercer de compression exagérée.

Pour éviter que ce tuteur s'échappe vers la nuque, il est fait un renversé en passant sur l'extrémité supérieure de l'attelle et de l'ouate.

Une précaution analogue assujettit l'extrémité inférieure.

D'autres tours de la même bande sont disposés en bretelles, d'autres encore font office de sous-cuisses ; — ces derniers surtout sont disposés de façon à prévenir toute constriction ; — enfin les dernières portions de la bande sont enroulées en vue de donner une régularité aussi satisfaisante que possible à toute la surface du bandage.

Bien que tous ces tours soient conduits avec rapidité, ils sont cependant un instant interrompus ; on relâche la tension dans le but de reposer le blessé; soudain, du tremblement survient, la parole est affaiblie, il semble qu'une syncope devient imminente; cependant le facies est encore bon, on renouvelle incontinent l'effort de suspension et le bandage est achevé sans hésitation.

Dès qu'il est terminé, on s'empresse de réinstaller le blessé horizontalement sur la table et on s'emploie de plusieurs côtés à la fois pour en coudre les éléments dans le but d'unir ces pièces distinctes en un tout qui ne puisse se disjoindre. On commence par fixer les bretelles et les sous-cuisses; puis on établit une couture le long de chacun des deux bords de l'attelle, afin de prévenir son échappée, soit à droite, soit à gauche ; on fait de même du haut en bas de la ligne axillaire, puis encore sur la ligne médiane antérieure, et aussi dans toutes les portions qui semblent menacées de quelque défectuosité. Autant que possible l'aiguille est menée de la surface à la profondeur traversant toutes les épaisseurs d'étoffe, depuis la superficielle jusqu'à celle qui est au contact de la

Fig. 23.

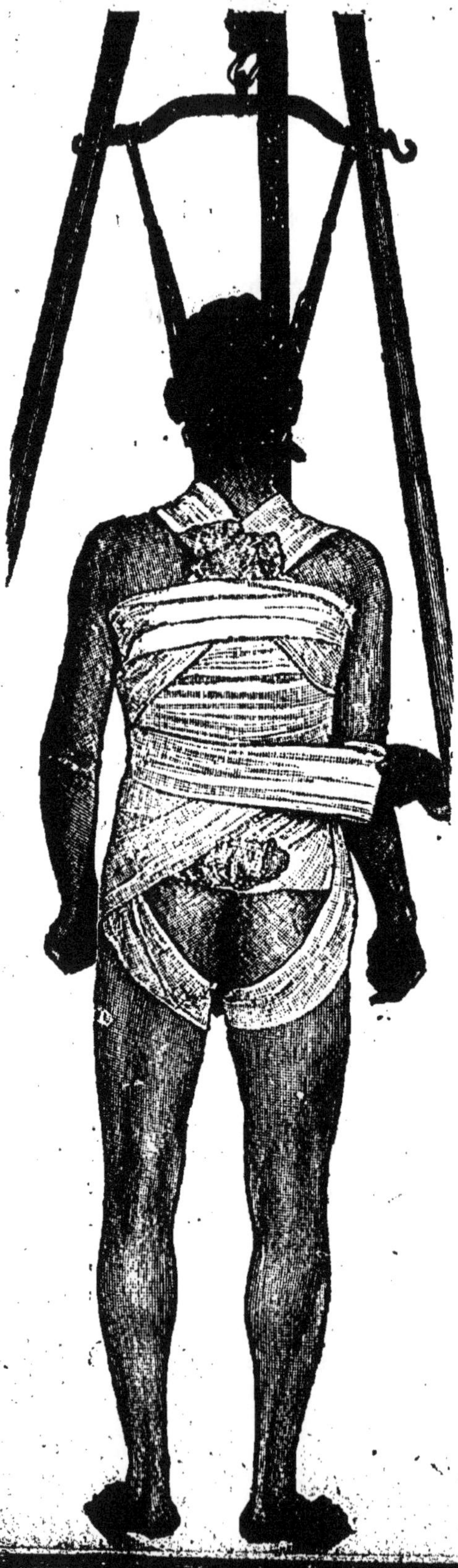

Fig. 24.

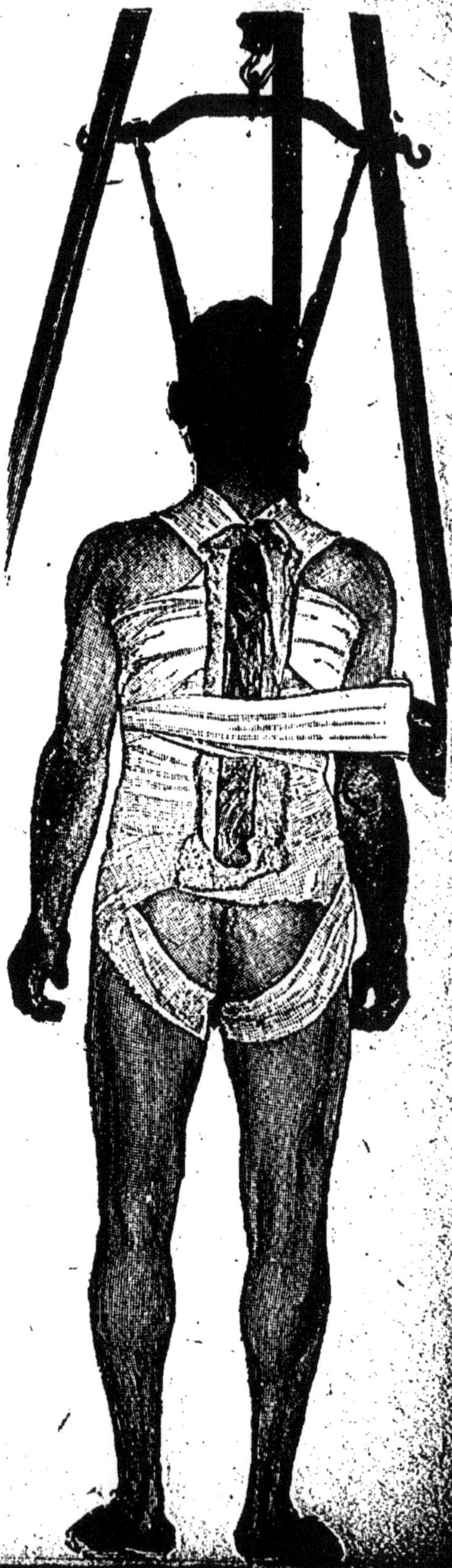

Fig. 25.

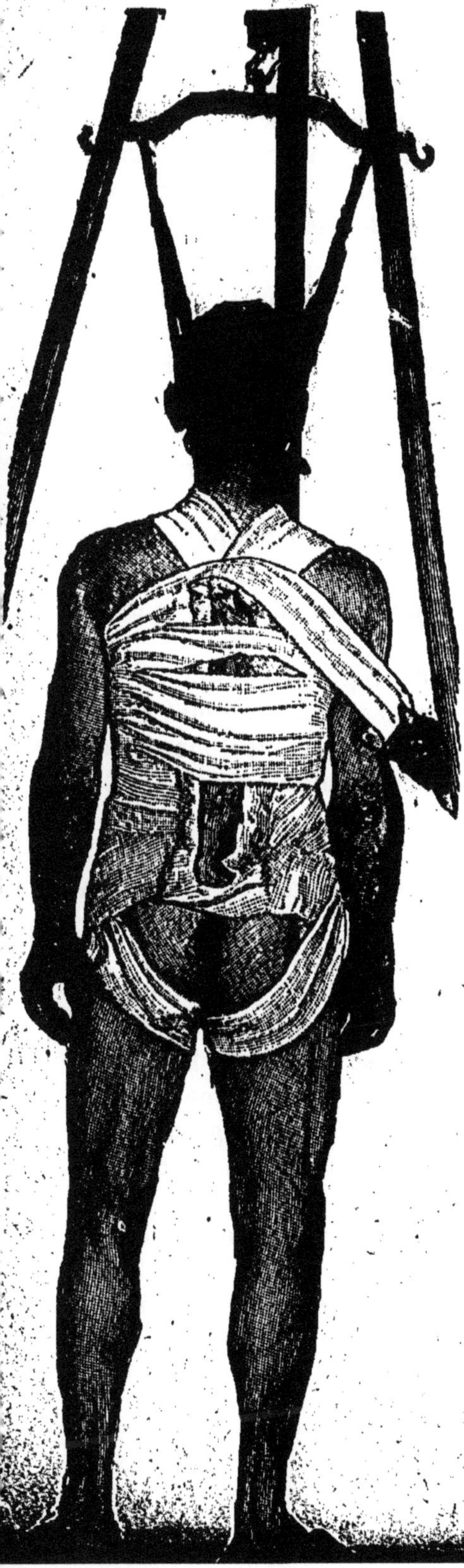

Fig. 26.

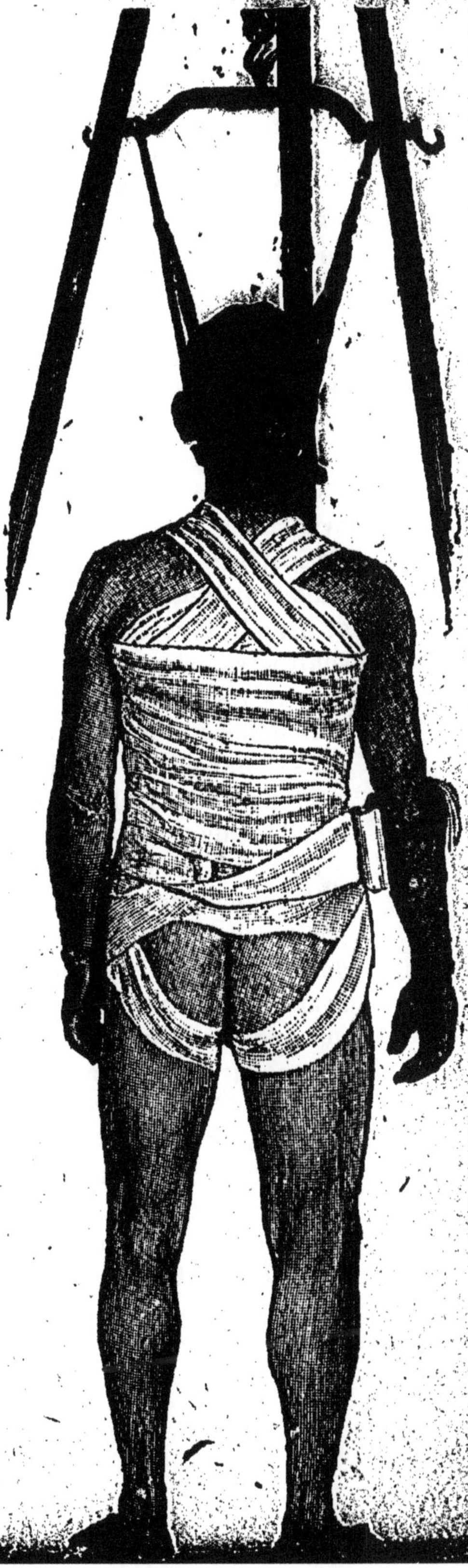

peau. — Dès que cette longue couture est achevée, le blessé est placé verticalement. — Soutenu par deux aides, il réussit à faire quelques pas....., tandis qu'il n'en a pas pu donner un seul pour se rendre depuis la table jusqu'à l'appareil de suspension...... : il avait fallu le porter.

16 décembre (11e jour). — Le blessé est installé dans un brancard en forme de gouttière de Bonnet, formée de lattes en bois cintré ; puis il est transporté à son domicile, à Camphin-en-Pévèle.

Après un seul jour de repos (12e jour), le blessé commence à se lever ; il fait quelques pas, non sans se tenir incliné en avant.

Plusieurs fois chaque jour, il intercale un temps de repos dans l'attitude horizontale ; deux fois au moins, le matin et à midi, il se soumet à des manœuvres d'extension et de contre-extension.

Tous les quatre jours il prend un purgatif salin.

27 décembre (24e jour). — Le blessé est dans un état général satisfaisant. Il se plait à montrer comment il marche en s'aidant d'une seule canne ; il s'en acquitte avec une réelle facilité sans fatigue apparente.

Le bandage n'est guère altéré. On remarque toutefois le relâchement des bandes vers les limites, tant en haut qu'en bas : sous les aisselles, les tours de bandes sont un peu descendus ; vers les hanches et les régions inguinales, ils sont quelque peu remontés ; dans le reste il y a une laxité, qui indique que la contention est devenue insuffisante.

Dès que l'enlèvement des pièces est achevé, le blessé est étalé en décubitus ventral ; puis il lui est fait une friction ample, vigoureuse et prolongée sur toute la région dorso-lombaire ; ce massage est bien supporté ; il ne provoque réellement aucune douleur.

On perçoit seulement un reste d'induration autour de la douzième vertèbre dorsale.

On se dispense de renouveler les manœuvres d'extension et de contre-extension, pendant la séance de massage.

Ensuite on soumet le blessé à l'appareil de suspension de Sayre, avec une facilité qui n'est troublée par aucun incident; et on applique le même bandage en substituant une attelle épaisse de cinq millimètres, à la première qui en avait six, avec la même courbure. — Une circonstance accessoire facilite cette application : grâce à un crochet du plafond on évite l'encombrement du trépied. Le bandage est d'ailleurs appliqué un peu plus correctement, tout en évitant une compression qui eût été mal supportée.

12 janvier 1899. — Le maçon fait le voyage; il vient à la Maison de Secours pour les blessés de l'Industrie de Lille; le blessé se tient encore incliné en avant; il marche avec le secours d'une seule canne; son état général est de tous points satisfaisant; Le foyer de fracture n'est plus du tout appréciable par l'inspection; mais on le discerne encore au cours de la friction; encore le reconnait-on plus facilement du côté droit, que du côté gauche; (c'est toujours du côté droit que le blessé a signalé ses principales douleurs).

Le bandage est réinstallé une dernière fois ; c'est pendant les temps successifs de cette application qu'il en est pris quatre photographies (Les figures 23, 24, 25, 26 sont gravées d'après les photographies ainsi prises).

15 février (72e jour). — On ne trouve plus de déformation du rachis; la marche est devenue possible sans aucun soutien.

Tout bandage est supprimé : les frictions dorso-lombaires sont renouvelées de deux en deux jours.

On commence à organiser, matin et soir, les exercices d'assouplissement par des mouvements de flexion et de renversement du tronc, puis par des mouvements d'inclinaisons latérales, et enfin par une torsion du tronc tenu verticalement sans bouger les pieds.

Une heure de repos dans l'attitude horizontale est systématiquement interposée vers le milieu de la journée.

L'amélioration se confirme de plus en plus: le maçon

Joseph B... reprend son travail le 20 mars 1899. — 104 jours après l'accident.

Depuis cette époque, il le continue sans incident.

Dans tous les cas, il importe de considérer la réduction comme un acte important, difficile et délicat; on choisit donc son personnel, encore mieux que le local; on écarte avec autorité tout ce qui pourrait entraver les manœvres; et c'est seulement dans ces circonstances de choix qu'il est sage de commencer les manœuvres tant de fois critiquées,

La question du principe de la réduction étant résolue, il reste à discerner quand il faut intervenir, ainsi que l'a écrit M. le docteur H. Lherbier :

« On peut établir, en se fondant sur les symptômes, trois degrès principaux : 1° Dans un premier groupe, il y a déformation considérable avec paralysie complète; 2° dans le second, la déformation existe, mais peu marquée et accompagnée de paralysie légère, incomplète; 3° dans le troisième, il n'y a pas de déformation.

» De ces degrès établis dans les symptômes découlent les indications de l'intervention et de la façon dont on doit diriger et opérer celle-ci.

» I. — Dans les premières circonstances, quand la déformation, très accusée, s'accompagne de paralysie complète ou au moins qu'il existe des symptômes manifestes d'un déplacement des fragments avec compression ou contusion médullaire, il est indiqué de réduire toujours, à moins que le blessé n'ait plus la force de supporter les mouvements de réduction, ou qu'il y ait déjà complication mortelle comme la rupture de l'aorte ou un état général très grave. »

Il ne faut cependant pas demander à la réduction ce qu'elle ne peut pas donner. MM. Forgue et Reclus n'ont pas été trop loin, lorsqu'ils ont écrit : « La réduction peut bien rétablir le calibre du canal vertébral et libérer la moelle des compressions fragmentaires ; mais elle est impuissante contre les dégâts médullaires déjà effectués. Donc, l'efficacité de la réduction dans les fractures du rachis se mesure à la gravité des lésions médullaires déjà produites. Si la moelle a été broyée, le mal est fait ; la réduction ne peut rien, sinon empêcher son aggravation par les déplacements secondaires. Si, au contraire, il s'agit d'une contusion simple, la réduction sera curatrice, avec un effet immédiat si la moelle est simplement comprimée, avec un résultat reculé à plus ou moins longue échéance, si la moelle a déjà eu le temps de subir des dégâts qui ont besoin de réparation (1). »

II. — Dans les cas de déformation considérable avec paralysie complète, il faut donc tenir le plus grand compte de l'état de la moelle épinière ; l'état

(1) *Traité de thérapeutique chirurgicale;* 2me édition ; Paris, 1898, II. 104.

est grave ; c'est pourqui il est nécessaire d'agir vite; Mais dans les faits de la seconde catégorie, la déformation est moins accentuée ; la paralysie est incomplète, disséminée seulement ; et il semble permis d'aller moins vite. « Peut-être, dans ces cas, pourrait-on se contenter des tractions continues de Malgagne et de Wood ; mais, ainsi que le fait remarquer Carafi et, après lui, M. Lherbier, si l'on y avait recours, il faudrait y renoncer dès que la réduction aurait été obtenue, et ensuite placer le blessé, dans un appareil inamovible ; car, comme les tissus ont perdu de leur vitalité et ont une grande tendance à la gangrène, les tractions exercées sur les membres inférieurs pourraient amener des eschares. Cependant, dans ces conjectures, il est juste de dire que la vitalité sera beaucoup moins diminuée ; et il sera permis de continuer ces tractions plus longtemps, à la condition de pouvoir les surveiller attentivement et de veiller à l'état de propreté absolüe des téguments. Toutefois, à tous ces moyens lents, qui sont très inconstants, nous préférons encore les tractions faites par les aides, complétées, au besoin, de la réduction opérée par le chirurgien. Et c'est surtout dans ce cas, que l'on avait conseillé la suspension cervico-axillaire avec application de corset plâtré ; mais il vaut mieux la réduction. »

III. — Quand on étudie selon M. Lherbier les faits du troisième degré, « il n'existe plus de compression à lever. Il se peut que l'on constate encore l'existence d'une légère déformation ; mais celle-ci est minime, et suffit à indiquer le siège du foyer de la fracture, en même temps que celui des douleurs ; on a vu plus haut (page 94) quelle peut en être la pénible importance. D'ailleurs la paralysie n'existe pas, ou est à peine marquée ; on constate de la parésie légère. Il n'est donc plus question de réduire ; il n'y a pas d'indication », écrivait M. Lherbier en 1892.

Depuis cette époque, d'autres faits sont venus élucider ce doute. Sans avoir été témoin des douleurs atroces relatées par M. Guermonprez en 1882, devant la *Société de Chirurgie de Paris*, nous retiendrons l'indication due à *la douleur seule*, alors même qu'il n'existe que peu ou pas de déformation du rachis. — S'il existe des symptômes de fractures de la colonne vertébrale sans aucune déformation et sans aucune douleur, on peut se contenter de l'expectation dans le repos approprié ; — mais, dès que survient une douleur, l'indication existe ; il y a lieu de manœuvrer la réduction.

M. le docteur Joseph Ménard, de Matignon (Côtes-du-Nord), est arrivé aux mêmes conclusions. Depuis douze ans qu'il exerce, il a « observé une dizaine de cas de fractures indirectes des régions dorsale et dorso-lombaire, toutes par chute du haut d'un arbre ou d'une fenêtre ; la dernière seule provenait de la chute d'un homme debout sur une muraille et tombant sur le dos. Dans ces derniers mois, il s'en est rencontré une série de quatre cas, tous terminés par la guérison complète, avec très peu de saillie de l'apophyse épineuse. Le traitement employé confirma toujours les mêmes principes. Dès qu'il y a quelques signes de lésion de la moelle, M. J. Ménard cherche à réduire la fracture par quelques tractions modérées ; puis il immobilise le tronc du blessé. » *(Correspondance personnelle).*

Les guérisons obtenues sont les justifications les meilleures pour pratiquer la réduction : les manœuvres ainsi faites soulagent le blessé ; et les douleurs reparaissent lorsqu'on cesse les tractions ; c'est donc l'explication par les faits ; c'est l'application la moins contestable du vieil adage : *naturam morborum ostendunt curationes.* Pourquoi pratiquer les manœuvres de réduction ? Parce qu'elles soulagent le blessé, alors même qu'elles ne le guérissent pas d'emblée.

§ III. — **Procédés de réduction.**

On connait le précepte de Desault : réduire les fractures du rachis quand elles s'accompagnent de déplacements marqués et de phénomènes médullaires graves. — Mais, MM. Forgue et Reclus l'ont objecté : « la difficulté est de mettre en pratique ce précepte ; les manœuvres sont difficiles » (1).

L'année précédente, M. A. Chipault l'avait déjà

(1) *Traité de thérapeutique chirurgicale,* 2e édition ; Paris, 1898 ; II, 101.

écrit ; l'immobilisation ne suffit pas pour faire le traitement des fractures de la colonne vertébrale. « Sauf, bien entendu, dans les cas où les symptômes fonctionnels sont très légers, et dans ceux où le shock est intense, il faut faire précéder cette immobilisation d'une intervention active. » Et il écarte la méthode de la réduction et opine pour une laminectomie faite largement (1). On en peut retenir l'insuffisance de l'immobilisation.

Simultanément, M. Kirmisson croyait pouvoir dire « qu'à l'heure actuelle, la réduction est généralement admise. Mais il existe, ajoute-t-il, deux procédés pour l'obtenir : ou bien on emploie l'extension continue, telle qu'elle a été conseillée par Malgaigne ; ou bien on pratique la réduction brusque » (2).

Le même auteur s'en rapporte à Legouest (3) ; et il se prononce en ajoutant : « cette dernière manière de faire mérite la préférence. » Le mot est malheureux, puisqu'il ne faut *jamais de brusquerie*. On commence avec précaution, comme pour tout acte chirurgical difficile ; on continue selon les circonstances ; on y ajoute de la vigueur quand il le faut, mais jamais de brusquerie. Le mot n'a été que trop répété : on ne le rencontre cependant pas comme un

(1) *Traité de chirurgie clinique et opératoire* dirigé par Le Dentu et Pierre Delbet; Paris, 1897: IV, 903.

(2) *Traité de chirurgie*, dirigé par Duplay et Reclus ; 2e édition ; Paris, 1897 ; III, 617.

(3) *Dictionnaire encyclopédique des Sciences médicales ;* art *rachis ;* 3e série. I, 451.

principe, ni comme une base nécessaire du procédé. Il est de ceux qui ont leur néfaste fortune.

S'il faut en croire MM. Forgue et Reclus (II, p. 101), « les premières observations de réduction immédiate ont été publiées par Tuson, en 1844. Chez un malade atteint de paraplégie sensitive et motrice et de priapisme, Tuson « fit fixer la tête et tirer graduellement sur les jambes ; le mouvement et la sensibilité reparurent ; le malade dit qu'il était guéri ; il leva les jambes et les agita en tous sens ; le priapisme cessa ». — Parise (1) fut le premier, en France, à réduire une fracture rachidienne. « Le blessé fut placé sur le ventre ; quatre aides vigoureux pratiquèrent l'extension, en tirant : les uns sur les malléoles, les autres sur les condyles du fémur ; d'autres aides firent en même temps la contre-extension, en soutenant le blessé par les aisselles ». Trois reprises de traction vigoureuse furent faites ; et, comme il n'obtenait point la réduction, même en appuyant sur la saillie avec l'éminence thénar de sa main droite, Parise monta sur le lit, poussa la saillie avec le genou droit, pesant ainsi de tout son corps, en même temps que l'on continuait l'extension et la contre-extension. La réduction fut obtenue. Les tractions avaient duré environ quinze minutes. Le

(1) *Gazette des hôpitaux de Paris*, 1873, p. 346. C'est l'article antérieurement publié par le *Bulletin médical du Nord*, février 1873, publié par la *Société centrale de médecine du département du Nord;* Lille, 1873, p. 61.

blessé fut retourné avec précaution, en le maintenant par les épaules et les côtés du bassin. On put constater que la paraplégie avait complètement disparu. — Le succès seul légitime une pareille violence, ajoutent MM. Forgue et Reclus.

Non, il n'en est pas ainsi, parce qu'une aventure n'est jamais licite ; mais la valeur pénible et incertaine du moyen employé se trouve en rapport avec une situation presque désespérée, et surtout avec l'intensité des douleurs qui inspiraient au blessé les sollicitations les plus pressantes.

La légitimité du traitement se trouve dans la gravité du traumatisme et dans l'inanité des autres modes connus. — Sans doute, le succès est venu justifier heureusement l'audace du chirurgien ; mais cette audace n'en aurait pas été moins légitime, si ces efforts s'étaient arrêtés à une catastrophe, ou même à un état stationnaire.

OBSERVATION XII. *Fracture de la colonne vertébrale. Réduction des fragments déplacés; retour immédiat de la sensibilité et de la mobilité; guérison.* — F. GUERMONPREZ, alors chef de clinique chirurgicale. — César T., âgé de 31 ans, peintre en bâtiments, est apporté à l'hôpital Saint-Sauveur de Lille, le 30 décembre 1872, à huit heures du matin, et couché à la salle Saint-Charles, n° 2; service de la clinique chirurgicale. Cet homme manœuvrait une très grande échelle sur le bord d'une plombière élevée de quatre mètres au-dessus du sol. Un second ouvrier devait retenir l'extrémité supérieure de l'échelle, jusqu'à ce que celle-ci put être soutenue par un troisième qui se trouvait à terre. Il arriva que, en même temps que l'échelle glissait vers le bord de la plombière, le second ouvrier la lâcha avant qu'elle put être soutenue par celui qui était à terre. L'homme qui voulut arrêter l'échelle tomba de quatre mètres de hauteur, et la violence de sa chute fut encore augmentée par la vitesse acquise de l'échelle très lourde, qui glissait depuis un moment et à laquelle il avait voulu s'accrocher. Il se trouva renversé, dans la position du décubitus dorsal, sur le pavé. Il perdit aussitôt connaissance et ne revint à lui que quand il fut arrivé à l'hôpital, quarante-cinq minutes plus tard.

M. Parise le vit aussitôt. Il avait :

1° Une entorse aux deux articulations du premier métacarpien de la main droite. Cette lésion, peu importante, guérit en douze ou quinze jours (Applications de compresses imbibées d'eau-de-vie camphrée, maintenues par une bande assez serrée).

2° On trouvait une saillie longue de quatre travers de doigts, correspondant à la douzième vertèbre dorsale et à la première lombaire, et peut-être aussi à l'une des vertèbres voisines, saillie de 3 centimètres environ à son point maximum, sans changement de couleur à la peau, sans chaleur, mais un peu douloureuse et très sensible. — Les mouvements de toute la moitié inférieure du corps étaient complètement supprimés. L'anesthésie y était parfaite, sauf vers la région externe et supérieure de la cuisse. Les mouvements réflexes provoqués par le chatouillement et la compression du pied, ne se manifestaient que dans les muscles du pied; rien ne se produisait dans la région antérieure de la cuisse, comme dans le cas de compression à la hauteur de la cinquième dorsale que nous avons observé il y a quelques mois. — Quant à la miction et à la défécation, elles étaient abolies. Il y avait enfin un léger état d'érection. — Cet ensemble symptomatique indiquait bien une compression de la moelle, produite, soit par une luxation des vertèbres, soit par une fracture de ces os avec déplacement des fragments.

Parise résolut de tenter immédiatement la réduction des os luxés, ou des fragments des os fracturés.

Le blessé fut placé sur le ventre ; quatre aides vigoureux

pratiquèrent l'extension en tirant les uns sur les malléoles, les autres sur les condyles du fémur. D'autres aides firent la contre-extension en maintenant solidement le blessé par les aisselles. Le chirurgien suivait et guidait avec les mains la réduction de la tumeur dorso-lombaire. — La première traction fut conduite aussi énergiquement que possible par les aides pendant cinq minutes, et amena un commencement de réduction. — De nouvelles tractions furent alors recommencées, et Parise aida en appuyant de toute sa force sur la tumeur avec l'éminence thénar de sa main droite. La réduction fut ainsi plus avancée, mais encore incomplète. — Une troisième fois, les tractions furent renouvelées, et cette fois Parise, monté sur le lit, poussa la tumeur avec le genou droit, pesant ainsi de tout son corps, en même temps que l'on continuait l'extension et la contre-extension. La tumeur fut ainsi complètement réduite. — Les tractions avaient duré environ quinze minutes.

Le malade fut alors retourné avec précaution, en le maintenant par les épaules et les côtés du bassin.

On put ensuite constater que la paraplégie complète, qu'il présentait un quart d'heure auparavant, avait complètement disparu. Il avait recouvré la sensibilité dans les membres inférieurs ; et tous les mouvements étaient redevenus aussi libres qu'avant l'accident.

Un spasme du col de la vessie retarda le retour de la miction spontanée jusqu'au quatrième jour après l'accident.

Quant à la défécation, elle fut (au dire du malade) libre aussitôt après la réduction ; mais une heureuse constipation retarda la première selle jusqu'au dixième jour ; le malade put rester ainsi dix jours dans une immobilité absolue.

A part une très légère cystite, due sans doute au cathétérisme, auquel on dut avoir recours, aucun accident n'est venu compliquer la guérison.

Le seul traitement suivi est l'immobilité absolu du tronc.

11 février 1873. — Le malade est toujours dans l'immobilité.

Il va parfaitement. Toutes les fonctions s'exécutent à merveille. La motilité et la sensibilité sont parfaites. Il y a au niveau de la lésion une légère saillie correspondant à la hauteur de deux vertèbres.

1er Mars — Après soixante-trois jours d'immobilité absolue dans le décubitus dorsal, on permet au malade de se lever et de se remuer dans son lit. La station verticale du tronc, dont il a depuis si longtemps perdu l'habitude, lui occasionne de la pâleur de la face et une sorte d'anémie cérébrale, qui se traduit par des vertiges, des éblouissements. Le malade se tient debout et fait quelques pas dans la salle.

La motilité et la sensibilité sont complètes.

Cette observation est des plus curieuses. L'on a bien rarement vu, je crois, — si même on l'a déjà vu — cette manœuvre hardie de la réduction de fragments vertébraux déplacés, être suivie d'un retour immédiat des fonctions de la moelle et d'une guérison définitive aussi parfaite.

Ce fait est extrêmement encourageant. En présence d'une fracture du rachis avec déplacement appréciable des fragments et paraplégie complète, — lésion qui, par elle-même, doit amener la mort du blessé, — on sera, je pense, en droit de tenter la réduction, puisque l'on aura ainsi la chance de guérir radicalement un malade aussi compromis, sans courir grands risques d'augmenter la gravité de son état (1).

(1) *Bulletin médical du Nord de la France*, Lille, février 1873. *Gazette des Hôpitaux de Paris*, même année. Cette observation a été résumée par un certain nombre d'auteurs ; mais il n'est pas sans intérêt de la relire *in extenso*.

En Allemagne, M. H. Helferich (de Greifswald) s'exprime ainsi sur la réduction des fractures de la colonne vertébrale ; il donne la question pour récente : « On a recommandé, dit-il, de chercher à obtenir la réduction forcée par la traction sur les deux extrémités de la colonne et des pressions directes sur le point fracturé, sous le chloroforme, dans tous les cas de fractures par compression avec cyphose traumatique considérable. (Méthode de Füller, décrite par Poller dans les *Archives für clin. chirurgie;* Bd. 54, § 289) (1). » M. H. Helferich n'est pas partisan de cette méthode; il préfère celle de l'extension continue ; ...et il a raison, puisqu'il envisage la méthode comme une sorte de violence, laquelle impose la chloroformisation comme une nécessité. — Il ne s'agit pas plus de réduction forcée que de manœuvres brusque. On ne dira jamais trop qu'il est nécessaire de réserver la vigueur d'un procédé de force pour les cas où les circonstances l'imposent ; cela ne fait nullement partie intégrante de la méthode.

Tout d'abord l'anesthésie locale, par l'injection intra-rachidienne de cocaïne, paraît devoir être écartée. Même dans les cas où la région est d'appa-

(1) *Atlas-manuel des fractures et luxations;* 2me édition française, par M. Paul Delbet; Paris, 1901 ; p. 132. On le remarquera, la méthode attribuée à l'auteur allemand ne diffère pas notablement de celle qui appartient au chirurgien français. On établira la propriété lorsqu'on fera connaître la date de la publication de Füller ; l'autre est connue.

rence saine, cette façon de procéder a produit des accidents, trop nombreux et trop imprévus, pour entrer définitivement dans la pratique. En Allemagne, elle est abandonnée par ceux-là même, qui en ont les premiers préconisé l'emploi. — Dans le cas particulier des fractures de la colonne vertébrale, soit récentes, soit anciennes, il se peut que l'anesthésie ne supprime pas la totalité de la douleur et ne fasse que l'atténuer ; il est à prévoir surtout que l'élimination du chlorhydrate de l'alcaloïde ne peut se faire, ni aussi rapidement, ni aussi complètement que dans les conditions désormais bien connues par l'usage. Donc l'injection intra-rachidienne de cocaïne n'a pas sa place dans le traitement des fractures de la colonne vertébrale.

En 1892, M. Lherbier l'a écrit à ce propos : « le chloroforme pourra être employé si le patient souffre trop ou paraît trop indocile, afin d'éviter les dangers que pourraient apporter des mouvements trop brusques. Les cas où il a été employé ne présentent rien de particulier à noter ; et nous n'avons pas à envisager s'il serait dangereux dans la région cervicale où se trouvent des centres réflexes si importants. Dans la région dorsale et dorso-lombaire, où les muscles sont si puissants, le chloroforme facilitera la réduction, en amenant la résolution musculaire. »

Il n'est cependant, ni nécessaire, ni communément employé. On pourra d'ailleurs toujours se borner à une chloroformisation selon la manière dite « à la Reine ».

Parmi les procédés de réduction extemporanée, il ne faut pas ranger ce qu'a fait Cras (de Brest). On en trouvera le résumé mieux à sa place à propos d'extension continue. Il en est de même des récits de Malgaigne, de Gay, de Wood.

Vouloir cataloguer tous les procédés, ce serait supputer tout ce qui peut être improvisé par le chirurgien avec la collaboration de quelques aides de rencontre et dans des circonstances, qui sont toujours soumises aux surprises de l'imprévu. Et la littérature chirurgicale ne peut que passer sous silence des détails aussi nombreux.

La méthode, qui consiste à réduire par des tractions extemporaires, est, on l'a vu, de pratique très ancienne et même antique.

Pourtant, écrit M. Lherbier, on ne trouve de résultats que depuis peu de temps relativement. D'après Carafi, ce serait à Parise que serait due, en France, la première observation, et même la dernière, dans laquelle la méthode a été employée. C'est une erreur : des tentatives du même genre avaient été faites bien longtemps avant lui, ainsi qu'on peut le voir dans les nombreuses observations rapportées par M. Ménard.

Parise y a eu recours, non seulement une fois, mais plusieurs fois. Cependant, le succès ne l'a pas toujours également favorisé. MM. Dubar, Guermonprez, Folet y ont eu recours ; et, depuis Carafi, bien d'autres l'ont employé. Mais il est juste de reconnaître que c'est Parise qui a remis ces tentatives en honneur en France, et que l'observation que nous avons reproduite *in extenso* eut un grand retentissement dans le monde médical.

Les tractions peuvent être exercées à l'aide de lacs, comme autrefois le faisaient Hippocrate,

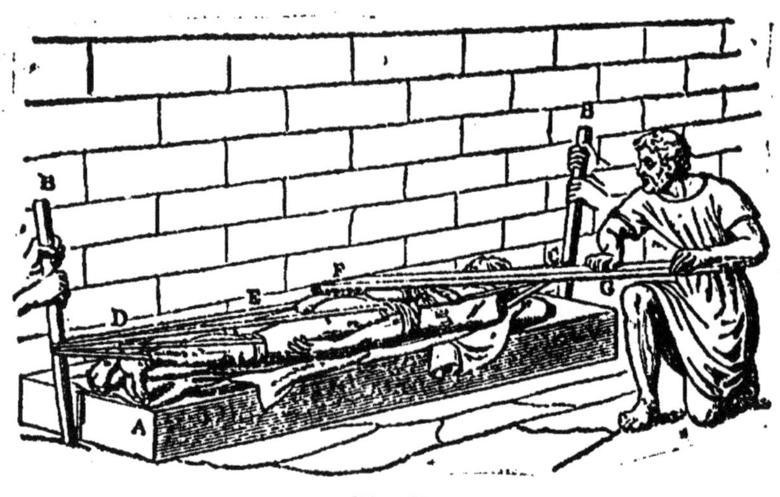

Fig. 27.

Ambroise Paré, ou à l'aide de mouffles, ou plus directement par des aides. Les tractions par des mouffles pourraient certainement être employées ; elles sont peut être plus régulières, plus uniformes que celles qui se font par des aides directement ; cependant, d'ordinaire, les aides suffisent ; ils sont même préférables. « Lorsqu'on a recours aux moufles, on ne s'arrête qu'au moment où apparaissent de vives douleurs au niveau du foyer de la fracture. Ces douleurs paraissent indiquer l'abandon par les fragments de leur position vicieuse... ; nous devons en faire mention, ne serait-ce que pour prévenir les chirurgiens contre des craintes chimériques, ayant été notées dans maintes circonstances » (Carafi).

« Les chirurgiens préfèrent les tractions faites par les aides. Quatre hommes vigoureux sont nécessaires. Le blessé est placé sur le ventre, avec toutes les précautions possibles. Deux aides prennent les membres inférieurs au-dessus des chevilles ; les deux autres saisissent les épaules, les aisselles, les bras. Le chirurgien dirige les tractions. Au besoin, il assure la coaptation par des pressions directes. — Les tractions doivent être douces d'abord, — et graduellement croissantes, — jusqu'à ce que les aides tirent de toutes leurs forces. — Elles ne devront pas être brusques, saccadées, intermittentes.

» Les tractions, quelque puissantes qu'elles soient, ne suffisent pas en général pour faire disparaître complètement la saillie vertébrale. On la voit devenir moins prononcée, s'allonger, comme un arc dont on éloigne les deux extrémités et dont le rayon de courbure augmente. Mais il reste parfois une saillie principale, formée par l'apophyse épineuse déplacée.

» Alors le chirurgien, pendant que les aides continuent à tirer de toutes leurs forces, appuie lui-même directement sur le sommet de la déformation, de manière à la refouler en avant, et avec elle le fragment inférieur de la vertèbre repoussé en arrière. Il appuie dessus, en la saisissant avec les doigts ; mais cela n'est pas suffisant encore, et il faut employer le poing lui-même ou la pression combinée des deux mains ; et, dans le cas d'échec, ne pas craindre de monter sur le lit et d'appuyer sur la gibbosité avec le genou, comme le fit Pariso avec succès.

» Si, pendant ce temps, les aides se fatiguent et tendent à tirer par saccades, il vaut mieux interrompre un instant les tractions et reprendre ensuite, toujours lentement et graduellement, jusqu'au maximum de tension possible.

» Il est rare qu'on ne réussisse pas, par ces moyens, après deux ou trois tentatives plus ou moins fatigantes ; il ne faut pas se décourager trop vite ; la saillie s'efface lentement : on sent très nettement les progrès de la réduction et de la coaptation des fragments.

» Pendant les manœuvres, il faut éviter avec le plus grand soin tout mouvement de torsion de la colonne vertébrale. — Cependant, dans certaines circonstances, quand on aura plutôt affaire à une luxation qu'à une fracture proprement dite, (c'est-à-dire quand les apophyses articulaires inférieures de la vertèbre supérieure seront arc-boutées contre le bord des apophyses articulaires supérieures de la vertèbre fracturée), il serait impossible de réussir la coaptation des fragments sans commencer par un léger mouvement de flexion. Il est indiqué, dans ce cas, de fléchir la colonne vertébrale d'abord, mais avec beaucoup de précautions, car ce mouvement augmente le déplacement antérieur; puis, quand on juge que les apophyses articulaires ne sont plus accrochées, on peut faire étendre le rachis et commencer les tractions » (H. Lherbier).

En 1892, M. H. Lherbier écrivait dans les termes ci-dessus ce qu'était la pratique de M. Guermonprez à la Maison de Secours de Lille.

Depuis cette époque, le chirurgien lillois s'est adonné personnellement à la pratique du massage; et il a été amené à modifier plusieurs détails, dont il est bon d'apprécier la valeur, puisqu'ils diminuent la douleur, augmentent les renseignements de nature à se rapprocher du diagnostic anatomique et diminuent d'autant le reproche, tant de fois renouvelé, contre les tractions extemporanées, pour réduire une fracture du rachis. Lorsqu'il pratique lui-même le massage, le chirurgien perçoit la sensation des changements qui s'accomplissent dans le foyer de fracture; il les apprécie et il dirige les manœuvres des aides, au lieu de tout abandonner à l'aveugle. — Voici les détails que nous avons vus et auxquels nous avons collaboré.

Après avoir établi le siège de la fracture rachidienne, on remarque que le segment inférieur du tronc a une tendance à se reporter dans son ensemble plus en arrière que le segment supérieur. On se met en devoir de tenter la manœuvre hippocratique de réduction ; dans ce but, l'extension est faite par un seul aide qui tient simultanément les deux cous-de-pied, tandis que la contre-extension est soutenue par un autre qui saisit les apophyses mastoïdes, en interposant une compresse entre ses propres téguments et ceux du blessé.

Les efforts sont conduits de part et d'autre avec lenteur et sans discontinuer ; ils ont pour premier résultat de restituer partiellement les courbures régulières du rachis, mais il n'en résulte guère d'atténuation de la cyphose dorso-lombaire. — A ce moment, le chirurgien pratique lui-même une friction longitudinale et à deux mains, sur les deux gouttières vertébrales.

C'est d'abord une série de mouvements, qui agissent sur la peau et le tissu sous-cutané dont il ne discerne aucune modification ; ce sont ensuite des poussées plus profondes, qui intéressent les muscles long-dorsal et sacro-lombaire : là sont perçues deux sensations distinctes : l'une qui dissémine des caillots dans les couches intermusculaires ; l'autre, qui rencontre la consistance quelque peu indurée des muscles et de leurs insertions.

Sans discontinuer, la friction est menée de plus en plus profondément et de plus en plus près de l'axe du corps ; à plusieurs reprises, survient la sensation de quelques ressauts et de plusieurs claquements, tantôt au niveau des lames vertébrales, tantôt plus profondément par déplacement de quelques fragments qu'il est impossible de préciser. — Nous sommes admis à participer personnellement à cette manœuvre, que le blessé supporte presque sans réflexion ; il affirme que l'extension et la contre-extension lui donnent une sensation de soulagement et qu'il se rend compte d'une sorte d'amélioration réalisée par la friction dorso-lombaire.

L'inspection, renouvelée à ce moment, permet de se rendre compte du résultat obtenu ; il n'y a plus de cyphose, ni de mobilité anormale des trois apophyses épineuses.

Malheureusement, dès qu'on relâche l'extension et la contre-extension, on voit se reproduire partiellement une déformation, qui n'est plus une vraie cyphose, mais plutôt un glissement en arrière de l'ensemble du segment supérieur du rachis. Malgré cette déception, les manœuvres d'extension et de contre-extension sont reprises au moyen des cinq aides, et le blessé est replacé dans le décubitus dorsal. — Toutefois, un coussin peu épais, mais d'une certaine dureté, est étalé sous la région lombo-sacrée, dans le but de soutenir le segment inférieur et d'obvier quelque peu à son glissement.

Le blessé se sent soulagé ; et il montre presque aussitôt qu'il peut moins difficilement mouvoir les divers segments de ses membres inférieurs.

Pendant les trois jours suivants, le maçon, opéré de réduction, demeure endolori ; il n'a vraiment pas besoin de la gouttière de Bonnet, qui avait été tenue disponible pour le cas où on aurait vu surgir une indication intercurrente ; il est lui-même attentif à ne pas imprimer le moindre mouvement à son tronc ; et il fait appel à son entourage en vue d'épargner l'ampleur des mouvements de ses membres supérieurs.

Le cinquième jour, à la visite du matin, M. Guermonprez remarque une augmentation de la déformation, lorsqu'il passe la main sous le rachis.

Le blessé est retourné comme la première fois, pendant des efforts d'extension et de contre-extension. — Dès qu'il est installé dans le décubitus ventral avec la tête légèrement tournée de côté, on renouvelle les manœuvres d'extension et aussi la friction dorsale. — Celle-ci permet d'apprécier qu'il n'y a presque plus d'induration des couches musculaires ; mais elle indique d'autant mieux la persistance du chevauchement par glissement du segment inférieur en arrière. M. Guermonprez nous confie le soin de continuer la friction des masses musculaires dorso-lombaires, en évitant toute violence ; lui-même remplace l'aide chargé de l'extension sur les deux pieds.

Profitant d'un instant où le blessé abandonne tous ses muscles à un relâchement complet, il fait à l'aide qui maintient les apophyses mastoïdes le signe convenu pour opposer la plus grande résistance ; et, brusquement, il imprime une secousse nette et forte, selon l'axe du rachis ; un ressaut survient ; et nous sentons la réduction complètement obtenue sous nos mains. Certe fois encore, la conservation du résultat n'est que partiellement maintenue. Le maçon est replacé dans le décubitus dorsal avec les mêmes précautions, mais avec moins de difficultés que la première fois.

Le dizième jour, les mêmes manœuvres sont renouvelées, en commençant par la friction et en terminant par une secousse imprimée selon l'axe du tronc; celle-ci est moins forte que celle du cinquième jour; elle réalise d'emblée la reduction, laquelle est maintenue alors même qu'on cesse complètement l'extension et la contre-extension.

M. Guermonprez est tellement éloigné de la brusquerie, qu'il ne considère plus les tractions comme l'élément principal des manœuvres de réduction : c'est au massage qu'il attribue la possibilité de supprimer le geste si hardi, qui effectue la coaptation au moyen d'une pression directe, soit par le poing, soit par le genou. Il fait exécuter les tractions, comme autrefois; mais, depuis qu'il y ajoute un massage personnel et très étudié (1), il n'est plus amené à terminer la réduction par quelqu'un des coups de force, qui avaient été nécessaires autrefois.

Le massage, qui fournit un pareil appoint, n'est malheureusement pas restreint à une formule simple, ni à une recette facile. Il faudra encore longtemps avant qu'on cesse d'entendre prescrire le

(1) Les linguistes prétendent que le mot massage dérive de l'arabe *mass*, presser doucement.... *doucement!*

massage, comme on prescrit une pilule ou un lavement : ce n'est ni aussi simple, ni aussi facile, ni aussi connu, ni même toujours anodin (1).

(1) M. J. Lucas-Championnière n'est pas de cet avis dans son livre sur le *Traitement des fractures par le massage et la mobilisation*. Pour lui « Si l'action du massage et son influence sur la nutrition des tissus a pu être et reste encore *mystérieuse*, sa pratique n'a rien que de simple et de facile. Tout en reconnaissant les qualités d'expériences et de tact de certains spécialistes, je suis convaincu, dit-il, que les manœuvres dont je m'occupe sont accessibles à tous ceux qui voudront les pratiquer avec discrétion, avec patience et avec l'exactitude suffisante. J'ai même fait remarquer bien des fois que les manœuvres que je recommande étant plus douces, plus mesurées que celles qu'on est accoutumé de rechercher dans le massage en général, elles ont plus de chances d'être exécutées par un nouvel adepte docile que par un masseur expérimenté, plus soucieux de ne pas renoncer à ses habitudes. C'est la raison pour laquelle, sans doute, j'ai trouvé parmi les jeunes élèves une foule de collaborateurs précieux, que j'ai employés sans relâche pendant neuf années, et dont un grand nombre ont depuis appliqué mes principes pour leur compte au grand bénéfice de leurs clients, et ont trouvé, dans ces manœuvres bien suivies, de grands éléments de succès.

» C'est aussi la raison pour laquelle *je conseille au médecin de pratiquer d'abord lui-même le massage*. Puis, lorsqu'il a fait les premières séances, lorsqu'il a bien déterminé les nécessités du cas, il peut faire continuer ce massage par un aide expérimenté s'il en a un sous la main. Si cet aide n'existe pas pour lui, il peut en former un, temporairement en quelque sorte, avec n'importe quel sujet intelligent et dévoué pourvu qu'il soit docile. J'ai procédé de la sorte et fait procéder nombre de fois dans des cas, même difficiles, à la condition toutefois que la surveillance du malade ait été conservée bien complète par le médecin.

» La pratique du massage pour les fractures ne saurait être uniforme à cause de la grande variété des cas. Puis le massage ne doit pas être constitué seulement par les manœuvres de malaxation méthodique. Il comprend également l'ensemble des mouvements provoqués, qui ont, pour moi, d'abord précédé la pratique du massage et qui m'y ont conduit. Cette association intime constitue une des difficultés de la manœuvre ; et la mesure du mouvement demande beaucoup de tact et d'intelligence.

» Quelles que soient ces difficultés, il faut, par dessus tout et avant

On en trouve l'expression dans la thèse de M. Ad. Platel, « l'indication du massage est triple : — 1° étaler et refouler l'hématôme de bas en haut ; — 2° reconnaître la position des fragments de la fracture ; — 3° contribuer à sa réduction par coaptation » (1).

Virtuellement, les trois indications doivent être distinguées ; pratiquement elles sont confondues : les mêmes manœuvres les réalisent toutes à la fois.

Sans doute le massage n'est pas, pour la colonne vertébrale, assimilable à ce qu'il est pour les membres. On y trouve cependant des termes très utiles pour la comparaison ; mais c'est seulement dans les fractures juxta-articulaires et dans les intra-articulaires. Ce sont précisément les cas où le massage est le plus accrédité, tant pour diminuer les douleurs, que pour atténuer les athropathies secon-

toutes choses, insister sur ce fait que ces manœuvres devront toujours être douces et dirigées de telle sorte qu'elles amènent sans douleur la tolérance nécessaire.

» L'anesthésie de la région par le massage est une condition primordiale du succès ; et l'on peut affirmer que ceux, qui n'ont obtenu les résultats du massage qu'en provoquant des douleurs intempestives, n'ont pas connu la thérapeutique nécessaire.

» S'ils ont réussi malgré cela, c'est que la méthode est si efficace, qu'elle peut donner des succès même dans de mauvaises conditions. Mais on peut assurer alors qu'ils n'en ont pas tiré tout le bénéfice possible, et qu'ils se sont exposés inutilement à des accidents évitables, sans compter les douleurs qu'ils ne devaient pas au malade et que, par ignorance, ils lui ont infligées. » *Traitement des fractures par le massage et la mobilisation*, J. LUCAS-CHAMPIONNIÈRE, Paris, 1895 ; p. 64.

(1) Ad. PLATEL : *Une méthode de traitement des fractures* ; thèse Lille, 1900, pp. 68, 69.

daires et pour prévenir les ankyloses consécutives. Il est nécessaire de tenir compte des prescriptions des chirurgiens modernes dans ces conjonctures spéciales (1).

Pour les fractures de la colonne vertébrale, il ne peut être question de la compression caoutchoutée, dont on a pratiquement tiré parti dans le traitement des fractures des membres; mais, selon le mot de M. Platel, le traitement massothérapique répond mieux aux indications thérapeutiques; et, comme ailleurs, il sera utile d'en faire l'application aussi précoce que possible. « On conçoit, en effet, — c'est

(1) I. — *Fractures juxta-articulaires sans déplacement :* 1° Appliquer une bande élastique *peu serrée*, de l'extrémité vers la racine du membre ; 2° Enlever la bande élastique deux fois par jour et immerger le membre dans l'eau très chaude pendant 10 minutes (50 degrés). 3° Terminer par une séance de massage.

II. — *Fractures juxta-articulaires avec déplacement :* 1° Réduire comme pour le cas qui précède ; 2° Maintenir réduit avec des attelles de bois matelassées d'ouate et fixées avec quelques tours de bandes ; 3° Chaque jour, enlever l'appareil et faire une séance de massage et quelques mouvements, après avoir donné un bain local d'eau chaude (50 degrés) ; 4° Après huit ou quinze jours, supprimer les attelles ; et, dans l'intervalle des séances de massage, appliquer une bande de flanelle.

III. — *Fractures intra-articulaires :* 1° Faire disparaître l'hémarthrose par ponction articulaire, ou mieux par arthrotomie, suivie de compression avec la bande de flanelle ; 2° L'immobiliser dans un appareil plâtré, pendant huit ou quinze jours ; 3° Après ce temps, massage.

Quelle que soit la méthode employée, après consolidation de la fracture, on aura recours, contre les troubles trophiques et les raideurs articulaires, aux massages, douches sulfureuses, bains locaux d'eau très chaude, mouvements actifs et passifs. Cette partie du traitement est parfois fort longue. (De Rouville et Braquehaye. — *Consultations chirurgicales à l'usage des praticiens ;* Paris, 1901 ; p. 142).

M. Berne qui l'observe, — que, dans les premiers moments qui suivent l'accident, le sang étant plus fluide, sa résorption sera d'autant mieux facilitée, grâce aux pressions méthodiques, qui seront exercées en ce moment (1). »

M. Platel l'a écrit, « l'acte de la réduction est parfois pénible, toujours délicat, sinon difficile. On est quelquefois tenté de le simplifier d'une façon expéditive..... » Cependant M. E. Delorme l'a hautement dit devant la *Société de chirurgie de Paris*, « la recherche de la forme n'est pas plus aujourd'hui qu'autrefois, un but de minime importance, à dédaigner par le chirurgien ; elle n'est pas incompatible avec le maintien de la fonction du membre fracturé (on peut en dire autant de la colonne vertébrale fracturée). — Une fracture bien coaptée guérit plus vite et mieux qu'une fracture mal coaptée. — Si une constriction énergique et anémiante compromet la formation du cal, elle n'est pas non plus nécessaire pour obtenir un cal régulier. La recherche de la forme et de la longueur du membre doit être poursuivie chaque fois que la chose est possible (2). » Sans doute, on y arrive par le massage méthodique.

Cependant, lorsqu'on recherche simultanément la forme et la longueur du rachis, il faut faire comme pour les membres ; il faut appliquer une méthode

(1) Georges BERNE. — *Revue de thérapeutique médicale et chirurgicale*, Paris, 1897.

(2) Séance du 21 mars 1900. *Bulletins et mémoires de la Société de chirurgie de Paris*, p. 330.

complète. — Se borner aux massages, ou bien aux tractions, c'est insuffisant. — Il est nécessaire de combiner ces deux ressources; elles se complètent mutuellement.

M. Just Lucas-Championnière décrit, pour les fractures, les conditions diverses du massage et il range en première ligne le massage immédiat (1) : « C'est, dit-il, la manière la plus parfaite d'appliquer la méthode. C'est ainsi qu'on pratique le massage dans les fractures, qui sont susceptibles de peu de déplacement secondaire, ou dont le déplacement gêne peu les fonctions. Dans les mêmes fractures, lorsque la tendance au déplacement est trop grande, on fera un excellent massage, en massant le membre avant de le mettre dans l'appareil ». Cette pratique est tout aussi utile dans les fractures du rachis que dans celles des membres (2).

(1) « Les fractures du radius et du péroné sont les types les plus caractéristiques de ces fractures. Ce sont, d'une manière plus générale, celles qui occupent le voisinage des articulations. Presque toutes les fractures para-articulaires ont des formes très propres à ce traitement. Un des premiers résultats de mes recherches sur l'importance du mouvement pendant la réparation des fractures a été de me démontrer l'inutilité de l'immobilisation dans la plupart des fractures de cet ordre. Il était bien naturel de conclure que, si l'immobilisation ne leur était pas indispensable, le massage leur serait extrêmement utile et pourrait leur être appliqué d'emblée, soit dans les meilleures conditions. Aussi faut-il ajouter aux fractures du radius et du péroné les fractures partielles du coude, celles du col de l'humérus, certaines fractures des condyles du fémur, les fractures sus-malléolaires, lorsqu'elles n'ont pas de tendance au déplacement. C'est, en effet, cette tendance au déplacement, qui doit arrêter ou modérer pour toutes les manœuvres immédiates. » J. Lucas-Championnière.— *Traitement des fractures par le massage et la mobilisation ;* Paris, 1895, p. 66.

(2) « Elle est tout particulièrement bonne pour les fractures du

Pour apprécier l'utilité des manœuvres qui combinent le massage et les tractions, il convient de se reporter aux études antérieurement faites sur l'action physiologique du massage.

Mérat et Delens en ont écrit, en se rapportant aux pratiques orientales (1). « Il y a lieu de croire, enseignent-ils, que le massage agit surtout sur les muscles, et que les alternatives de pression et de dilatation, qu'il procure, doit les modifier, donner plus d'activité à leur circulation, plus d'énergie à leurs fibres, rendre leur action plus facile, et dissiper les embarras, les commencements d'infiltration, d'engorgement, qui pourraient s'y manifester. Les articulations doivent aussi recevoir des avantages des tiraillements qu'on leur fait éprouver; elles doivent acquérir plus de souplesse, plus de facilité de mouvement; leurs ligaments y gagnent une extension plus facile, la synovie plus de fluidité, etc.»

L'absorption de la synovie, ou du sang, épanchés dans les régions contuses, est lente à se faire, spécialement dans une région déclive, comme le sont le dos et les lombes, pendant la première période du traitement des fractures de la colonne vertébrale. —

poignet avec grande mobilité, pour les fractures sus-malléolaires. Je l'ai beaucoup appliquée aux cas de fracture de l'extrémité supérieure de l'humérus, où il existe une tendance au déplacement ; même dans les fractures les plus mobiles, celles de la partie moyenne de la jambe, même celles du fémur, on en obtient les meilleurs résultats. » (*Idem* p. 66.)

(1) F.-V. Mérat et A.-J. Delens. — *Dictionnaire universel de matière médicale et de thérapeutique générale;* Paris, 1832; IV, 249-250.

Il n'est donc pas prudent de tout attendre d'une évolution spontanée : des complications peuvent surgir ; et la lésion peut devenir incurable.

Pour contribuer au travail de résorption des liquides épanchés, il est logique de tenir compte des indications fournies par les expériences de Mosengeil. On injecte une solution d'encre de Chine dans les articulations coxo-fémorales d'un lapin : on fait le massage de l'une; on abandonne l'autre à l'évolution spontanée. Après le délai nécessaire, on constate les résultats obtenus : du côté qui a reçu le massage, la diffusion du liquide a été rapide ; il a été poussé dans les vaisseaux lymphatiques et jusque dans le tissu conjonctif de la cuisse ; sa direction va du centre articulaire à la périphérie de la région. La diffusion de l'encre de Chine sur une grande surface témoigne de l'efficacité du massage, qui hâte et facilite la résorption des liquides, même articulaires, tandis que, dans l'articulation témoin, la matière (*Scalpel ;* Liège, 1877, n° 2) est encore stagnante (1).

Ce qui se passe dans l'articulation coxofémorale permet de supputer ce qui doit se passer dans les articulations des zygapophyses des vertèbres, et, à plus forte raison, dans le tissu cellulaire très souple de toute la région rachidienne (2).

(1) Estradère, *Du massage ;* thèse Paris, 1867. — F. Bonvarlet, *Du massage et de la mobilisation dans le traitement des fractures des malléoles et du tarse ;* thèse Lille, 1897, p. 40. — Cf. Ad. Platel, *Une méthode de traitement des fractures ;* thèse Lille, 1900, p. 71.

(2) *Comment agit le massage ?*

On peut répondre sans hésiter, par la restauration de la circulation

Il n'est pas question d'opposer la clinique à la chirurgie expérimentale à propos du massage.

de retour, aussi bien dans les vaisseaux et espaces lymphatiques, que dans les vaisseaux sanguins.

Le mérite d'en avoir fourni la preuve directe, c'est-à-dire expérimentale, revient à M. Castex. (*Journal de médecine et de chirurgie pratiques.* Paris, 1892 ; art. 15.062 : p. 181.)

Les expériences de M. Castex, ont consisté à exercer des contusions sur des chiens, d'une manière symétrique et, autant que possible, avec la même intensité. La marche de l'animal était ensuite examinée et le côté qui paraissait le plus endommagé dans son fonctionnement était soumis au massage.

L'animal était enfin suivi très attentivement ; et on a pu constater que, dans les contusions simples, l'effet immédiat était de réduire les extravasations et de prévenir l'amyotrophie qui survient à la longue dans la partie contusionnée.

Dans les contusions articulaires, l'influence favorable est de toute évidence. Des deux épaules, celle, qui a subi les manipulations, se trouve préservée de toutes les conséquences fâcheuses de la contusion ; l'autre, au contraire, gonfle, devient douloureuse au toucher, et le membre correspondant ne peut porter l'animal. Même résultat lorsque la contusion s'accompagne de luxation ; et il est à remarquer que le résultat est d'autant meilleur que le massage est plus précoce. Il y a donc tout intérêt, dans les luxations, à commencer le massage le plus tôt possible.

Toutes les expériences confirment d'une façon très nette ce que la clinique a permis d'observer jusqu'ici ; mais, de plus, les autopsies ont permis à M. Castex d'arriver à des constatations qu'on n'avait point encore faites. Ces autopsies ont été faites tantôt peu de temps après le traumatisme, et on a pu reconnaître alors facilement par comparaison avec le côté non massé, la disparition de toutes les lésions grossières (épanchements sanguins, gonflements, etc...) ; tantôt, elles ont été faites plusieurs mois après ; et voici alors ce qu'on a observé par le microscope : Le muscle traumatisé et non massé présentait une sclérose diffuse avec hémorrhagie interstitielle et diverses lésions vasculaires et nerveuses. Au contraire, le muscle traumatisé, mais massé, présentait son histologie normale : c'était la *restitutio ad integrum.*

Les recherches expérimentales de M. Castex démontrent donc que le massage agit en détergeant les parties des matériaux nuisibles, que le traumatisme y a versés, en rendant ces parties à leur état

A défaut d'arguments spéciaux à la région des vertèbres, il y en a beaucoup d'autres. Les plus vulgarisés sont ceux qui se rapportent à l'articulation du

normal, et en prévenant de la sorte le processus de sclérose qui en serait résulté.

Léonardon-Lapervenche cite trois observations avec autopsies ; les blessés ont succombé à la violence du traumatisme, ou à des accidents consécutifs. Quelques séances de massage avaient été effectuées. Chez aucun, il ne restait de sang véritablement collecté en hématôme ; il n'y avait pas de caillot dans, ni autour, des articulations ; le sang a été trouvé répandu dans les mailles du tissu cellulaire. (*Des fractures juxta-articulaires et de leur traitement par le massage ;* thèse, Paris, 1888).

Le massage est donc un facteur important de la désassimilation ; il commence l'élimination des produits, qui ont arrêté la nutrition normale dans le milieu traumatisé ; il restitue par conséquent la possibilité du retour de la fonction du membre en cause.

Le massage, en dissociant les hématômes primitifs, les exsudats secondaires et les infiltrations tardives, contribue à leur absorption par les voies lymphatiques et conduit à leur élimination par les émonctoires habituels.

En désobstruant le tissu cellulaire intermusculaire, il modifie la circulation périphérique et secondairement celle du muscle lui-même. Les muscles massés gardent, et parfois récupèrent, leurs proportions normales. La récidive de l'altération du muscle est commune ; on y pourvoit par un massage renouvelé, qui est plus efficace que le précédent ; le blessé s'en rend compte et c'est lui qui parfois retarde sa guérison par des sollicitations d'un indiscret empressement.

Sur les téguments, les frictions activent l'afflux du sang, favorisent les phénomènes d'osmose et facilitent les fonctions d'excrétion et de sécrétion de la peau. Sur les articulations et autour d'elles, ces manœuvres accélèrent la résorption des hydrohémarthroses et assouplissent les ligaments et même les portions accessibles des fibro-cartilages interarticulaires.

Dès le début, le massage est utile, non seulement sur le foyer de la fracture, mais même sur le reste du membre blessé ; il préserve des atrophies musculaires ; il restreint les arthropathies, régularise les fonctions de nutrition et prévient la thrombose et l'embolie, signalées par Velpeau et décrites par Azam pour des fractures qui n'ont pas été soumises au moindre massage. (Ad. Platel ; *Une méthode de traitement des fractures ;* thèse de Lille ; 1900, pp. 90-93.)

cou-de-pied. M. F. Bonvarlot a résumé les principaux résultats acquis :

1° On sait que dans l'entorse, sous l'influence du massage, les douleurs s'amendent rapidement ; et les blessés marchent sans difficulté peu de temps après l'accident. Le résultat est le même, quand l'entorse est compliquée de fracture. La douleur est très vive après les fractures qui siègent au voisinage des articulations ; on l'attribue, en principal, à l'entorse concomitante. M. Georges Berne est très explicite (1) : « Alors même que l'entorse n'existerait pas, l'augmentation de la pression intra-articulaire, produite par l'épanchement, suffirait à expliquer la douleur. En général, après quatre ou cinq séances de massage, la douleur disparait complètement ; et les mouvements imprimés à l'articulation sont beaucoup moins pénibles. »

2° A côté de ce premier effet, disparition de la douleur, il y en a un autre concomitant : c'est la résorption rapide de l'épanchement, fait déjà démontré par les expériences de Mosengeil et par l'anatomie pathologique. En même temps que le gonflement disparaît, on voit l'ecchymose remonter, parfois très haut, et toujours avec une grande rapidité.

3° L'atrophie musculaire n'existe pas après le traitement par le massage ; ou bien elle est moins considérable qu'après le traitement par l'immobilisation continue. — Pendant la consolidation de l'os

(1) *Revue générale de clinique et de thérapeutique* ; Paris, 1897.

fracturé, le muscle ne reste pas inactif ; grâce au massage, aidé de la mobilisation (si minime qu'elle soit), la circulation intra-rachidienne demeure du type normal ; ses éléments ont moins de tendance à dégénérer ; il n'y a pas d'atrophie musculaire de la région.

4° Les raideurs articulaires sont plus sûrement évitées par le massage que par les autres moyens thérapeutiques. Même chez les blessés avancés en âge, les mouvements redeviennent complets, aussitôt que la fracture est consolidée.

5° La durée de la cure complète de la fracture se trouve abrégée par ce mode de traitement. La consolidation du cal n'est pas plus prompte ; mais, aussitôt celle-ci acquise, les articulations et le système musculaire (qui ont été sauvegardés par le massage), peuvent fonctionner sans qu'on doive, comme après le traitement ordinaire, soumettre le blessé à un long traitement consécutif, par les mouvements provoqués, les frictions, les douches, les bains sulfureux, etc.

Enfin, M. Georges Berne signale l'absence complète de troubles trophiques du côté de la peau, qui, grâce aux manipulations thérapeutiques, est restée dans d'excellentes conditions. Il en est de même des vaisseaux, qui ne présentent pas d'altérations : ainsi se trouvent évités les accidents signalés par Velpeau et décrits par Azam, la thrombose et l'embolie. — L'énumération ainsi faite, et tant de fois répétée, dans les mêmes termes, où dans d'autres similaires, devient une sorte d'apologie de la masso-thérapie. C'est un étrange contraste pour ceux qui ont entendu incriminer si bruyamment la méthode et la rendre responsable de tous les insuccès.

La massothérapie ne mérite cependant (1), ni cet excès d'honneur, ni cet indignité. — C'est un mode de thérapeutique, soumis, comme tous les autres, aux règles scientifiques, sur les bases de l'expérience et de l'observation. — Il est également subordonné aux limites formelles des indications et des contre-indications.

Sans doute, il n'est pas facile, ni expéditif, de pratiquer le massage correctement. (2)

C'est particulièrement difficile, lorsque la séance du massage est combinée avec des tractions pratiquées par deux ou quatre aides, et pendant que le blessé, couché sur le ventre, exprime péniblement les sensations variées de ses douleurs successives, puis le soulagement, que lui donnent ceux, qui se fatiguent davantage, à mesure qu'ils tirent plus longtemps.

Les chirurgiens, qui, comme M. E. Delorme, se sont placés au-dessus des préjugés d'une opinion encore régnante, ont eu l'énergie de pratiquer par eux-mêmes toute la méthode, ceux là ont senti

(1) O. Larger. *Congrès français de chirurgie.* Paris 1896, p. 728.
(2) A. Platel. — *Une méthode, etc.* Lille, 1900, p. 62.

l'action personnelle et joui de l'efficacité réelle de l'intervention du chirurgien. (1)

« Seul, en effet, le chirurgien peut apprécier l'opportunité de telle ou telle manœuvre, fondée sur le plus ou moins de réaction des tissus. » C'est M. Georges Berne, qui l'ajoute (2) ; et il n'éxagère pas ; car c'est au chirurgien seul, qu'il appartient de se prononcer sur la question primordiale, celle des indications et des contre-indications.

» En conséquence, écrit M. Benoit Lebœuf, les chirurgiens, qui jugent mal ces pratiques du massage, subissent, pour la plupart, les conséquences

(1) A. Platel. — *Ibidem*, p. 65.

(2) Georges Berne. — Traitement massothérapique des fractures du péroné. *Revue de thérapeutique médico-chirurgicale*. Paris, 15 janvier 1897, p. 36.

Ce n'est pas lui, qui présente la massothérapie comme une méthode relativement élémentaire. « Je ne dirai pas qu'il faille une éducation spéciale, écrit un autre auteur ; mais il y a certainement un tour de main à acquérir ; et il faut, pour cela, un certain temps : c'est en massant, qu'on apprend à masser. » (*Thèse de Lille*, 1887.)

Au temps d'Hippocrate, ce n'était pas vite appris ; le stage pouvait paraître long ; mais il ne se bornait pas à une présence aussi virtuelle que la collaboration par les regards et par l'audition. « *Les jeunes médecins recevaient, à cet égard, une éducation* ; leurs corps étaient façonnés aux attitudes régulières ; leurs mains aux mouvements réglés ; et cette gymnastique chirurgicale, si *nécessaire* pour que toutes les opérations soient exécutées avec une précision, qui, d'apprise, devient pour ainsi dire instinctive, était, sans doute, comme plusieurs autres gymnastiques, plus exacte alors, qu'elle ne l'est aujourd'hui pour nos élève. » (*Œuvres complètes d'Hippocrate* ; traduction d'E. Littré. Paris, 1841 ; III, 264, 265.)

Depuis l'époque où Littré a écrit ce passage de son argument, qui précède le livre sur l'*Officine du médecin*, soixante ans sont écoulés ; et l'enseignement de la massothérapie ne s'est guère rapproché des exercices pratiques et professionnels, tels qu'ils étaient organisés aux temps hippocratiques.

du dédain qu'ils affectent, en confiant des soins tenus pour secondaires à des mains dénuées de valeur scientifique » (1).

Il semble que le nombre diminue de ceux qui persistent à se désintéresser de la massothérapie. On parait reprendre pour les modernes le précepte connu pendant l'antiquité : « Le médecin doit posséder l'expérience de beaucoup de choses et, entre autres celle du massage » (2).

Les procédés sont donc variés pour obtenir la réduction des fractures de la colonne vertébrale : ils forment une combinaison de plusieurs moyens : 1° l'extension ; 2° la contre-extension ; 3° au besoin, la coaptation par impulsion directe ; 4° le massage. Tous ces moyens peuvent être simultanément mis en usage pendant le décubitus ventral du blessé.

Il vaut mieux se borner aux manœuvres temporaires, même renouvelées, que poursuivre le but chimérique d'une réduction dite forcée.

§ IV. — Date de la réduction.

Théoriquement, c'est le plus tôt possible, qu'il faut réduire le déplacement de la fracture. On l'a vu

(1) Benoît Lebœuf. — *Contribution à l'étude des indications thérapeutique et du traitement des fractures de la diaphyse du fémur* ; thèse de Paris, 1892.

(2) Hippocrate. — *Traité des articulations.* Dans les *Œuvres complètes;* traduction d'E. Littré ; Paris, 1844 ; IV.

maintes fois, les sollicitations du blessé provoquent cet empressement.

En pratique, il n'en est plus de même. Il faut d'abord réaliser la possibilité d'y parvenir, c'est-à-dire avoir le personnel et le matériel indispensables. — Il faut ensuite avoir l'espérance de ne pas nuire au blessé. Ce second précepte importe pour éviter qu'on impute à la méthode, ce qui incombe à l'empressement inconsidéré de celui qui en fait l'application. Et il ne suffit pas de faire la part de l'inconnu; il convient aussi de tenir compte des difficultés avérées de tout ce qui se rapporte aux traumatismes rachidiens, spécialement chez les blessés d'un âge avancé. Pour éviter les longueurs, il suffit de retenir ce précepte assez simple : ne pas s'aventurer parmi les difficultés d'une entreprise de réduction, avant d'avoir réuni les conditions rationnelles qui permettent le succès.

C'est encore plus nécessaire, lorsque l'indication de réduire ne survient qu'à une époque plus ou moins tardive. On connait la formule de MM. Forgue et Reclus : « Après un coup sur le rachis, une chûte sur le sommet de la tête, sur les talons ou sur le siège, un segment de la colonne vertébrale est particulièrement doulourenx ; le chirurgien soupçonne une fracture..... ; les phénomènes de paralysie manquent au moment de l'accident et dans les jours qui suivent..... ; la conduite est toute tracée ; y eût-il de la mobilité et de la crépitation, au niveau des lames, c'est simplement, qu'il faut traiter ces cas simples, puisque la moelle ne traduit aucune offense : on couchera le blessé dans l'horizontalité parfaite, sans traversin, sur un matelas ne se creusant pas sous le poids du corps. Il suffit que la série des corps vertébraux repose régulièrement sur un plan correct (1) ». Mais il s'en faut que cette règle soit sans exception. Il existe des indications tardives; on le verra plus loin.

Cependant, les mêmes auteurs insistent sur la date hâtive de l'intervention. Quand il existe un déplacement osseux notable, ils n'admettent pas qu'on reste spectateur impuissant d'une mort progressive. « Dans les premières heures, ce n'est encore que de la compression (de la moelle épinière), accident curable et corrigible. Si, comme l'observe Burrell (2), on attend trente-six à quarante-huit heures, un véritable ramollissement ulcéreux se sera produit aux points comprimés : lésion irrémédiable ou difficilement réparable. Et les recherches plus récentes ont confirmé la précocité de ces lésions traumatiques et trophiques de la moelle. Il est illogique, d'après eux, d'arguer de la curabilité de certaines plaies de la moelle, guéries par régénération spontanée, et d'attendre cette réparation naturelle. Loin d'être une excuse à l'inaction, cette

(1) *Traité de thérapeutique chirurgicale;* 2me édition, Paris 1898, II, 99.

(2) *Boston medical and surgical journal*, 1887, CXVII, n° 9.

régénération possible est une invitation à agir vite et à libérer la moelle, avant qu'elle ait subi de trop graves lésions (1). »

Tout récemment encore, on en a eu la preuve à la *Société de chirurgie de Paris*. M. Monod a complété une communication, antérieurement faite, sur un cas de diastasis de la colonne vertébrale avec élongation de la moelle, suivie de paralysie immédiate et de mort prompte. L'étude anatomique de la moelle avait été réservée. Malheureusement, les liquides conservateurs n'ont pas suffisamment fixé les éléments de la partie lésée. On a ouvert la dure-mère ; on a constaté que la moelle n'avait pas été rompue ; mais que, sur une grande étendue, elle était comme dissociée, à tel point qu'elle s'est effritée en fragments multiples tombant au fond du vase où elle avait été placée : dans de semblables conditions, une étude histologique a été irréalisable (2).

Il n'est cependant pas possible de se borner à l'unique préoccupation de la compression de la moelle par la paroi squelettique du canal vertébral ; il ne faut pas supplanter un mode de compression de la moelle par la provocation d'une autre cause, qui serait même plus étendue en hauteur, et par conséquent plus rapide et plus grave.

On ne peut plus dire, comme au temps de Velpeau,

(1) *Boston medical*, etc. (101).

(2) *Bulletins et Mémoires de la Société de Chirurgie de Paris ;* Séance du 26 juin 1901 ; p. 770.

qu'il n'existe pas de troubles médullaires possibles au dessus du niveau d'un traumatisme vertébral.

Le diagnostic précis des traumatismes rachidiens doit compter avec les surprises des hémorrhagies secondaires et mêmes tardives. Il est sage d'en être prévenu pour bien apprécier la date de choix pour les manœuvres de réduction, pour la périodicité et pour la mesure des séances successives de massothérapie.

C'est à propos de fractures de la colonne vertébrale, mais dans une simple note, (3me édition ; Paris, 1901 ; pp. 926, 927), que M. Félix Lejars le rappelle, « l'épanchement sanguin intra-rachidien peut se manifester, comme dans le crâne, par des accidents retardés et progressifs.

« Un blessé, dont Sonnenburg rapporte l'histoire, était tombé sous son cheval : il se relève; il ne porte pas de plaie, n'a pas de paralysie. Le lendemain, les deux membres inférieurs sont totalement paralysés ; mais les réflexes au chatouillement de la plante existent encore ; les selles sont involontaires ; l'abdomen est très sensible. Le troisième jour, les reflexes sont en partie perdus. Le quatrième jour, il y a du météorisme ; le cinquième jour, de la paralysie des membres supérieurs. La mort survient au septième jour. A l'autopsie, on trouve un épanchement sanguin abondant entre le canal vertébral et la moelle » (1). — Il est facile de dire qu'on aurait pu faire une évacuation de l'hématôme après laminec-

(1) *Die Halswirbelbrüche, Deutsche Zeit für Chirurgie.* 1892. Bd. XXIV).

tomie : c'est une critique, dont la valeur ne dépasse pas la portée d'un diagnostic fait après coup.

Ce qu'il importe d'en retenir, c'est la valeur aléatoire, et même le danger possible, que présenterait la massothérapie dans de semblables conjonctures. Jusqu'à preuve du contraire, on peut tenir pour une contre-indication du massage l'hématorachis à forme progressive.

On peut réserver l'indication du massage pour la période, où l'épanchement sanguin du rachis est arrêté, sinon avec certitude, du moins avec probabilité. Le retard ainsi apporté n'est nullement incompatible avec une guérison réelle. On en jugera par le fait suivant.

Observation XIII *(personnelle)*. — Le 22 octobre 1896, le manœuvre Henri B..., âgé de 21 ans, tombe d'une hauteur de 8 mètres; on le transporte aussitôt à son domicile, à Lille, rue de la Justice. Son habitation, située dans une cour, est absolument dépourvue de ressources et dans un mauvais état d'entretien. Son entourage est dans un dénument et un désordre, qui ne sont diminués par le zèle et l'ingéniosité de qui que ce soit. Le jour même de l'accident, un médecin constate un hématôme et une douleur de la malléole externe du côté gauche. Puis le blessé attire l'attention sur une autre douleur vers la région lombaire; on l'explore : on ne trouve ni déformation, ni ecchymose, ni excoriation; on remarque bien une certaine sensibilité à la pression; mais on n'obtient pas d'autres renseignements et on n'observe ni paralysie ni anesthésie des membres inférieurs.

Pendant la nuit les douleurs deviennent très pénibles.

Le lendemain, deux médecins entendent qu'on attire leur attention sur des douleurs horribles vers l'hypogastre, douleurs irradiées vers la région lombaire. On fait la palpation, et on reconnaît la distension de la vessie; il faut interroger le blessé, peu intelligent, pour arriver à savoir que la miction n'a pas été pratiquée depuis l'accident. On fait le cathétérisme et on évacue un litre et demi d'urine. Il n'y a pas d'évacuations alvines (un purgatif).

24 octobre. — Il n'y a eu ni selle, ni évacuation spontanée des urines. On place une sonde à demeure.

26 octobre. — Le ventre est ballonné.

27 Octobre. — Le blessé insiste davantage sur les douleurs lombaires, elles sont exagérées par quelques secousses de toux. Bien que la situation ne soit pas devenue plus grave, on renouvelle l'exploration de la région; et on constate une cyphose par saillie des première et deuxième lombaires. On apprend, non sans étonnement, que le blessé a trouvé le moyen de quitter son lit et de se tenir sur son séant le 24. La situation s'est bien modifiée depuis lors ; il ne peut même plus remuer les membres sans être entravé par la douleur ; c'est pourquoi, ce cinquième jour, on se demande s'il ne s'agit pas d'une fracture rachidienne. En même temps, le blessé signale une autre douleur vers le pied ; on y perçoit, et on y constate une crépitation non douteuse.

28 Octobre. — M. Guermonprez examine le blessé pour la première fois, il constate :

1° Une fracture des première et deuxième lombaires avec un peu de cyphose, mais aussi avec paralysie de l'anus et de la vessie et avec parésie des deux membres inférieurs ;

2° Une fracture sus-malléolaire gauche externe. En raison du dénuement du blessé, on négocie son entrée à l'hôpital, en même temps qu'on informe l'autorité militaire au sujet d'une période d'appel qui était imminente.

Jusqu'au 10 janvier 1897, le manœuvre est soigné à l'hôpital de la Charité de Lille.

10 janvier. — Le blessé marche en se soutenant de deux béquilles ; il n'est guère amaigri ; mais il a de l'incontinence des matières fécales à l'état permanent et tout à fait inconscient : non seulement il n'en peut rien retenir, mais il n'a même pas la sensation de l'évacuation accomplie. La fonction urinaire est, elle aussi, profondément troublée : ce n'est pas de l'incontinence, mais il faut que l'évacuation suive immédiatement la sensation de besoin. A défaut de cet empressement, l'émission de l'urine se fait irrésistiblement sans que l'homme puisse la retenir. — Il y a encore de la douleur du cou-de-pied gauche; mais cette douleur n'a reparu que depuis le jour où l'homme recommence à marcher. L'anesthésie des membres inférieurs n'existe pas dans les portions terminales du pied ; elle paraît très localisée à la face postérieure des cuisses ou des fesses. — L'inspection du rachis démontre une déformation très importante, lorsque le blessé se tient debout ou assis. C'est une cyphose très marquée portant sur la XIIe dorsale, la Ire et la IIe lombaires; cette déformation s'atténue, mais ne disparaît pas complètement dans le décubitus ventral.

A défaut de renseignements de cet homme obstinément silencieux, un peu sourd, délaissé par les siens et peu favorisé au point de vue intellectuel, on s'efforce d'être renseigné par les signes physiques. La percussion de la région fracturée du rachis ne paraît pas pénible, ce qui donne à penser qu'il n'y a plus actuellement d'ostéite; à ce niveau, on retrouve les traces de deux applications de pointes de feu faites à l'hôpital; et on trouve une eschare d'environ deux centimètres de diamètre, située sur le côté droit de la portion la plus inférieure du sacrum. — Bien que la situation soit si fâcheuse, et malgré l'absence de bonne volonté du blessé et de son entourage, on fait une première tentative en vue d'appliquer un bandage du dos. Il n'est fait aucune compression dans l'enroulement des bandes de toile sèche. Il n'est employé d'autre attelle qu'une double lame de carton épais. On ne fait ni extension ni contre-extension. On évite toute fatigue, en donnant tous ces soins pendant le décubitus ventral. Le chirurgien, et les cinq aides qui s'y emploient, sont entravés par la répugnance qu'impose l'évacuation spontanée et incessante des matières stercorales, tandis qu'il faut tenir les portes bien closes dans cette saison de l'année, surtout pendant qu'on s'occupe de cet homme nu et incapable de se mouvoir.

Le lendemain 11 janvier, Henri B... est réformé par la commission spéciale de réforme siégeant à l'hôpital militaire de Lille.

15 janvier (95e jour). — Le blessé semble être en moins mauvais état; il se montre encore aussi indifférent. Le bandage est réinstallé; l'attelle de carton est remplacée par une attelle rectiligne en bois.

25 janvier. — Il n'y a pas encore d'amélioration, ni pour la marche, ni pour la paralysie de l'anus, ni pour la fonction urinaire; toutefois la douleur du pied gauche est moins importante; l'attitude est moins fortement inclinée en avant. — Bien que le blessé ne s'en rende pas compte, on voit que la marche est moins appesantie.

3 février. — Le blessé se montre satisfait; il ne souffre plus du cou-de-pied gauche. Il marche plus longtemps et moins péniblement qu'autrefois. Il fait remarquer qu'il éprouve une sensation de moindre défaillance dans la région lombaire; mais il n'y a aucune modification appréciable, ni pour retenir les urines, ni pour retenir les matières fécales. Cependant on parvient à apprendre, qu'une fois du moins, la sensation du besoin de la mixtion a fait sa réapparition; mais le besoin est irrésistible, et l'urine ne peut pas encore être retenue, pas même un instant. L'ouvrier demeure absolument paralysé; il n'y a même pas la sensation du besoin. — Sans comprendre l'importance de son erreur, le blessé a coupé les sous-cuisses et les bretelles de son bandage; aussi, a-t-on la déception de trouver les bandes déplorablement refoulées, et même ratatinées vers la ceinture, ce qui donne un aspect d'incurie et conduit à penser que tout le soin est peut-être devenu illusoire. — Cependant, après une friction rachidienne, et malgré les répugnances, le bandage est réinstallé.

15 février. — Le blessé se sent amélioré ; et il a trouvé de l'appétit et même quelque vigueur. La marche est surtout transformée, il réussit, du moins dans les appartements, à faire quelques pas sans aucun soutien. Il abandonne absolument ses béquilles pour s'appuyer le long des meubles. Cependant, il éprouve encore dans la face plantaire des pieds, spécialement vers le talon, une sensation pénible assez mal définie et qui survient alors que la marche a été prolongée une vingtaine de minutes. — Par ailleurs, il n'y a guère de modification dans le fonctionnement des sphincters. Le manœuvre commence seulement à percevoir la sensation du besoin de la défécation, encore ne le perçoit-il que très peu et dans la station debout ; mais il ne peut absolument rien retenir. Le facies de cet homme est considérablement amélioré.

16 février. — Le blessé fait la maladresse de se coucher avec brusquerie ; mais il se peut qu'il ait réellement glissé et qu'il ait été trahi par la défaillance de son pied..... ; toujours est-il qu'il casse son attelle dorsale ; il en retire les durs fragments de bois et fait la tentative de se borner à un bandage de simple toile.

19 février. — Il n'y tient plus ; et il éprouve l'impérieux besoin d'être plus correctement soutenu. — Tandis que le bandage est reconstitué pendant la station debout, le blessé témoigne d'une amélioration importante en conservant son équilibre. Il n'a plus besoin d'être soutenu à droite et à gauche par des aides vigoureux, comme la première fois ; il n'a plus même besoin de se tenir, à deux mains, aux montants d'une chaise placée sur une table devant lui ; il réussit à se soutenir presque sans autre soin que celui d'écarter fortement les deux pieds. Pendant tout ce temps, il conserve le tronc presque régulièrement droit.

24 février. — De nouvelles négligences du blessé entravent le bandage par des défectuosités ; il y est pourvu par quelques pièces accessoires. — L'amélioration signalée comme nouvelle se rapporte au fonctionnement des membres inférieurs. Celui du côté droit fournit désormais un point d'appui qui donne au blessé une sensation de toute garantie. Le gauche, au contraire, se montre moins résistant : « Il flanche », dit-il, de temps en temps ; c'est-à-dire qu'il fléchit et cède sous lui, pendant la station debout, lorsque cette attitude est un peu prolongée.

15 mars. — Le blessé abandonne ses deux béquilles ; il délaisse même parfois l'une de ses deux cannes. — Le bandage est renouvelé.

29 mars. — Le manœuvre s'est de nouveau négligé : plusieurs des bandes sont enroulées comme des cordes ; l'attelle est partiellement mise à découvert. Malgré cela, le blessé signale une nouvelle amélioration ; il éprouve, pendant la marche, moins de sensations pénibles dans la région lombo-sacrée, au-dessous de la cyphose. Celle-ci est moins saillante ; les tissus circonvoisins ont acquis un peu de souplesse. La friction qui précède l'application du bandage est moins péniblement supportée. — On en profite pour donner au bandage une adaptation plus complète ; le coussin d'ouate, placé sur la cyphose, est remplacé par un coussin dur ; la constriction des bandes est menée plus étroitement : il en résulte une correction meilleure de l'attitude trop ancienne d'inclinaison en avant. Loin de s'en plaindre, le blessé affirme qu'il se sent plus correctement soutenu.

31 mars. — Pour la première fois, le manœuvre sent sortir les matières fécales ; mais il ne sait pas les retenir. Toutefois, lorsque les matières fécales sont passées, il éprouve la sensation de construction de son sphincter. — Du côté des urines, il n'y a pas de changements importants.

24 avril. — Cet homme marche incomparablement mieux ; non seulement il ne se sert plus du moindre bâton ; mais encore il marche avec une aisance, avec une prestesse, qui ne laisse pas soupçonner l'importance de la fracture dorso-lombaire du rachis, avec lésions secondaires de la moelle épinière. — Le bandage du tronc est supprimé ce jour, puis le blessé est perdu de vue.

Trois ans plus tard, on apprend que l'homme a exercé le métier de conducteur de chevaux aux tramways ; il marche assez facilement, mais ne peut courir, ni exercer un métier fatigant.

Il est donc utile de tenter des manœuvres de réduction, même à une époque très tardive.

Leur efficacité trouve sa démonstration dans la sensation de soulagement du blessé, dans l'atténuation de la déformation et dans la guérison de l'un des symptômes fonctionnels, avec diminution de l'importance de plusieurs autres.

Il faut savoir se borner à obtenir une réduction partielle : c'est déjà rendre un grand service humanitaire que diminuer l'importance d'une ou de plusieurs infirmités.

Il faut même savoir recommencer les manœuvres en cas de récidive des accidents, même plusieurs fois ; mais il faut aussi apporter dans toutes ces manœuvres une mesure et un discernement clinique, qui feront honneur à la sagacité de chacun dans les cas obscurs.

On le lit sans exagération dans les pages de MM. Forgue et Reclus. S'il y a fracture fermée du rachis avec symptômes médullaires, la réduction, « la correction est d'autant mieux indiquée, que le déplacement est plus net. Faute de déformation évidente, le praticien peut hésiter. Sait-il, en pareil cas, s'il n'a point à faire à une de ces commotions médullaires, comme sir Astley Cooper et le baron Boyer en ont relaté des exemples? L'absence de déformation n'exclut point, d'autre part, la possibilité d'une contusion grave de la moelle écrasée par le déplacement osseux, qui, dès que la force vulnérante n'agit plus, s'est réduit spontanément, comme l'accepte Thornburn, grâce à l'élasticité des ligaments et à l'action des muscles. Et, dans ces deux hypothèses, que vaut l'intervention contre une lésion, dont il est imprudent d'attendre la cure spontanée? — Dans le cas d'hématorachis, on pourrait, à la rigueur, accepter que la trépanation permettra d'arriver sur le caillot, de l'enlever et de décomprimer la moelle : les faits récents de Duncan, de Rogers et Hutchinson, évacuant des épanchements sanguins sous-duremériens, peuvent être invoqués à l'appui. Malheureusement, l'hématorachis est impossible à diagnostiquer (1) ».

A défaut de démonstration du fait par une symptomatologie définie, il faut toujours tenir compte de la possibilité de l'hématorachis ; il convient de temporiser jusqu'à suffisante organisation des caillots ; il est prudent de ne pousser les manœuvres de réduction que dans la mesure nécessaire pour ne pas provoquer une récidive de l'hématorachis, qui se répare.

Pratiquement, la question de la date de la réduction n'est pas toujours posée intégralement ; mais

(1) *Traité de thérapeutique chirurgicale*; 2ᵉ édition, Paris, 1898, II, 100.

on peut, comme M. H. Lherbier « répondre qu'il faut le faire le plus vite possible après l'accident, dès que l'état général du blessé, relevé au besoin par des excitants, des toniques, permettra d'agir : la raison pour laquelle on intervient est, en effet, de faire cesser, au plus tôt, la compression et l'irritation consécutive de l'axe médullaire ; et, si on laisse aux lésions le temps d'évoluer, on augmente d'autant les mauvaises chances, on s'expose à perdre les bonnes, qui sont déjà si faibles. »

On s'y prendra sans trop temporiser pour faire la réduction et pour la maintenir, lorsqu'on aura tenu compte des infirmités d'une longue survie.

Observation XIV (Ménard). — *Homme courbé en deux sous une locomotive. Fracture dorso-lombaire.* — W..., Désiré,

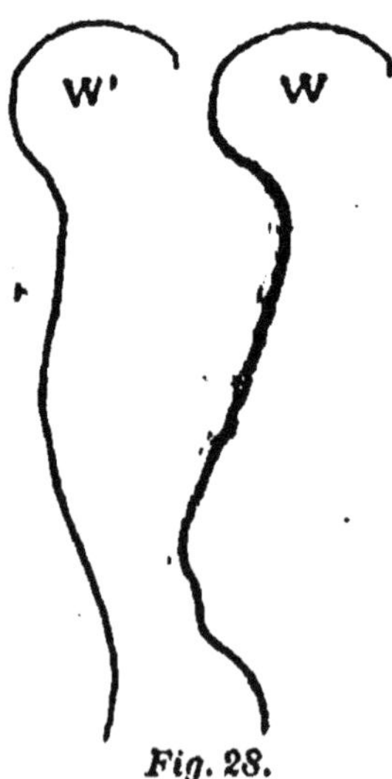

Fig. 28.

ajusteur, 48 ans, en avril 1871, se trouvant sur la voie ferrée, est tamponné par une machine à vapeur venant derrière lui.

il tombe sur le ventre; au-dessous de la machine, un crampon le saisit à la partie supérieure et postérieure du dos, et, la tête appuyant sur le sol, lui fait exécuter une culbute sur lui-même, dans le foyer de la machine. Il est ensuite traîné à

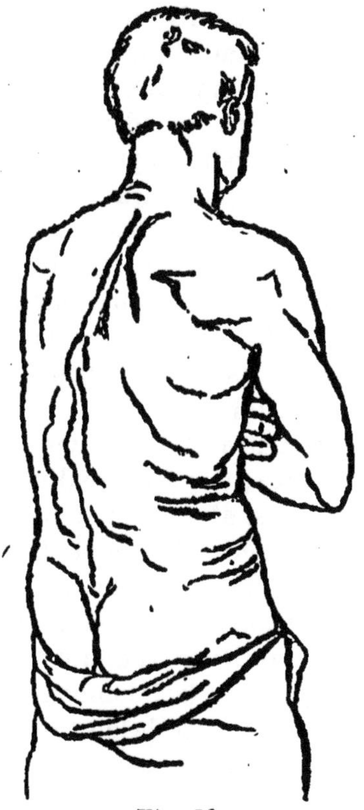

Fig. 29.

une distance de 80 mètres, jusqu'à ce que ses vêtements soient en lambeaux.

Quand on vient à son secours, il ne peut marcher, ni même remuer les membres inférieurs. Il éprouve des douleurs vives dans le dos, avec irradiations dans les membres inférieurs, qui sont en outre le siège de fourmillements.

Il ne pouvait se retourner dans son lit pendant les

premiers jours. Il eut du gonflement et de la rougeur dans la lombaire. Il n'y eut aucune paralysie du rectum, ni de la vessie.

Au bout de la première semaine, il pouvait se retourner dans son lit; et, pour soulager ses douleurs du sacrum, il se mettait sur le côté et fléchissait fortement les cuisses.

Il garde ainsi le lit pendant six semaines, au bout desquelles il commence à marcher. Mais il souffre encore dans la région sacrée et reste quelque temps sans reprendre son premier travail ; il manque de force quand il est penché en avant.

Enfin, il arrive à reprendre sa profession comme auparavant; et, depuis, il a toujours travaillé comme autrefois, debout, ou penché en avant, mais les coudes appuyés sur les genoux, il a la même force qu'auparavant. Quand il est fatigué, il éprouve encore quelques picotements dans la région lombaire; il lui suffit de s'asseoir pour les faire disparaître.

Le 28 février 1899, nous faisons venir cet homme pour prendre sa courbure rachidienne.

La région dorso-lombaire présente une immense gibosité longue de 22 centimètres ; elle est constituée essentiellement par deux grandes saillies, séparées par un intervalle légèrement déprimé, de 4 centimètres d'étendue. La saillie supérieure est élevée de deux centimètres et demi à trois centimètres. Elle comprend trois apophyses épineuses, les 10e, 11e et 12e dorsales. La saillie inférieure comprend seulement deux apophyses épineuses, la 1re et la 2e lombaires. Mais la hauteur verticale de l'apophyse épineuse de la 1re lombaire est moindre que les autres, et il semble que son bord supérieur ait été arraché et entraîné par l'apophyse de la 12e dorsale.

Le sujet accuse de l'hypéresthésie dans la région lombo-sacrée, en travers.

Enfin, en arrière de la saillie supérieure principale, existe une bourse séreuse et la peau est épaissie à ce niveau.

Les observations de ce genre sont peut-être nombreuses ; mais elles sont peu connues en dehors des milieux charitables, où se rencontrent les infirmes, pour y recevoir des soulagements, des consolations ou des secours. — Il sera fait mieux encore, lorsque seront pratiqués les procédés de réduction et de contention, qui s'opposent à la constitution de l'infirmité.

Une réduction, même tardive, peut encore être utile dans les conditions défectueuses de la pratique à domicile; mais il peut y avoir des difficultés spéciales, en raison des prévention de l'entourage.

Observation XV. Ménard. — *Chûte sur le siège ; fracture dorso-lombaire.* — Le 13 mai 1881, le couvreur Adolphe D..., 30 ans, tombe de dix mètres de hauteur sur un trottoir de Fives. On le trouve assis, sans grande douleur, mais incapable de se lever. Plusieurs médecins constatent immédiatement la paralysie des membres inférieurs. Le blessé est transporté à son domicile sur un brancard à sangles.

M. J. Looten et plus tard M. Folet, constatent une lésion rachidienne avec paralysie de la vessie, du rectum et des membres inférieurs. Ils assurent la rigidité du lit par une grande et large planche installée sous le premier matelas, et prescrivent un repos absolu dans le décubitus dorsal.

Deux mois après, il s'assied sur son lit et, quelques jours plus tard, commence à marcher à l'aide d'une béquille et d'une canne.

Trois mois après l'accident, il sort de son habitation en se soutenant à l'aide d'une seule canne.

Pendant dix mois entiers, il ne peut se dispenser du cathétérisme.

Vers cette même époque, il a recouvré dans les membres inférieurs assez de solidité pour marcher sans soutien.

Il n'y a jamais de véritable incontinence des matières stercorales; mais le besoin de défécation est impérieux; et, s'il n'y est pas rapidement pourvu, le sphincter est incapable de retarder l'évacuation.

En mars 1882, il recommence à monter sur les toits; mais se trouve incapable de travailler, faute de vigueur, même dans les bras.

En 1884, on reconnait aisément la gibbosité, que forment la douzième dorsale et les deux premières lombaires. Les mouvements de flexion du tronc sont encore tellement restreints, que le sujet ne peut baisser la tête. Les membres inférieurs sont moins débiles; mais l'hyperesthésie est encore telle,

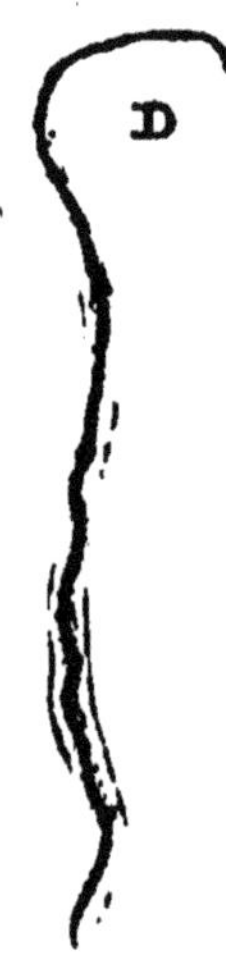

Fig. 39.

que le poids des couvertures du lit est mal supporté. Il y a encore de l'incontinence nocturne d'urine; et, pendant la journée, la miction doit être fréquemment renouvelée. La constipation persiste et un purgatif, répété à 3 ou 4 jours d'intervalle, lui ferait éprouver une amélioration et du côté de la vessie et du côté des membres inférieurs.

Nous le revoyons chez lui le 28 septembre 1888 et le 1er février

1889. Il travaille comme avant son accident, se baisse, se relève, sans jamais plus ressentir de douleurs. Cependant, quand il doit faire un effort, étant baissé, il est obligé d'appuyer ses coudes sur ses genoux. Mais les efforts debout se font très bien, et sont aussi puissants qu'autrefois.

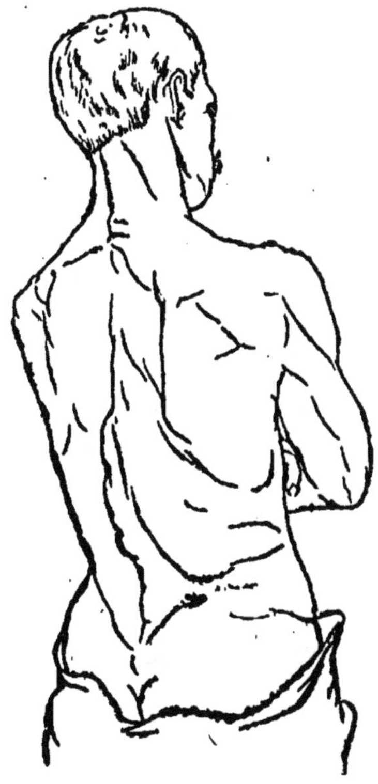

Fig 31.

Il n'existe plus aucune anesthésie ni aucune hyperesthésie ; mais la constipation persiste toujours et ne cède qu'à des purgatifs fréquemment répétés. Pendant le jour, D... doit uriner souvent ; mais il sent le besoin d'uriner, et a le temps d'y obéir ; la nuit, au contraire, l'incontinence d'urine persiste

Les urines restent toujours un peu troubles, surtout après les fatigues.

Du côté du rachis, on constate deux saillies principales : l'une inférieure, assez longue, comprend les 12e dorsale, 1re et 2me lombaire; son maximum a une élévation d'un centimètre; elle se subdivise en trois saillies secondaires, puis se continue assez brusquement avec la région lombaire située au-dessous. Au-dessus il y a une dépression, de chaque côté de laquelle on sent deux saillies latérales. La dépression a une étendue de cinq centimètres ; elle est limitée en haut par une nouvelle saillie peu élevée et comprenant deux nouvelles apophyses épineuses.

Il faut donc opérer la réduction primitive, quand on le peut, ...à moins qu'il y ait une contre-indication par hydrorachis, tumeur au siège de la fracture, anévrysme ou imminence de mort.

Les réductions secondaires peuvent, elles aussi, avoir une utilité importante, immédiate, puis définitive.

§ V. — **Opérations sanglantes.**

« Déjà, Louis, en 1744, puis Heister, Cline, en 1814, et Astley Cooper ont eu l'idée de relever directement les fragments osseux enfoncés dans le canal médullaire. La trépanation ou résection vertébrale, pratiquée ensuite par Porter, Gordon, Hutchinson, a été plus récemment recommandée par Laugier, Félizet et Tillaux dans les fractures des parties postérieures des vertèbres. Maydl, Lucke (1), Lauenstein, Maceven se déclarent également partisans de l'opération. Abstraction faite des risques qu'il y a de transformer une fracture simple en fracture ouverte, l'opération ne pourra avoir de résultat heureux, et parconséquent ne sera indiquée, que s'il y a véritablement compression et non pas destruction de la moelle, et si c'est bien un fragment de l'arc postérieur, *et non pas une saillie du corps de la vertèbre, comme cela arrive le plus souvent,* qui détermine les accidents. Lauenstein a fait connaître un résultat thérapeutique favorable après une résection des lames de la dernière vertèbre dorsale et de la première vertèbre lombaire, dans une fracture datant de neuf semaines. Allingham a publié deux cas analogues (2). »

Brown-Séquard a aussi préconisé cette opération. M. Jaboulay (de Lyon) l'a pratiquée, ainsi que d'autres chirurgiens ; mais, pour les indications spéciales que peuvent donner les fractures de la colonne vertébrale, on peut dire que toutes les opinions trouvent leurs défenseurs.

(1) A propos d'une observation de Lueke, 31 cas ont été relevés dans une thèse par M. Warner (Strasbourg, 1880), qui se déclare partisan de l'opération pour remédier au symptôme paralysie.

(2) Au point de vue de son exécution, la trépanation rachidienne ne présente aucune difficulté. Une incision des téguments, suivie de l'écartement des parties molles, met à découvert la face postérieure du rachis et permet d'atteindre les fragments de l'arc vertébral fracturé. (Gross, Rohmer, Vautrin et P. André ; *Nouveaux éléments de pathologie chirurgicale ;* Paris, 1900 ; III, 226.

La plus enthousiaste est datée de 1901.

M. Félix Lejars explique ses « très puissants arguments à l'appui de l'intervention sanglante *immédiate*... Tout d'abord, en présence d'une fracture avec enfoncement de l'arc vertébral postérieur, l'indication est la même qu'au crâne et tout aussi pressante ; et cela, *quel que soit le niveau du traumatisme*. Ajoutons que, si la fracture est ouverte (coup de feu, écrasement, morsure de cheval, etc.), *l'urgence de l'interventton n'est plus discutable*. »

L'auteur du *Traité de chirurgie d'urgence* (3e édition 1901, p. 930), ne décrit pas tout au long la technique de ces laminectomies, que M. Chipault a si bien exposée. Il répète seulement avec lui « que pour être d'une efficacité réelle, l'opération doit être large ; qu'elle ne doit pas se borner à relever ou à extraire un éclat de lamelle, mais découvrir tout le foyer, vérifier sur tout son pourtour l'état du canal vertébral, et libérer le segment médullaire correspondant de toute compression. — Cette nécessité se présente, en particulier, lors de *fractures totales*, alors que la moelle est comprimée par le relief postérieur du corps vertébral, brisé et chevauché ; si l'on ne peut faire rentrer dans le rang cette saillie osseuse, il faut la faire sauter à la gouge et au maillet et modeler les parois du nouveau canal rachidien. — Ce sont les fracas de ce genre, les *fractures totales*, qui prêtent le moins à une action chirurgicale utile, au moins à la région dorsale, les lésions médullaires relevant, d'ordinaire, beaucoup plus de la contusion que de la compression, et, d'emblée, se présentant comme irréparables. Cette incurabilité presque fatale ne se retrouve plus à la région lombaire, au-dessous de la moelle ; et là, d'après M. Chipault, la trépanation immédiate vaut toujours la peine d'être pratiquée. »

On n'est pas suffisamment documenté, lorsqu'on ne sait l'opinion de M. Chipault que par un intermédiaire. Que chacun s'en rapporte au texte lui-même ; et il appréciera ce qu'est la nuance et quelle en est la valeur.

M. A. Chipault est partisan d'une laminectomie ; mais c'est « à plusieurs conditions. La première, c'est de la faire largement. Pour la faire complète, il faut qu'elle s'attaque, non seulement à l'élément postérieur de la compression, mais encore à son élément antérieur : l'opérateur doit donc, — après réclinaison du fourreau méningé, — soit tenter de réduire la saillie du corps vertébral par des manœuvres prudentes d'extension et de contre-extension, de coaptation, les fragments étant suivis au doigt et à l'œil, — soit, lorsque ces tentatives ne réussissent pas, abraser l'arête saillante à la gouge et au maillet. — Le coin osseux qu'il faut supprimer est parfois considérable. — Lorsqu'il est enlevé, le canal doit avoir repris son calibre et sa direction normales. — Ceci fait, si le fourreau méningé ne bat pas, s'il est bleuâtre, distendu, ce qui indique la présence d'un caillot ; .... ou flasque, très diminué de volume, ce qui indique l'existence d'adhérences arachnoïdiennes et de graves lésions intradurales, on incisera la dure-mère ; cette incision permettra d'enlever les caillots intra-duraux, de sectionner les adhérences des racines entre elles ou les adhérences méningo-médullaires, en filaments, en plaques, en viroles, de supprimer, en somme, tout ce qui gêne les oscillations du liquide céphalo-rachidien et la circulation médullaire. On pourra même suturer les racines sectionnées, soit à leur bout central, soit aux racines dépendant d'un segment sus-jacent.

» La seconde condition de succès, c'est d'agir de bonne heure. On opérera dans les premiers jours, si la fracture est au niveau de la moelle. On opérera le plutôt qu'on pourra, sans désespérer, même avec une lésion ancienne, si la lésion siège au niveau de la queue de cheval, dont les nerfs offrent, ainsi que les nerfs périphériques, une résistance sérieuse et longue aux agents traumatiques.

» Ainsi faite, complètement et de bonne heure, la laminectomie a donné des succès remarquables, soit totaux, soit d'ordinaire partiels, mais toujours fructueux, et qui, dans les cas où l'intervention a permis d'enlever un agent compresseur, un caillot, et où l'amélioration n'a commencé à évoluer qu'après elle, paraissent devoir lui être attribuées sans sans conteste. »

Les conditions requises par M. A. Chipault (1)

(1) A. Chipault. — Maladies du rachis et de la moelle ; dans le *Traité de chirurgie clinique et opératoire* dirigé par Le Dentu et Pierre Delbet ; Paris 1897 ; IV, 903.904.

pour entreprendre une laminectomie, sont précisément celles que recherchent les partisans critiques de la méthode de réduction non sanglante. Les uns, aussi bien que les autres sont désireux des bons cas, opérés en temps propice et par des opérations chirurgicales bien complètes.

Cependant il faut bien compter avec les préoccupations de l'actualité. C'est, pour le moment, la radioscopie (1), combinée avec les opérations sanglantes. M. Roux de Brignoles admet « la possibilité de l'examen des lésions des fractures vertébrales au moyen des rayons de Roentgen, — Il subsistera certainement toujours, d'après lui, un doute sur l'état de la moelle ; mais cela n'empêche pas de con-

(1) Une communication de M. Delanglade à la Société de chirurgie de Paris a fourni à M. Tuffier l'occasion de revenir sur le traitement de certaines fractures, par la réduction sanglante, pour faire suite à ses communications antérieures, tant à la *Société de chirurgie de Paris*, qu'au *Congrès international des sciences médicales* et dans la *Presse médicale*.

Il a fait installer dans son service une table spéciale, dans laquelle sont ménagées des ouvertures permettant de pratiquer l'examen radioscopique au moment même où l'on procède à la réduction, afin de vérifier directement, grâce aux rayons de Rœtgen, si la coaptation est obtenue ; quand celle-ci est impossible, il croit qu'il ne faut pas hésiter à mettre à nu le foyer de fracture et à pratiquer directement la réduction, suivant les règles qu'il a exposées précédemment, à moins toutefois que l'on puisse se rendre compte de l'inutilité, au point de vue fonctionnel, d'une réduction parfaite. Il lui paraît bien certain qu'actuellement, grâce à l'asepsie, l'incision d'un foyer de fracture, faite dans de bonnes conditions, ne présente aucune espèce de danger.

Cependant, au cours de cette même séance (Séance du 19 juin 1901), M. Tuffier ne méconnaît pas que ses collègues « regardent ces idées comme subversives. » (*Bulletins*, 1901 ; p. 714) ; mais il envisage sa

naître l'existence d'un rétrécissement du canal rachidien, qu'il faut faire cesser. Or, dans des cas très légers, on peut espérer parfois une guérison par le redressement ». Dans des cas plus sérieux, M. Roux de Brignoles croit que c'est impossible ; et il enseigne « que toute fracture de la colonne vertébrale, présentant des troubles accentués du côté du système nerveux est justiciable de l'intervention sanglante » (2).

C'est bien la tendance d'un certain nombre de chirurgiens contemporains pour tout ce qui est opérable ; et il n'y a pas de motif, pour que les fractures des vertèbres échappent à ces fluctuations de l'opinion chirurgicale. Toutefois, la controverse n'abandone rien de ses droits ; et les autres tendances de l'opinion sont encore représentées.

MM. Forgue et Reclus présentent (3) seulement

méthode « comme le développement logique et nécessaire, comme l'application la plus directe des perfectionnements modernes dans la technique opératoire doublée d'une parfaite asepsie. » D'après lui, la Chirurgie a entre les mains un instrument de précision, la radioscopie : elle a le devoir de se rendre un compte exact de la valeur et de l'efficacité de son intervention. La Chirurgie est dôtée de moyens d'asepsie, qui rendent inoffensive, l'incision d'un foyer de fracture ; il faut user de ces moyens (*Bulletins et mémoires* ; pp. 716-717). Mais M. Tuffier n'a voulu parler (p. 718) que de fractures diaphysaires avec chevauchement notable et non réductible anatomiquement. Ainsi restreinte, la nouvelle communication de M. Tuffier n'a pas provoqué de controverse. M. Quénu s'est presque borné à qualifier les opinions de M. Tuffier comme « très absolues à son sens » (p. 721.)

(2) Roux de Brignoles. — *Fractures de la colonne vertébrale* Paris, 1898 ; p. 80.

(3) 2e édition, 1898 ; II, 108.

deux indications de choix pour la laminectomie. Ce sont : — « 1° les fractures esquilleuses limitées aux lames, où la réduction n'a point une action correctrice sûre sur les fragments isolés et où l'intervention permet de nettoyer les foyers des caillots sanguins extra et intra-duraux, capables de s'organiser plus tard en plaques fibreuses cicatricielles et de susciter des symptômes tardifs ; — 2° les fractures des corps vertébraux, qui atteignent le rachis dans ses parties basses, et surtout au-dessous de l'extrémité de la moelle. Thornburn dit (1) que le seul avenir de la trépanation rachidienne est dans cette dernière indication. » Moins exclusifs, MM. Forgue et Reclus pensent que là seront ses meilleurs résultats ; et c'est facile à prévoir : là se rencontrent les cas les moins mauvais. « Les racines de la queue de cheval sont de véritables nerfs périphériques, qui se défendent mieux (que le centre médullaire) contre la contusion ; et, d'ailleurs, ils risquent moins d'être atteints par une destruction collective. Thornburn en Angleterre, Goldscheider en Allemagne (2), M. Chipault en France, ont, avec raison, insisté sur la différence absolue, qui sépare, au point de vue de leur curabilité, les traumatismes rachidiens médullaires des traumatismes rachidiens radiculaires. » C'est dans tous les pays, qu'on recherche les bons cas ; ils valent des

(1) THORNBURN. — Lectures on the surgery of the spinal cord and its appendages. *British medical journal*, 1894 ; I, 1345 et 1401.

(2) GOLDSCHEIDER. — Ueber chirurgie der Rückenmark serkrankungen. *Deutsche medizinal wochenschrift*, 1894 ; 593 et 616.

succès au profit des bonnes méthodes ; mais ils ne donnent pas la démonstration la plus concluante.

Dans leur éclectisme, MM. Forgue et Reclus se bornent au précepte suivant : (1898 ; II, 108 :) « Dans les cas de fracture lombaire, ou sacrée, ou dorso-lombaire, avec déplacement irréductible, une intervention précoce est indiquée. Elle a pour but d'enlever les esquilles des arcs, de supprimer les caillots intraduraux, de permettre le replacement, ou l'ablation d'une saillie osseuse.

» Après une fracture de la colonne lombaire, ou lombo-sacrée, réduite spontanément, ou par manipulations chirurgicales, si l'amélioration spontanée ne se produit pas au bout de trois à quatre semaines, ce sera une bonne intervention que de décomprimer les nerfs de la queue de cheval englobés dans le cal ou dans le tissu cicatriciel. — Thornburn l'a fait avec un plein succès chez un garçon de quinze ans, paraplégique depuis un accident qui remontait à six mois. Trois mois après l'opération, l'opéré pouvait marcher en s'aidant d'une chaise ; au bout du quatrième mois, il ne s'appuyait que sur une canne ; dix-huit mois après, il travaillait comme mineur et pouvait faire plusieurs milles à l'aide d'une canne.— Des succès plus récents de Phlebs, de Wyeth, de Pantzer viennent à l'appui de cette conclusion. » A ces faits, il faut opposer la même réserve qu'aux insuccès imputés aux opérations malheureuses par laminectomie.

Quand une laminectomie n'a pas abouti, on admet

qu'elle a été faite incomplétement...... Il en est probablement de même de plusieurs des réductions non sanglantes qui n'ont pas réussi pour le traitement des fractures du rachis : on peut se demander si les manipulations ont été assez fortes, suffisamment renouvelées, prolongées et surtout complétées par le massage..... On peut se demander davantage encore, si la réduction a été conservée par les moyens d'une contention fidèlement sauvegardée.

On se prend à penser que l'enthousiasme de quelques novateurs pourra se trouver tempéré par des auteurs d'opinion moyenne, même parmi les plns modernes. On commence à le répéter, parmi les interventions sanglantes, la laminectomie ne doit être exécutée qu'avec parcimonie.

Ces opérations sont rarement indiquées. En tout cas, elles ne sont recommandables que si un fragment postérieur s'enfonce dans la moelle et la comprime et quand on pu, ajoute Goldscheider, diagnostiquer cette éventualité (1).

M. Paul Delbet l'ajoute, en donnant la seconde édition française de l'*Atlas manuel des fractures et luxations* du professeur de Greifswald, « la question de l'intervention dans les fractures du rachis est aujourd'hui à l'ordre du jour. » — Comme M. Helferich, M. Kirmisson est peu favorable aux opérations sanglantes (2).

(1) H. Helferich ; 2e édition française, 1901, p. 132.

(2) *Traité de chirurgie*, Paris, 1891 ; III, 642. Il en est de même dans la seconde édition ; Paris, 1897 ; III, 616.

Toutefois, il existe des travaux plus récents, de nature à modifier, dans une certaine mesure, l'opinion des chirurgiens ; ce sont les *Études de chirurgie médullaire* de M. Chipault, et celles de M. Roux de Brignoles sur les *fractures de la colonne vertébrale* (Paris 1898).

M. Paul Delbet distingue les faits en trois catégories, dont il forme des types :

1° Il existe une fracture manifeste, avec déplacement sans symptôme médullaire. La règle est formelle : il faut s'abstenir de toute manœuvre. C'est le précepte de M. Pierre Delbet (1).

2° Il existe un déplacement avec des symptômes médullaires. On peut attendre quelques jours, car les symptômes médullaires peuvent tenir à une simple commotion ; être dus seulement à la compression par des épanchements sanguins intra ou extra-duraux. Or le diagnostic des différentes lésions médullaires est, à l'heure actuelle, à peu près impossible. On dit bien que les accidents de commotion sont généralement moins nets et, en tout cas, plus fugitifs que les accidents dus à la compression ou à la destruction de la moelle ; que la compression détermine dans la moelle des lésions à marche progressive. Mais ces caractères sont vagues. Il est donc nécessaire d'attendre pour trancher la question.

3° Il existe un déplacement avec symptômes médullaires graves persistants : il faut intervenir.

(1) *Clinique chir. de l'Hôtel-Dieu*, Paris 1890.

C'est l'opinion de M. Paul Delbet; .....et il en donne les arguments qui suivent, sans supputer, même discrètement, ce qui pourrait être obtenu par des manœuvres de réduction non sanglante..... « L'intervention est aujourd'hui beaucoup moins grave qu'autrefois, grâce à l'antisepsie, qui permet d'éviter l'infection, cause principale des insuccès opératoires; elle est, de plus, mieux réglée..... » (p. 133). Toutefois, M. Paul Delbet fait une autre distinction, qui est trop judicieuse, pour n'être pas retenue (p. 134). « La lésion peut porter, soit au niveau de la queue de cheval, soit au niveau de la moelle proprement dite. — Les nerfs de la queue de cheval se comportant après traumatisme comme les nerfs périphériques, ils peuvent se régénérer quand on les suture bout à bout : donc l'opération n'est pas urgente. On pourra essayer d'abord de faire la réduction, puis d'appliquer un corset plâtré. Si les accidents s'améliorent, on attendra. On devra intervenir, au contraire, s'ils s'aggravent, ou s'ils restent stationnaires. L'intervention immédiate ne serait excusable que si le déplacement osseux était irréductible et considérable, au point de faire croire à un écrasement absolu et certain des nerfs. — Au niveau de la moelle on doit *risquer* l'opération ; car, la moelle ne se régénérant pas, la destruction totale de la moelle dans le sens transversal est incurable. La suture, le rapprochement des deux tronçons n'ont jamais été suivis de la restauration de la continuité physiologique des deux segments. Si donc il existe une destruction totale, l'opération sera inutile ; mais le blessé n'aura rien à perdre ; car il est voué fatalement à une mort plus ou moins éloignée, si on n'intervient pas. »

Cette dernière déduction n'est pas suffisamment rigoureuse. Tous les vivants sont voués, non fatalement, mais très certainement, à une mort plus ou moins éloignée ; et la fonction chirurgicale consiste à ne pas se désintéresser de cette date : ce qui est à faire, c'est de reculer cette date, alors même qu'elle est lointaine ; c'est surtout de ne jamais courir le risque d'en diminuer l'éloignement par des opérations chirurgicales, qui n'ont pas de suffisantes probabilités de survie. Sans doute, ce n'est pas dans cette forme que la question est posée pour une laminectomie ; mais qui pourrait apprécier si le reste de vie n'est jamais abrégé par une opération vraiment grave, alors surtout que l'opéré se trouve préalablement compromis par un traumatisme déjà si redoutable ? Que l'avenir diminue le nombre des opérations inutiles, que la séméiotique discerne avec une exactitude plus rigoureuse les indications et les contre-indications, et l'œuvre chirurgicale n'en sera que plus salutaire. Les chirurgiens seront mieux qualifiés pour prononcer qu' « il faut intervenir ».

Quoi qu'il en soit, M. Paul Delbet achève en ces termes d'exprimer sa pensée : « On peut obtenir une amélioration, s'il ne s'agit que d'une compression d'esquilles ; et, en décomprimant la moelle, on évite la myélite secondaire. L'intervention, d'autre part, est sans danger en elle-même ; elle permet de supprimer les compressions, et, partant, elle est toujours avantageuse *(sic)*. Dans la fracture transversale totale, on restaurera le canal rachidien, on dégagera les racines. L'intervention doit être large, hâtive.

« On ne se laissera pas aller toutefois à un dangereux optimisme ; on se rappellera que, sur 150 cas réunis par M. Chipault, il y eut 80 morts et 12 guérisons seulement. » (p. 134). Ce dernier mot de M. Paul Delbet (1) n'est que trop exact : il montre que la laminectomie n'est pas encore une opération réglée en dehors de sa technique pure et simple. Il lui manque le principal, à savoir le caractère vrai de ses indications réelles.

Encore faut-il ajouter qu'une laminectomie est bien une opération connue ; mais elle n'est pas toujours uniformément réglée, d'exécution facile et de suites ordinaires et de toute garantie, du moins lorsqu'il s'agit de fractures rachidiennes. On en jugera par le fait suivant :

Observation XVI (Lambret). — G. Hippolyte, mécanicien, âgé de 25 ans, rue d'Artois, 121, Lille, était monté sur une traverse de fer, à une hauteur de six mètres au-dessus du sol, quand tout à coup, il perdit l'équilibre et tomba sur le dos, sans rien rencontrer dans sa chute. Dans l'impossibilité complète de se relever de lui-même, le blessé ne perdit pas connaissance un seul instant. On le transporte à l'hôpital

(1) Heyfelder, sur onze cas, n'a trouvé qu'un seul succès. (Cf. Poulet et Bousquet, *Traité de pathologie externe*, 2e édition ; Paris, 1893 ; II, 121).

Saint-Sauveur, le jour même de l'accident, 18 mai 1896. A son entrée à l'hôpital, le blessé a conservé toute son intelligence ; il peut raconter lui-même son accident. Il accuse une vive douleur au niveau des deux dernières vertèbres dorsales ; il déclare en outre qu'il n'a pu uriner depuis sa chute. En explorant la région dorsale, on constate une légère déviation à droite du rachis, au niveau des deux dernières dorsales ; c'est là aussi, qu'est localisée la sensibilité ; au contact, on n'y perçoit aucune crépitation ; la douleur ressentie par le malade ne permet pas, d'ailleurs, une exploration complète. On perçoit cependant un empâtement dans la profondeur. Il existe des troubles de la sensibilité et de la motilité. Au niveau des membres inférieurs, on constate une paralysie survenue d'emblée après la chute. Les membres supérieurs fonctionnent normalement. Il existe une anesthésie complète, avec abolition des sensations de froid et de chaud au niveau des membres inférieurs ; cette anesthésie remonte du côté de l'abdomen jusqu'à quatre travers de doigts au-dessus des arcades crurales. Les réflexes rotulien, scrotal, plantaire sont complètement abolis. La rétention d'urine est complète ; le blessé est sondé plusieurs fois par jour. — L'incontinence fécale est manifeste. La respiration s'exécute normalement.

L'opération est faite le 21 mai par M. Folet avec la collaboration de M. Lambret. L'opération est très bien conduite. Après section des téguments l'écartement de deux apophyses épineuses est immédiatement aperçu. Cet écartement est d'environ 7 à 8 cent. Une dénudation rapide est accompagnée d'un écoulement sanguin assez considérable ; puis est faite une section à la gouge et à la pince coupante de l'arc postérieur de la vertèbre supérieure ; une section analogue est faite sur un arc de la vertèbre située en-dessous. Le sang coagulé est enlevé ; puis le sac dural apparait ininterrompu ; à la palpation sa consistance est ferme partout ; cependant à la partie supérieure, par une éraillure de la membrane, il s'est écoulé une très petite quantité de substance nerveuse. L'exploration n'est pas poussée plus avant. Le pansement est fait selon les habitudes du service.

Le lendemain les réflexes plantaires et scrotal ont reparu ; le soir le blessé sent le froid du plat-à-barbe posé sur ses cuisses pour le sondage. Il ressent des fourmillements dans les membres inférieurs ; il semble que le contact soit vaguement perçu. A plusieurs reprises il a pu faire bouger son gros orteil.

Le troisième jour son état, qui s'améliorait jusque-là, devient tout-à-coup grave. Bientôt la méningomyélite aiguë est manifeste ; et la mort survient rapidement.

A l'autopsie on trouve un peu de pus au fond de la plaie.— Les fragments occupent la disposition classique de la fracture par arrachements et par flexion forcée de Chédevergne ; mais c'est un des cas limités ; le plateau osseux arraché est insignifiant, et on pourrait tout aussi bien considérer cette fracture comme une luxation.

C'est bien dans les circonstances de cette sorte, qu'il est permis de se demander si une réduction non sanglante n'aurait pas été plus efficace, n'aurait pas, du moins, préservé le blessé d'une mort aussi rapide.

Personne n'est à l'abri des « désastres de la chirurgie» ; ce sont des déceptions, qui déconcertent ; mais il y a des cas, où la survie est probable, même par l'expectation seule.

On pouvait le croire pour un homme de 25 ans, atteint de fracture des onzième et douzième dorsales.

L'observation qui précède n'est pas la seule du genre.

C'est à cause de leur malheureuse issue que les

opérations sanglantes, entreprises dans le traitement des fractures indirectes dorso-lombaires du rachis comptent peu de défenseurs, au dire de MM. Poulet et Bousquet. « Bien qu'elles n'aggravent pas sensiblement la situation du blessé, *on ne devra y recourir qu'exceptionnellement* » (1).

A l'opposé de cette froide et sévère appréciation se trouve le chaleureux plaidoyer écrit par M. Roux de Brignoles, dans les pages, où il s'efforce d'établir l'infériorité de la réduction comparée à la trépanation (2). Malheureusement pour sa cause, les critiques opposées à la réduction sont trop facilement retournées contre la trépanation. — L'obscurité du diagnostic a son importance principale pour l'état de la moelle épinière ; elle est la même dans les deux cas ; et ce n'est point une laminectomie qui peut faire la reconstitution d'une moelle détruite. — L'incertitude des manœuvres chirurgicales semble moins complète pour la trépanation, parce que la vue contrôle la nature des lésions et permet l'évacuation du caillot de l'hématorachis ; mais la méthode de réduction non sanglante a bien son complément par les émissions sanguines locales et par un massage, dont le renouvellement est autrement praticable qu'une trépanation ou une laminectomie. — Il faut lire, pour la bien apprécier, la crainte de rendre plus grave une infirmité déjà existante ; on a

(1) *Traité de pathologie externe* ; 2e édition ; Paris, 1893 ; II, 121.
(2) *Fractures de la colonne vertébrale* ; Paris, 1898, pp. 80-83.

peine à le croire, c'est à la réduction par manœuvres non sanglantes, que M. Roux de Brignoles, adresse ce reproche inquiet ; il semble ne pas apprécier le rapport de M. Kirmisson au *Congrès français de chirurgie* de 1894 ; il semble méconnaître les statistiques du genre de celle de M. Thorburn, qui fait connaître sept observations nouvelles de laminectomie, dans aucune desquelles l'opération n'a donné de résultat (1).

Que M. Chipault fasse une laminectomie, avant de « tenter de réduire la saillie du corps vertébral par des manœuvres prudentes d'extension et de contre-extension, de coaptation même », on le comprend ; et on l'explique par l'habitude personnelle du chirurgien, qui a les laminectomies pour des opérations familières. — Les chirurgiens, qui ne sont pas accoutumés à la chirurgie spéciale des centres nerveux, sauront se priver « de suivre les fragments au doigt et à l'œil ». — Ceux, qui ont une suffisante pratique du massage, s'efforceront d'obtenir tous les résultats qu'il est possible d'obtenir par la méthode complète de la réduction non sanglante.

Ils savent que l'extension et la contre-extension suffisent à mobiliser certains fragments de fractures rachidiennes loin du canal médullaire : ce sont les portions sur lesquelles s'insèrent les deux muscles psoas. Les tractions exercées selon l'axe du tronc

(1) Thorburn. — Leçons sur la chirurgie rachidienne. *British medical journal;* Londres, 23 et 30 juin 1894.

réduisent inévitablement une partie du corps de la douzième vertèbre dorsale, le fragment antérieur du corps de chacune des vertèbres lombaires ; il y a là des languettes tendineuses, qui ne sont nullement altérées par les fractures indirectes du rachis ; elles agissent d'autant plus efficacement, qu'elles entraînent les disques intervertébraux, et la base des apophyses transverses, en même temps que les fragments antérieurs de chacun des corps vertébraux. — Cet entraînement des fragments par les insertions du psoas peut augmenter d'importance par un processus de myosite post-traumatique. — Il a surtout pour conséquence un agrandissement du foyer de fracture, ainsi transformé en une sorte de cavité lacunaire. Il est tout naturel que, dans cet espace lacunaire, viennent se placer les fragments les plus menaçants des corps vertébraux fracturés : ce sont ceux qui empiètent sur la lumière du canal médullaire. Pour contribuer à cette réintégration des fragments vertébraux en leur siège régulier, il y a d'abord la pression sanguine intra-rachidienne ; il y a ensuite les battements si connus des méninges médullaires ; il y a enfin les manœuvres du massage pendant les efforts des tractions. — Cela ne se fait, ni au doigt, ni à l'œil ; mais, pour être médiates (par l'intermédiaire de parties molles épaisses et meurtries), ces séances de massage n'en sont pas moins efficaces : la clinique l'a prouvé. C'est pourquoi il se trouvera encore des chirurgiens pour les pratiquer, malgré la défectuosité, qui prive de la satisfaction d'en constater, séance tenante, la valeur, soit par la vue, soit par le toucher direct, soit par la radioscopie.

D'ailleurs, M. Chipault lui-même a dû revenir sur sa manière de voir ; et, résumant tous les faits, qu'il a pu réunir, il arrive à cette conclusion défavorable : « une douzaine de guérisons ; le double d'améliorations sur plus de cent cinquante cas ; et, sur les cent dix cas restants, plus de quatre-vingts morts constatées au moment de la publication des faits » (1).

Les statistiques plus récentes n'ont pas suffisamment modifié l'opinion, pour changer cette appréciation, rendue discrète par M. Kirmisson (2) : « Rien n'est plus difficile que de formuler, à l'heure actuelle, le traitement applicable aux fractures du rachis. En effet, sous l'influence des progrès de la chirurgie contemporaine, la question est en voie de transformation incessante ; et nous ne possédons point actuellement un corps de doctrine bien établi ».

(1) A. Chipault. — *Etudes de chirurgie médullaire*, Paris, 1893.

(2) Kirmisson. — Lésions traumatiques du rachis dans le *Traité de chirurgie*, dirigé par MM. Duplay et Reclus ; 2me édition, Paris 1897, III, p. 615-616.

Au *Congrès français de Chirurgie* de 1899 (Paris, 18 octobre), M. Henri Delagenière, du Mans, a communiqué deux faits nouveaux de laminectomie. Le premier s'est terminé au bout de deux ans e demi par une guérison : c'était un cas de mal de Pott pendant l'adolescence. Le second est parti sans amélioration : c'était un cas de fracture rachidienne.

M. Chipault était présent. Il a dit qu'il est moins partisan que son excellent ami Delagenière des interventions intrarachidiennes dans les fractures vertébrales : au moins au niveau de la moelle, sur la régénération de laquelle on ne peut guère compter et dont la suture lui semble d'un avenir bien hypothétique. (*Procès-verbaux, mémoires t discussions du XIIIme Congrès de Chirurgie*, Paris, 1899 ; p. 365.

Il est plus simple et plus clair de conclure : pour les cas douteux et controversés de fracture de la colonne vertébrale, l'opération par laminectomie n'est pas accréditée ; la réduction extemporanée par manœuvres non sanglantes n'est pas tombée en désuétude.

On peut aller plus loin et dire qu'il est indiqué de réduire les fractures communes du rachis avec déplacement osseux notable. Les manœuvres d'extension et de contre-extension se font aisément pendant le décubitus ventral du blessé. Il vaut mieux se borner aux manœuvres temporaires, même renouvelées ; et, par conséquent, éviter, autant que possible, l'extension continue. Les réductions secondaires peuvent encore être utiles.

CHAPITRE IV

La contention et les autres soins pendant la période de consolidation.

Par Ern. Guérin.

Bien qué le dédain du plus grand nombre laisse supposer le contraire, il faut le répéter après MM. Forgue et Reclus, « réduire les déplacements, supprimer les agents de compression n'est point assez. Il faut maintenir la colonne vertébrale immobile en sa position rectifiée » (1). Pour cette contention, il faut bien le reconnaître, les ressources disponibles sont loin de s'imposer avec le prestige incontesté du succès.

La difficulté de leur application est encore la critique la plus commune ; et on comprend que les chirurgiens non spécialisés se bornent à une expectation plus ou moins déguisée : le blessé leur vient

(1) *Traité de thérapeutique chirurgicale ;* 2e édition ; Paris, 1898 ; II, 108.

en aide, il craint la douleur provoquée par le mouvement ; instinctivement, il demeure immobile ; et, par là, il contribue à sa guérison personnelle.

L'indication est cependant bien vraie, il faut maintenir la colonne vertébrale immobile en sa position rectifiée ; et c'est bien le moins que le parallèle soit résumé entre les principaux moyens préconisés pour effectuer cette contention.

A Greifswald, M. H. Helferich commence par temporiser ; puis « on place le blessé sur le ventre, et on applique sur son dos une gouttière plâtrée embrassant le tronc et la tête. Plus tard, enfin, des appareils de soutien, corsets plâtrés bien construits, doivent être appliqués », d'après lui (1).

Toutefois, sans attendre cette période plus ou moins tardive, l'auteur prend la peine de donner l'indication des soins à prendre dès les premiers jours ; il va jusqu'aux détails, qui sont du ressort des infirmiers, parcequ'il en sait l'importance, et parce qu'il veut faire entendre au chirurgien l'efficacité de son droit de surveillance, lorsqu'il s'inspire d'une sollicitude compétente.

« Il faut employer, pour coucher le malade, une literie douce, matelas d'eau, coussin en balle d'avoine, ou coussin de millet.

» Il faut éviter les plis ; c'est une garantie pour la région sacrée et pour les talons. Il faut changer

1) 2e édition française, 1901 ; p. 132.

fréquemment le blessé de place, en le tournant à droite, puis, quelques heures après, à gauche. Il faut vider souvent la vessie, entretenir la propreté

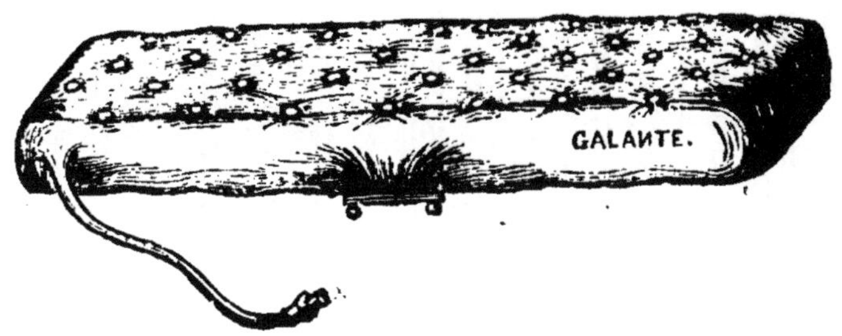

Fig. 32. — Matelas d'eau.

et la sécheresse du siège; laver avec des solutions d'alcool, de sublimé, etc., la peau de la région sacrée que souillent les matières fécales que le blessé laisse aller sous lui.

» De semblables blessés ne sont réellement bien soignés que dans les hôpitaux, où l'on a, pour tous

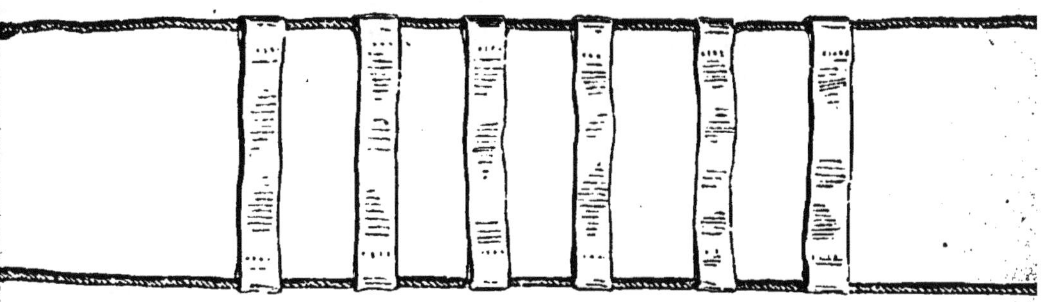

Fig. 33.

ces soins, des appareils spéciaux; par exemple, des cadres mobiles présentant au centre un orifice, par lequel les matières peuvent être évacuées ; et des appareils qui permettent de soulever le blessé. On trouve même le bain d'eau permanent (1). »

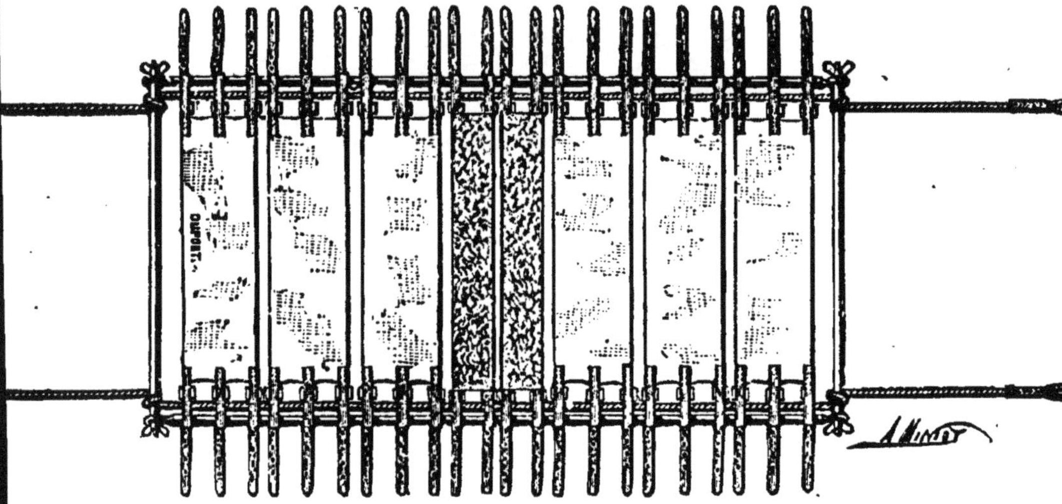

Fig. 34.

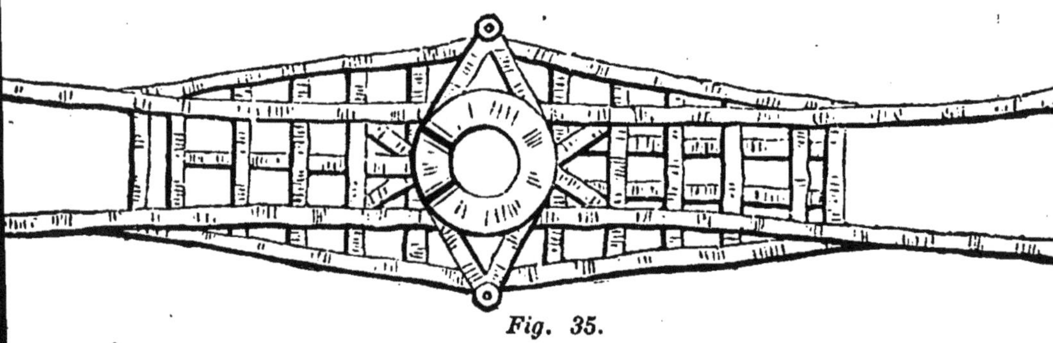

Fig. 35.

Dans plusieurs observations, on a vu combien est préjudiciable la privation des ressources de ce genre.

(1) H. Helferich : *Atlas manuel des fractures et luxations* ; 2e édition française par Paul Delbet ; Paris, 1901 ; p. 130.

On ne les trouve que dans les établissements où on en a l'usage. Nulle part les appareils ne sont maniés avec plus de dextérité que dans les hôpitaux spéciaux, comme sont les hôpitaux corporatifs d'Allemagne, le Populaire hôpital des accidents de Londres et le Krankenhauss der Bermanzigen Brüder de Bonn-sur-le-Rhin ; le motif en est tout simple : la chirurgie des traumatismes s'y trouve vraiment spécialisée ; et le personnel y est entraîné par une réelle habitude.

C'est un déplorable contraste, qui se rencontre, lorsqu'on est aux prises avec la pratique professionnelle dans la famille du blessé.

Observation XVII. — *Fracture de la région lombaire réduite au moyen de l'extension et de la contre-extension. Guérison, six mois après.* (Grace, *In British medical Journal*, 1882, vol. II, p. 62. Cf. thèse Carafi). — Le 26 octobre 1876, W. Spicer, âgé de 22 ans, se trouvait agenouillé dans la mine de houille où il travaillait, lorsqu'un bloc de fer, du poids de 1.000 à 1.200 livres, lui tomba sur les épaules subitement. Le choc fut si violent que le blessé se trouva plié en deux, la tête entre les cuisses, tandis que le périnée vint toucher les talons. Il fallut les efforts réunis de trois ouvriers armés de barres pour enlever la masse de fer, tandis qu'un quatrième retirait de dessous le blessé.

Transporté dans sa cabane, il envoya chercher mon assistant, qui le trouva respirant à peine, avec la peau froide et un pouls faible et intermittent. Les quatre premières vertèbres lombaires paraissaient atteintes ; la motilité et la sensibilité des parties situées au-dessous de la région contusionnée étaient complètement abolies.

Aussitôt que j'arrivai, le malade fut placé sur une des

portes de sa chambre, qu'on arrangea pour mettre un matelas par dessus. Deux hommes furent chargés de soutenir les épaules et deux autres s'occupèrent de tirer les pieds; c'est de cette façon que l'extension fut pratiquée. Pendant qu'on redressait la colonne vertébrale, on entendit, même à distance, un craquement significatif. La respiration devient plus aisée, le pouls gagna en force aussitôt après la réduction. Il s'était écoulé à peu près une heure depuis l'accident.

Pendant dix jours, le malade resta assisté de son médecin ordinaire ; au bout de ce délai, on m'envoya chercher. La première chose que je remarquai fut la suppression de la porte que j'avais laissée sous le matelas ; par suite de cette erreur, le siège du blessé s'était enfoncé vers le milieu du matelas. En outre, on avait été obligé de soulever le malade pour le sonder. Ces deux causes combinées contribuèrent à faire reparaître la déformation du rachis. — Je m'empressai de replacer les choses dans l'état où je les avais laissées, en faisant de nouveau l'extension par le même procédé. — A la suite de cette intervention, de légers mouvements se montrèrent du côté du gros orteil du pied gauche.

Des ordres furent donnés pour qu'on maintînt le malade dans la position horizontale et pour qu'on ne lui imprimât aucun mouvement inutile.

Un mois après, la sensibilité était revenue d'une façon graduelle dans la partie antérieure du pied gauche, de la jambe et de la cuisse du même côté ; la même marche fut observée pour le côté inverse.

Pendant les deux premiers mois, le malade fut sondé tous les jours. Depuis cette époque jusqu'à ce moment, l'urine s'écoule involontairement.

Au troisième mois, on le retourna pour examiner la région contuse ; on n'y constata qu'une petite eschare au niveau du sacrum.

Au quatrième mois, le blessé pouvait déjà s'asseoir sur un fauteuil ; il pouvait même se déplacer dans la chambre en s'aidant des chaises et des appuis qu'il rencontrait.

Cinq ans après l'accident, le blessé conserve un peu de diminution de sensibilité de la plante des pieds et de la partie postérieure des jambes, tandis que celle-ci est complètement abolie au pourtour de l'anus sur le périnée, le pénis, le scrotum et une partie de la région fessière. Il y a incontinence pour les matières fécales liquides; si elles sont solides, l'homme peut les retenir et aller régulièrement à la selle. L'incontinence d'urine est dans le même état.

Marié à l'époque de l'accident, et père d'un enfant de seize mois, le malade reprenait, six mois après, l'accomplissement de ses devoirs conjugaux, malgré l'insensibilité du pénis. Depuis lors, deux enfants sont nés.

Il semble que la perte de la sensibilité peut être attribuée à la destruction de la branche honteuse du nerf sciatique.

Les infirmités du blessé auraient guéri plus vite et peut être plus complètement, si aucun soin n'avait été négligé, ni relâché.

On n'y insistera jamais trop, « en tout cas, il importe d'exiger un matelas résistant, uniformément plat, bien nivelé, ne se creusant point sous le poids du corps, afin que le rachis y puisse réposer à plat, également et constamment appuyé (1) ». On n'aura, dans ce cas, la sollicitude de bien employer les moyens d'immobilisation.

(1) Forgue et Reclus. — *Traité de thérapeutique chirurgicale*, 2me édition, Paris. 1898, II, 125. D'autres chirurgiens repoussent systématiquement l'usage du matelas à eau. La contradiction entre les deux moyens n'est cependant pas insoluble. Il faut un matelas résistant, c'est vrai, mais seulement pour la région fracturée. La souplesse et la dépressibilité du matelas à eau rend d'inappréciables services, mais seulement pour les régions menacées d'escharifications, c'est-à-dire pour le sacrum, les talons, et quelquefois les trochanters.

Si on suppose la réduction obtenue, il faut songer à la maintenir. — Il se présente différents procédés ; le repos horizontal sur un matelas simple ou rendu plus rigide par l'interposition d'une planche, — le repos horizontal, avec coussin sous le siège de la fracture, — le repos horizontal avec traction, — la gouttière de Bonnet, — le corset plâtré. Il importe d'examiner les avantages de chacun d'eux.

§ I. — Repos horizontal.

La simplification du traitement est poussée un peu loin par M. Félix Lejars (p. 925), même pour les cas favorables. « Si vous vous êtes convaincus que la moelle n'a pas souffert, et que les lésions rachidiennes ne portent que sur l'arc postérieur et ne se compliquent d'aucune dépression notable, vous n'aurez, dit-il, qu'à maintenir votre blessé dans le décubitus horizontal, dans l'immobilité complète ; l'accident est simple, et le traitement aussi ». Cet enseignement, très moderne, gravera dans les mémoires le principe de l'immobilisation et aussi l'attitude de choix dans le décubitus horizontal.

Parmi tous les modes d'expectation, c'est bien le meilleur ; mais, pour faire œuvre salutaire, le chirurgien placera mieux l'expectation pendant le temps où il faut bien attendre la consolidation ; et il commencera toujours par rechercher les indications de nature à favoriser les conditions propices pour réparer le foyer de fracture, par la dissémination du sang de l'hématôme, par la reconstitution de la circulation lymphatique, par la correction des tassements et autres défectuosités, qui s'abritent plus ou moins dans les muscles et les aponévroses, aussi bien que dans les os et dans le périoste. — Il ne faut pas négliger de gaîté de cœur les ressources, toujours

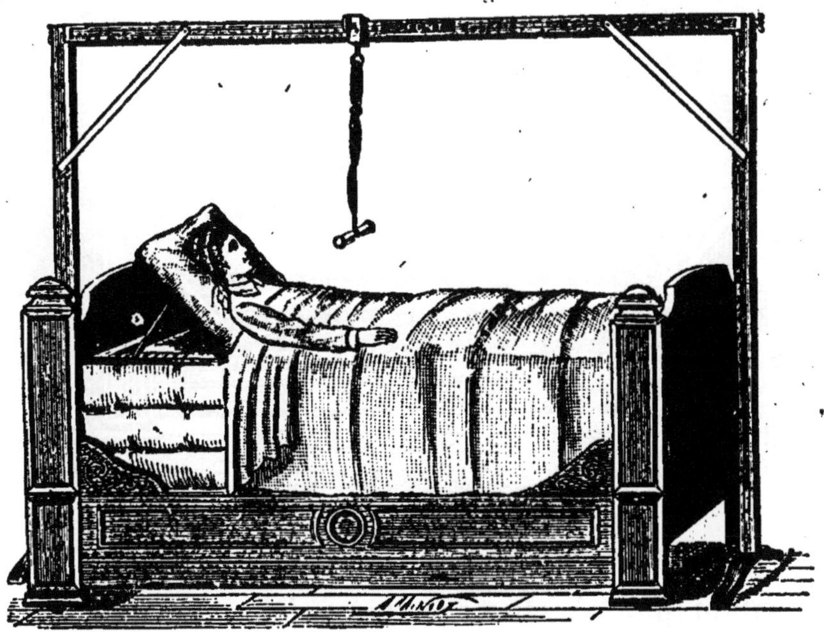

Fig. 36.

utiles, que réserve le massage du rachis, spécialement lorsqu'il est pratiqué avec mesure, pendant le décubitus horizontal, conjointement avec l'extension et la contre-extension. Nous en avons vu une curieuse démonstration.

Cependant, M. Félix Lejars y revient à plusieurs

reprises; et son opinion importe, puisqu'elle est connue et donnée parfois en exemple. Pour ce chirurgien, lorsqu'il y a des désordres médullaires graves, sans déformation rachidienne notable, la seule indication qu'il faille remplir, c'est l'immobili-

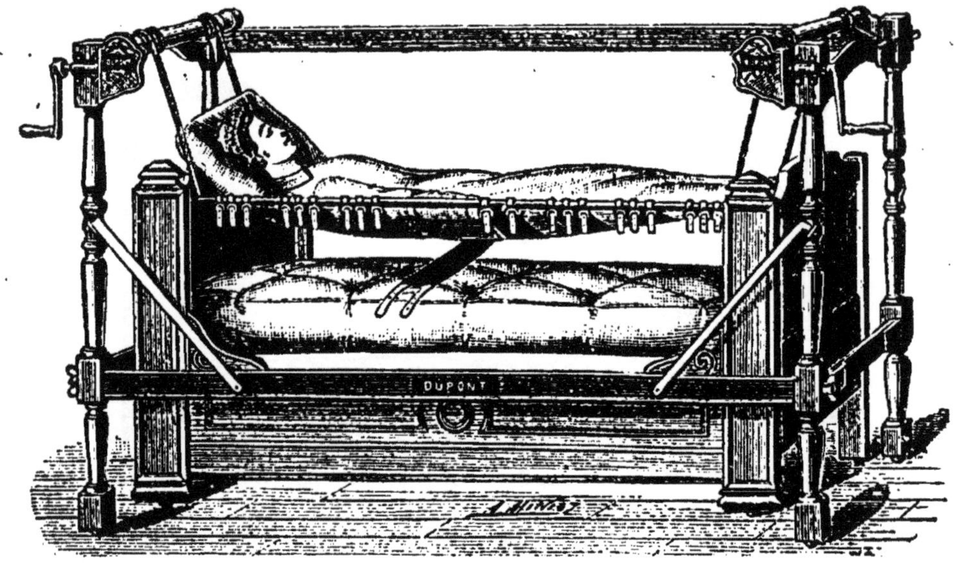

Fig. 37.

sation (p. 925). On ne peut que s'étonner d'un exclusivisme à ce point absolu.

Sans doute, il est difficile de concilier l'immobilisation avec la massothérapie combinée, avec des manœuvres d'extension et de contre-extension; mais il ne faut pas croire qu'il y a incompatibilité complète entre l'une et l'autre des deux ressources. Il est délicat d'en établir la répartition équitable; et il n'est guère possible d'en libeller une formule applicable à tous les cas. M. **Félix Lejars** en donne lui-même l'argumentation. Il y a trop d'éléments inconnus dans les premiers temps d'une fracture du rachis, pour qu'on puisse se permettre de porter un pronostic définitif. « De fait, l'absence de toute déformation nette (et, chez les sujets obèses, l'exploration ne laisse pas que d'être parfois malaisée), ne suffit pas à éliminer l'hypothèse d'une compression osseuse ; et les fracas des corps vértébraux sont de types trop variés, pour qu'on puisse juger toujours de l'état du canal rachidien d'après les irrégularités de l'arc postérieur. Il arrive encore que la moelle ait été contuse, et irrémédiablement contuse, au moment même du traumatisme, sans que les fragments aient conservé leur déplacement initial. De ces deux éventualités, *vous ne pouvez rien savoir* à la période du début ; mais la paraplégie, la paralysie des sphincters sont complètes, et restent complètes ; et les accidents trophiques ne tardent pas à paraître. On ne saurait oublier pourtant que, dans ce groupe de faits, se rangent un certain nombre de traumatismes *spontanément réparables*, alors même que la première exploration témoignait des désordres médullaires les mieux caractérisées » (p. 926).

Dans un doute ainsi avoué, il ne suffit pas d'employer l'un des moyens connus de contribuer à la guérison, celui qui consiste à délaisser le blessé dans l'attitude de choix : il y a plus et mieux à entreprendre : c'est l'intervention active du massage combiné avec l'allongement du rachis.

Et cependant, tel est le découragement, le fatalisme des modernes, que plusieurs se bornent à donner un conseil évasif ; puis ils s'éloignent. Aucune ressource ne leur inspire confiance ; ils s'en désintéressent...... On en jugera par ces expressions de MM. Gross, Rohmer, Vautrin et P. André (de

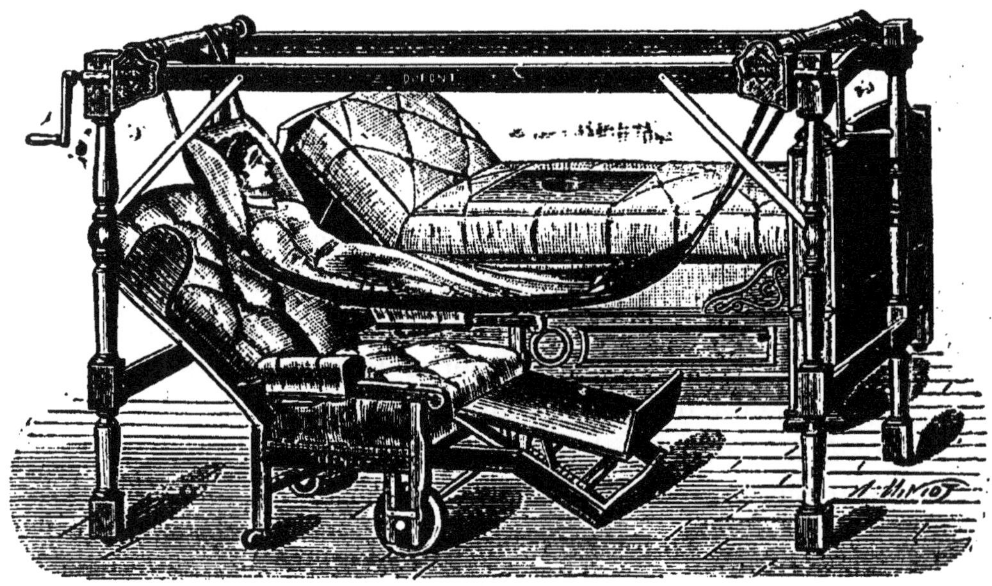

Fig. 38.

Nancy). « Malgaigne a recommandé de tenter, s'il y a lieu, la réduction. Cette intervention est encore fort discutée ; et la plupart des chirurgiens se bornent à faire de l'expectation et à conseiller de coucher le blessé sur un lit modérément dur, de donner aux parties une position convenable et d'assurer l'immobilité par une gouttière de Bonnet ou quelque autre appareil » (1).

(1) *Nouv. élém. de pathologie chirurgicale;* Paris, 1901 ; III, 224-225.

Il y en a d'autres qui s'abandonnent au découragement, sous prétexte de la crainte d'aggraver les désordres ; et ils « se prononcent pour l'abstention » (1).

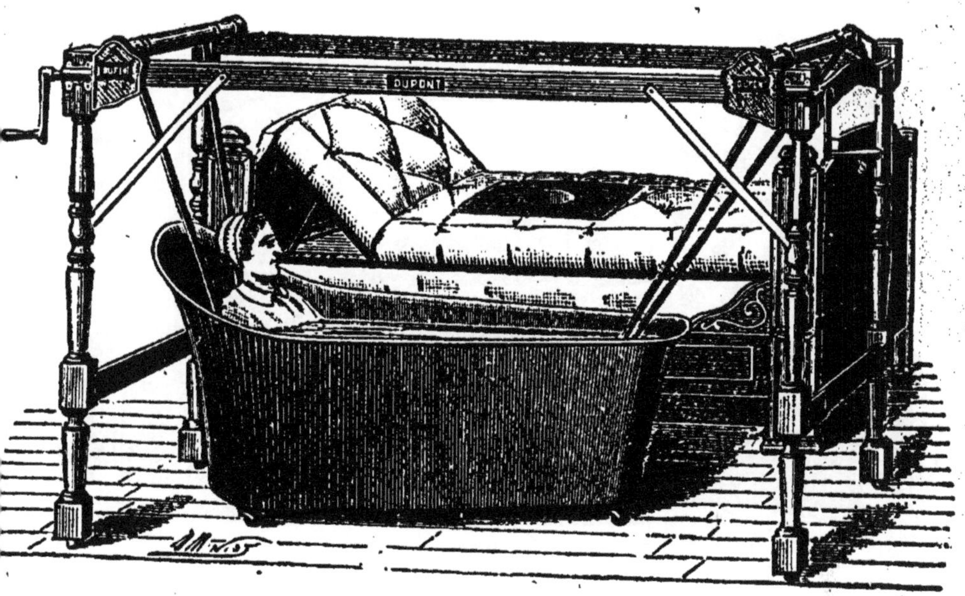

Fig. 39.

Même dans ces circonstances d'un scepticisme mal déguisé de plusieurs chirurgiens, il faut se resaisir ; il faut subir la nécessité d'une lourde charge et reprendre chaque jour, et sans routine, les admonestations et les encouragements adressées à un personnel, qui se fatigue, mais qui s'abandonne

(1) Kirmisson ; lésions traumatiques du rachis, dans le *Traité de Chirurgie*, dirigé par Duplay et Reclus, 2e édition, Paris 1897, III, 616.

d'autant moins qu'il se sent plus exactement surveillé.

C'était bien simple de se laisser aller comme on le faisait il y a un siècle : on en peut juger par cet enseignement de Thillaye. « Après la réduction faite,

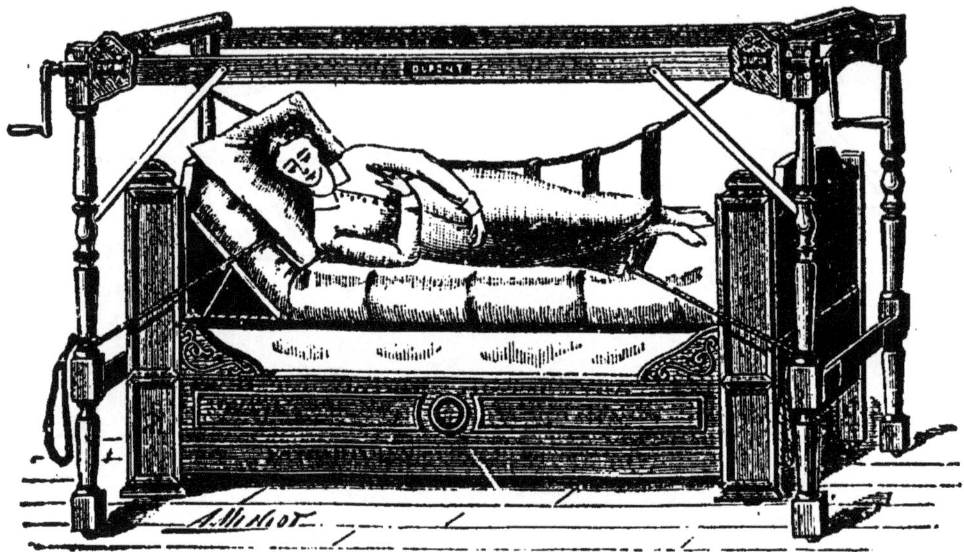

Fig. 40.

on met sur la partie plusieurs compresses trempées dans une dissolution de sel ammoniac animée d'eau-de-vie, que l'on maintient par le quadriga, que l'on fixe par quelques tours, comme dans l'étoile double ; quelquefois on soutient l'appareil avec un bandage de corps fixé par un scapulaire. On place le malade horizontalement dans son lit ; on le laisse longtemps dans cette position ; car le repos est un des moyens puissans dans les divulsions et fractures des vertèbres; il faut consulter à ce sujet le mémoire de David sur les *contre-coups.* » (1)

Plusieurs contemporains sont plus attentifs aux détails; ils tiennent compte de tous les soins, qui ont

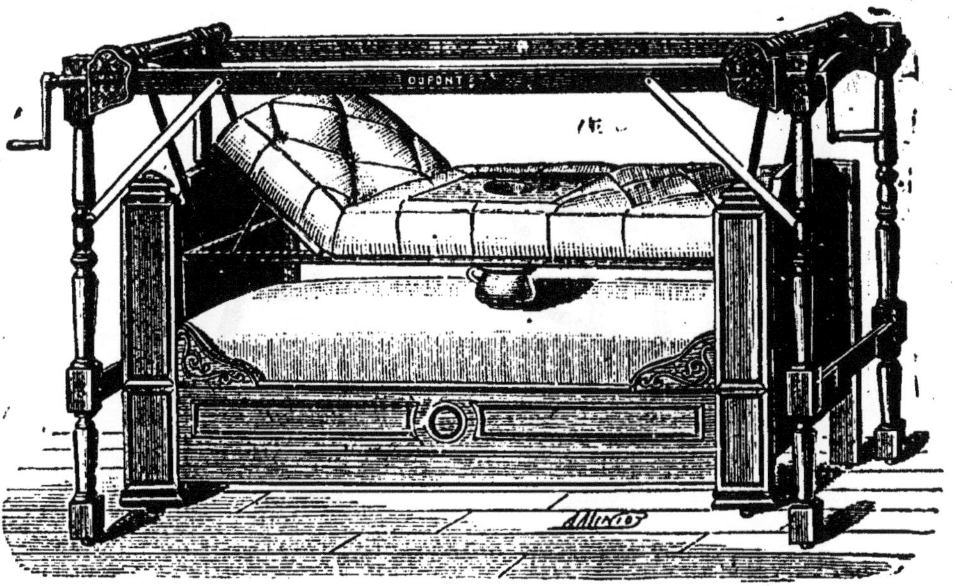

Fig. 41.

leur part d'utilité pour prévenir les complications. « Le lit sur lequel on couchera le blessé devra remplir certaines conditions spéciales. Il est utile d'y placer un matelas à eau pour combattre, autant que possible, la prédisposition aux eschares. Le plan du lit doit être horizontal : le couchage de la

(1) *Traité de bandages et appareils,* par le citoyen THILLAYE. Paris, an VI de la République, 1798, page 91. Art. VI : Bandage pour la luxation et fracture des vertèbres.

tête est tout particulièrement à surveiller... Tous les points de la surface du corps, où les eschares peuvent se produire, doivent être couchés sur des coussins ronds, mieux sur des coussins à air ou à eau ; et, autant que possible, il faut changer de temps à autre la position du blessé. Il est encore nécessaire de surveiller la position des pieds *(fig. 42)*, de manière à empêcher leur extension prolongée et

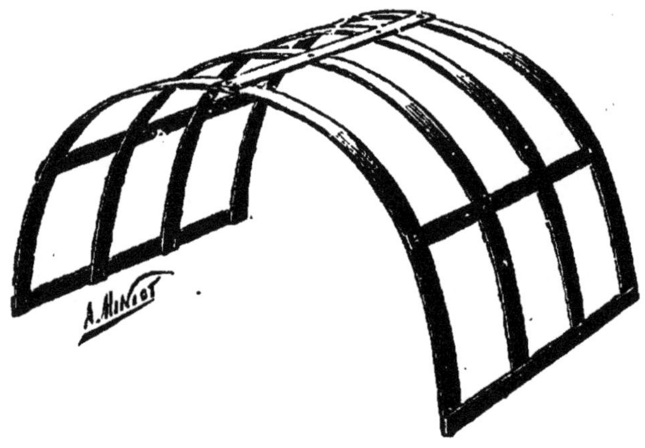

Fig. 42.

la formation d'un équino-varus paralytique consécutif.

» Les soins de propreté, toujours difficiles, devront être tout particlièrement surveillés, pour empêcher le contact prolongé des téguments avec les urines et les matières fécales... Afin d'éviter la nécessité de soulever, ou de tourner le blessé, un lit à suspension rendra les plus grands services. » (1)

(1) Gross, Rohmer, Vautrin et André. — *Nouv. élém. de pathologie chirurgicale.* Paris, 1900, III, 224.

M. Lherbier n'a pas manqué d'y insister. (1)

Le repos horizontal est le plus primitif. Il consiste à coucher le malade sur un matelas reposant sur une planche ; la tête est un peu élevée ; le tronc doit être tout entier dans l'extension, le dos reposant sur le matelas.

Cependant, quelques chirurgiens ont préféré le repos horizontal, le malade étant tourné sur le ventre, un peu fléchi par un coussin. Ils ont la prétention d'étendre ainsi le rachis ; et, avec le coussin, de refouler la saillie antéro-inférieure. Nous voyons bien dans cette manœuvre une flexion du rachis et une tendance de plus pour le fragment supérieur à passer en avant de l'inférieur, pendant que les apophyses articulaires tendent à s'écarter en arrière ; mais nous ne voyons pas bien comment un simple coussin peut, à travers l'abdomen, repousser le fragment inférieur faisant déjà un angle rentrant avec le supérieur. D'ailleurs cette position est extrêmement fatigante pour le malheureux blessé et presque impossible à garder. Cependant, on mentionne des cas, où elle fut conservée plusieurs semaines. — Plusieurs blessés, ont, à notre connaissance, refusé opiniâtrement de se prêter à la moindre tentative de décubitus ventral.

D'autres ne l'emploient pas dans tous les cas, mais seulement quand le malade n'a pas besoin d'être sondé. — C'est que, en effet, cette position est presque

(1) H. Lherbier. — *Traitement des fractures indirectes du rachis, région dorso-lombaire.* Thèse de Paris, 1892.

incompatible avec le cathétérisme; mais alors, c'est la condamnation par le fait même, puisque le cathétérisme est presque toujours nécessaire, la rétention d'urine existant dans les fractures, même les plus bénignes.

Quant à nous, nous n'admettons que le décubitus dorsal ; ce n'est là qu'un moyen bien infidèle et bien imparfait pour maintenir la réduction. Le malade remue sans cesse, il a toujours tendance à relever la tête, vouloir se redresser, essayer de s'asseoir en s'aidant des coudes et des mains ; les mouvements de rotation ne sont nullement empêchés ; rien, en un mot, ne s'oppose au déplacement, excepté la simple extension que fournit l'action des muscles qui tendent à la maintenir. Aussi, ce moyen si simple n'est qu'un pis-aller, qu'on n'emploie que temporairement, dans les cas urgents où l'on n'a rien sous la main.

Tout imparfait qu'il soit, il rendra des services à la campagne, et dans les endroits où on ne dispose pas de gouttière de Bonnet. On peut, d'ailleurs, ajouter un coussin, ou oreiller, sous le siège de la fracture, pour maintenir la cambrure du rachis et refouler les saillies ; on recommandera bien au malade de ne pas s'asseoir, ni remuer ; on peut, en outre, le fixer davantage par des coussins latéraux.

Mais les matelas ordinaires deviennent bien souvent la cause d'eschares, et il est très recommandable d'avoir recours à des matelas d'eau. — Les lits à air ne sont pas aussi convenables à cause de leur facile compression.

Parmi les matelas à eau, nous préférons, avec Hamilton et Poinsot, « les matelas hydrostatiques séparés *(fig. 43)*, qui ont, sur les premiers, l'avantage fort considérable d'offrir un plan suffisamment résistant et cependant une élasticité convenable.

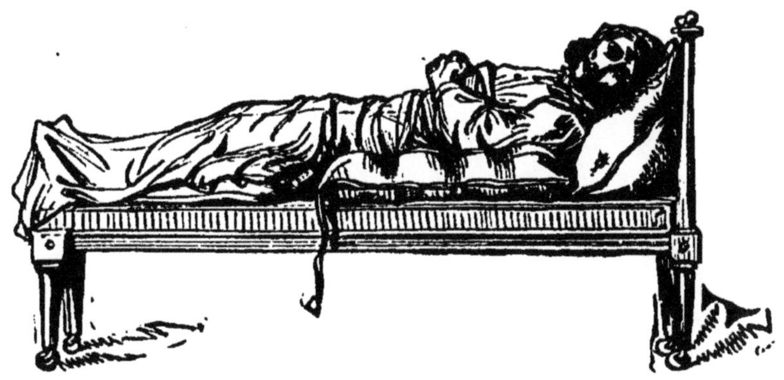

Fig. 43. — Matelas hydrostatique partiel.

» Combinés avec un appareil destiné à soulever le malade, ces matelas sont merveilleusement efficaces pour prévenir les eschares. » Quant aux appareils destinés à soulever le malade, nous donnons celui de M. Hoopfer, figuré et conseillé par Poinsot, comme le mieux approprié à son emploi : « Son mécanisme léger, solide, peu coûteux, peut être aisément manœuvré par une seule personne. »

Dans les cas d'apparence bénigne, on n'obtient qu'un résultat bien médiocre, lorsqu'on simplifie trop le traitement, comme il arrive parfois dans les services très chargés et même encombrés.

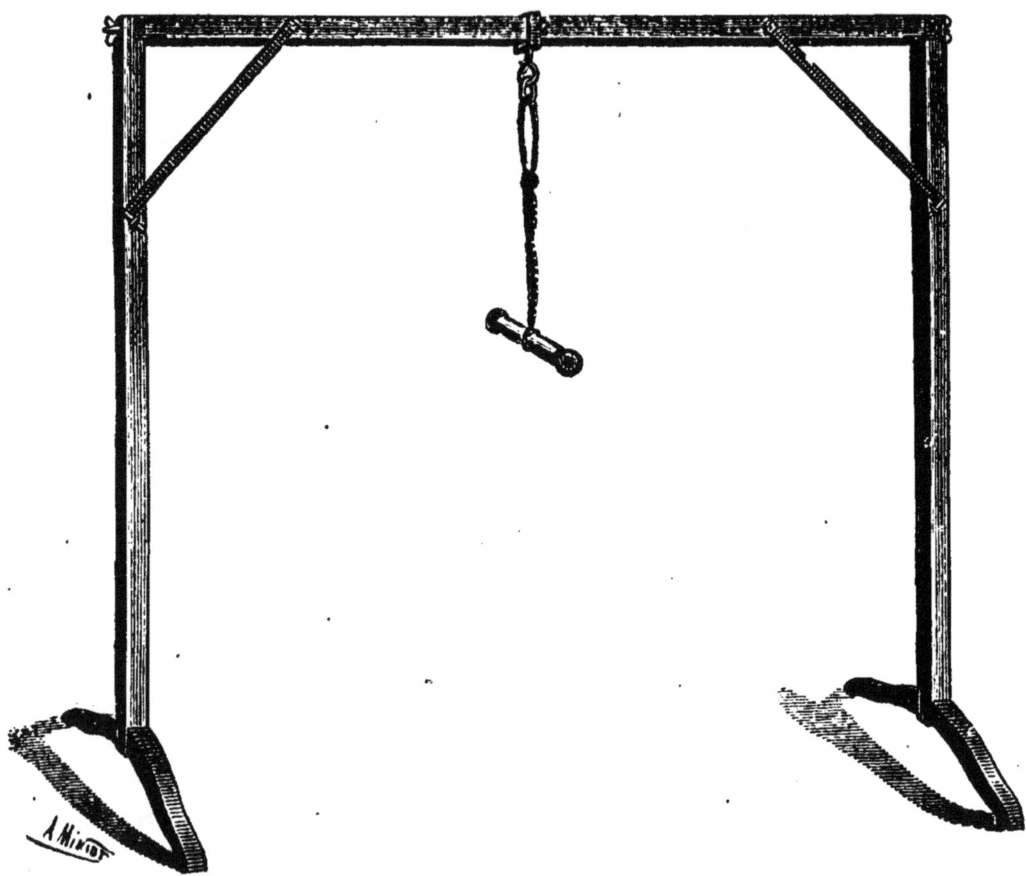

Fig. 44.

Observation XVIII (Ménard). *Chute sur le dos; fracture dorso-lombaire.* — Le 19 décembre 1887, François P..., aide-maçon, 27 ans, étant chargé d'un bac de briques, fit une chute; il tomba du premier étage, c'est-à-dire à environ cinq mètres. La chute se fit sur le dos. Le blessé perdit aussitôt connaissance. Quand il revint à lui, il ne pouvait plus remuer les jambes, et il se plaignait beaucoup des reins. On le conduisit sur une civière.

On reconnut une saillie à la région lombaire, et on y appliqua des compresses d'alcool. — Le décubitus dorsal fut complété par une planche sous le matelas, avec un seul oreiller.

Le blessé remuait les jambes deux ou trois jours après l'accident. Les douleurs du dos persistaient, sans aucune irradiation. La sensibilité, obtuse les premiers jours dans le membre gauche, reparaissait également.

Le jour de l'accident, on avait été obligé de le sonder, ainsi que le lendemain matin; mais, dès le soir du second jour, il urinait seul. Le ventre était ballonné. La cuisse gauche fut le siège de soubresauts musculaires durant trois ou quatre jours.

Le blessé est ainsi resté trois semaines sans se lever. La jambe gauche, seule atteinte, fut électrisée.

Au bout de deux mois, P... sortait de l'hôpital, marchant avec un bâton.

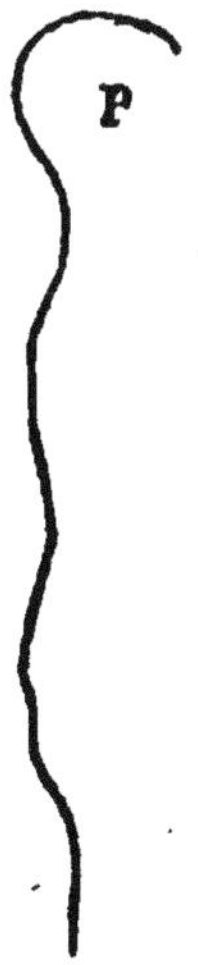

Nous l'examinons à la Maison de Secours le 15 septembre 1888, et, de nouveau, le 1er février 1889, pour prendre la courbure de son rachis à l'aide d'une tige creuse de cuivre remplie de résine. — Le manœuvre ne peut encore reprendre son travail, à cause des douleurs de reins qu'il ressent encore quand il se penche en avant. Ces douleurs reviennent par élancements, surtout la nuit, ou « quand le temps va changer » (d'après son récit); elles sont localisées au siège de la fracture.

On constate, à la partie inférieure du rachis, une gibbosité assez prononcée que l'on décompose facilement. La deuxième lombaire fait une saillie considérable, de 2 centimètres au moins; au-dessous, la crête lombo-sacrée est déprimée, en lordose de compensation. Au-dessus, à 6 centimètres, une

Fig. 45.

nouvelle apophyse est saillante; et, entre les deux, à 2 centimètres de la ligne médiane, on sent une petite saillie. Enfin à3 centimètres encore au-dessus de la deuxième saillie médiane existe une autre apophyse saillante. On constate de l'hyperesthésie au contact, à la piqûre, au froid, au niveau de la déformation, et à gauche, dans le membre inférieur et sur le thorax. Les douleurs, qu'il ressent quand il est courbé, sont indiquées par le blessé surtout au-dessous de la gibbosité. Il n'y a aucun trouble de la motilité, de la miction ni de la défécation.

On peut croire que le résultat aurait été moins tardif, et moins incomplet, si le traitement avait pu être mené dans un des établissements spéciaux pour les blessés du travail; mais il serait injuste de prétendre l'assurer. Il suffit d'en retenir la défectuosité du résultat d'un traitement par les procédés de simplification.

L'action du décubitus n'est plus réduite à une simplicité élémentaire, lorsqu'il s'agit de la méthode de Cras, de Brest.

Observation XIX. *Fracture de l'onzième dorsale traitée par la méthode de Cras ; amélioration très considérable.* (Élouet, thèse de Paris, 1838, p. 69). — A... (J.-M.), 35 ans, maçon, entre à l'hôpital de la marine, le 24 septembre, service du professeur Cras.

Cet homme a fait, dans la matinée, une chute, de la hauteur du deuxième étage, sur les fesses ; il a perdu connaissance au moment de l'accident. A son arrivée à l'hôpital, il a repris ses sens, et l'on constate les symptômes suivants : douleur très vive au niveau de la région lombaire, s'exapérant à la moindre pression ; paraplégie incomplète, mouvements de reptation produits par les muscles de la cuisse lorsqu'on lui dit de soulever les membres. Les muscles de la jambe sont inertes ; il n'existe pas de mouvements volontaires de flexion et d'extension des orteils ; la sensibilité est obtuse à la paroi abdominale, aux fosses et à la partie supérieure de la cuisse ; elle est nulle à la jambe et au pied. La muqueuse anale est insensible, ainsi que la muqueuse uréthrale.

L'exploration de la colonne vertébrale est très douloureuse vers l'onzième dorsale ; et, à ce niveau, on constate une saillie angulaire masquée en partie par un épanchement sanguin. La fesse droite, vers l'ischion, est distendue par une bosse sanguine. Le périnée est violacé et présente une plaie peu profonde, qui laisse suinter un peu de sang. Pouls : 92 ; T. : 37°4.

On porte le diagnostic : fracture de la colonne vertébrale et probablement de l'onzième dorsale. Le malade est couché sur un cadre percé, avec un coussin sous la région lombaire.

25 *septembre.* — Nuit assez bonne ; respiration un peu gênée ; quelques vomissements ; pas d'émission d'urine. L'insensibilité est la même. On introduit une sonde en caoutchouc, n° 16. Le passage de la sonde n'est pas senti. Plus de 4 à 500 grammes d'urine ne renfermant ni sucre ni albumine. Pas de selles. Prescription : régime à volonté, eau vineuse, demi-lavement.

26 *septembre.* — Aucune modification. Cathétérisme. Demi-lavement purgatif donnant lieu à une selle involontaire quelques heures plus tard ; pas de fièvre. Même prescription.

27 *septembre.* — On place le blessé sur un amas de coussins disposés en forme de double plan incliné dont la tête répond au siège présumé de la fracture. Le tronc est ainsi placé en déflexion forcée, les fesses touchant à peine le plan du lit.

28 *septembre.* — La position a été conservée sans trop de peine depuis la veille. La sensibilité est incontestablement

plus étendue ; le malade éprouve le besoin d'uriner, bien qu'il ne puisse accomplir cet acte spontanément. Le passage de la sonde est nettement perçu.

Pour maintenir le tronc dans la déflexion, qui paraît diminuer la compression, on a recours à l'appareil de suspension. On glisse sous la région lombo-dorsale une plaque capitonnée, à l'aide de laquelle on maintient la déflexion telle qu'elle est produite par l'appareil provisoire. On place sous les épaules, sous les fesses et les membres inférieurs, les autres pièces de l'appareil ; et on soulève le blessé en déflexion lombo-dorsale. Sous le siège de la fracture, un fort coussin de balle d'avoine est maintenu par un bandage de corps et on enroule autour du membre inférieur du bassin et du tronc jusqu'au mamelon, des bandes d'ouate maintenues par un bandage spécial ordinaire.

Avant de placer tout cet appareil de bandes silicatées, une plaque épaisse de gutta-percha est appliquée à la région lombaire; 90 mètres de bande silicatée sont employés.

Le blessé est maintenu suspendu pendant deux heures ; puisse on le laisse reposer sur le cadre. Pouls : 88 ; T. : 37,2. Prescr. id.

29 septembre. — La sensibilité fait des progrès manifestes. Cathétérisme matin et soir. Légère uréthrite ; pas de selle.

30 septembre. — Régime à volonté. Eau vineuse. Demi lavement. La sensibilité reparait complètement dans les membres inférieurs.

Aucune modification notable ne se manifeste jusqu'au 15 octobre. Les urines sont un peu troubles, muco-purulentes (uréthrocystite). La température oscille de 36,3 à 37,6. On pratique le cathétérisme, deux fois par jour, et tous les deux jours on donne un lavement. La constipation est opiniâtre.

15 octobre. — Accès de fièvre attribué à une congestion rénale ; une selle. Pouls à 100 ; T., 40° (sulfate de quinine, 0,60).

16 octobre. — La nuit a été fort agitée ; il y a eu du délire. On ouvre le bandage en enlevant une valve antérieure sur le tronc et en débarrassant les membres. Il ne reste plus du bandage qu'une cuirasse appliquée sur la région dorsale sous laquelle est placé un coussin.

Depuis quelques jours un matelas d'eau a été glissé sous le cadre. Pouls, 108 ; T., 38°.

17 octobre. — Le blessé accuse une assez vive douleur à la région lombaire gauche. La quantité des urines est à peu près normale, 1200 gr. Dépôt muco-purulent au fond du vase. Ni albumine ni sucre. Amaigrissement marqué des extrémités inférieures. Œdème des malléoles. La sensibilité est complètement revenue. La motricité est toujours diminuée dans les membres inférieurs. Elle est abolie aux orteils droits et gauches ; le pied gauche est dans l'extension. Pouls, 96. T., 36°6 (Prescription : régime à volonté. Eau vineuse. Viande crue, 100 gr. Lactophosphate de chaux, 0,50. Sulfate de quinine, 0,50).

18 octobre. — Nuit bonne. Pas de fièvre. Pouls, 80 ; T., 36° ; pas de selles depuis trois jours (Prescription, id., demi-lavement purgatif).

18 octobre au 3 novembre. — Même état ; pas de fièvre ; sommeil bon, peu d'appétit. On sonde deux fois par jour. Urine, 1200 gr., contenant encore du muco-pus. Ni albumine, ni sucre. Constipation. Lavement purgatif tous les trois jours.

3 novembre. — Aujourd'hui, pour la première fois, on constate des mouvements de flexion et d'extension des orteils à droite.

5 novembre. — Le malade commence à uriner spontanément.

6 novembre, matin. — Nuit agitée, coliques. On constate à l'hypogastre, à gauche, une masse dure, composée de matières fécales qui sont expulsées à la suite de lavements huileux et de desobstruction mécanique.

6 novembre soir. — Mieux sensible, pas de fièvre. Le blessé a uriné spontanément un verre d'urine trouble et rouge. A gauche, le mouvement des orteils commence à être apparent.

7 novembre. — Le malade a encore uriné seul, mais peu.

8 novembre. — Le malade continue à uriner seul. La sonde à la visite du matin, ne ramène que 200 gr. d'urine.

12 novembre. — 1200 gr. d'urine dans dans les 24 heures. On remplace les coussins placés sous le malade. On le débarrasse de la cuirasse silicatée.

Une petite eschare siège au niveau de la fracture.

13 au 20 novembre. — Même état. 1200 gr. d'urine en moyenne. Constipation.

20 novembre. — Nombreuses selles iuvolontaires dans la nuit.

20 novembre au 2 decembre. — La quantité d'urine varie entre 900 et 2000 gr. La température, prise chaque jour, oseille entre 36°8 et 38°4. Selles involontaires.

Une nouvelle eschare parait à la région sacrée. Par suite d'un malentendu, l'infirmier a enlevé le matelas d'eau et placé le blessé dans une position telle que tout le poids du corps portait sur le sacrum.

5 décembre. — L'eschare du dos est stationnaire ; celle du sacrum a augmenté d'étendue. — Les urines sont beaucoup plus claires. Urine, 1650 gr. T., 36°8 ; pouls, 76. On ajoute au régime deux litres de lait.

7 décembre. — Trois selles involontaires. Urine, 1200 gr. ; T., 37°2 ; pouls, 76. Mouvements de la jambe gauche plus étendus.

9 décembre. — Jour où vois le blessé pour la dernière fois, la sensibilité est très marquée dans les membres inférieurs. Le malade peut soulever le membre gauche à une hauteur de quinze centimètres environ. Le membre droit est plus lourd. Cependant il peut aussi le mouvoir, mais non l'élever. Le malade a beaucoup maigri. Les douleurs lombaires ont disparu. Plus de douleur au niveau de la fracture. On peut tourner complètement le blessé sur le côté gauche sans lui faire éprouver de douleurs.

Les eschares suppurent beaucoup.

Les urines sont émises naturellement et en quantité normale,

Elles ne contiennent qu'une faible quantité de muco-pus. Quand le malade va à la selle, il rend d'abord une certaine quantité de mucosités et de gaz, puis de matières fécales consistantes. Pas de fièvre. Appétit bon.

L'action du décubitus, alors même qu'il est complété par la déflexion, n'est pas exempt de déceptions. Il impose d'ailleurs au blessé une attitude vraiment pénible, surtout lorsqu'il s'agit d'y séjourner longtemps.

Quelles que soient les particularités du décubitus, « on tiendra les blessés dans la plus parfaite propreté : la moindre érosion devient, chez ces blessés, l'occasion d'ulcères.

» Si des eschares se creusent, on couchera le blessé sur un matelas à eau. » (Forgue et Reclus ; II, 109.)

§ II. — Extension continue.

L'extension continue est un système trop commode pour qu'on n'ait pas tenté son application, du moins dans les cas les meilleurs des fractures de la colonne vertébrale.

« Quelques chirurgiens ont réussi au moyen de l'extension continue par le simple poids du corps, le blessé étant placé sur un plan incliné à 45°. C'est ce que fit Malgaigne, qui aida la réduction par des coussins soulevant la région fracturée et réduisant l'angle de déplacement » (1).

(1) Forgue et Reclus ; II, 101.

M. Roux de Brignoles objecte que ce procédé est trop lent ; qu'il faut des tractions trop fortes et qu'il peut en résulter des ulcérations et même des eschares.

« Gay a essayé de l'extension continue par des poids : le malade guérit, mais avec des troubles

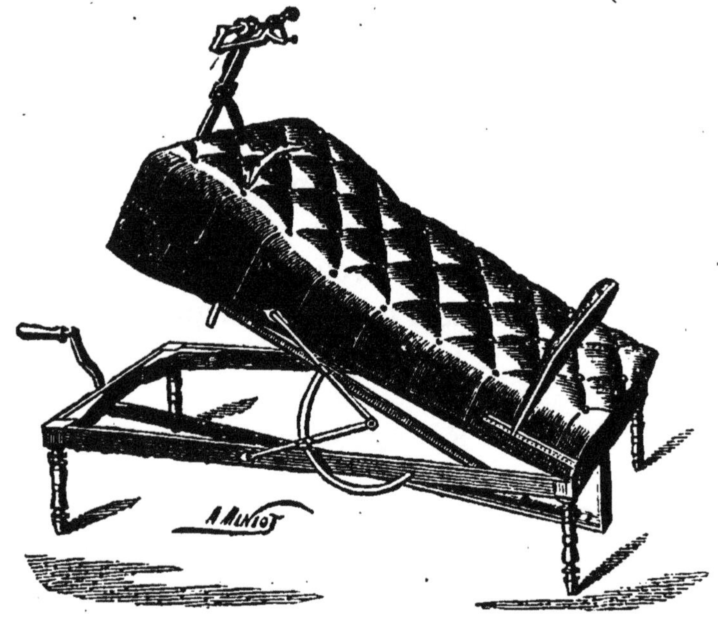

Fig. 46. — Appareil pour l'extension continue, construit par la maison Dupont (de Paris), avec possibilité de varier l'amplitude de l'angle d'inclinaison, qui détermine la contre-extension par le poids du corps.

paralytiques persistants » (1). — J. Wood a également employé ce procédé. — M. Roux de Brignoles lui est

(1) *The Lancet ;* 11 mars 1876 ; p. 350. — Cf. FORGUE et RECLUS ; *Thérap. chir.*, 2me édition, Paris, 1898 ; II, 101.

redevable d'un succès remarquable dans un cas de fracture de la colonne vertébrale (1).

Carafi, qui l'a parfois employé, énonce en principe qu'il faut arrêter les tractions dès que la réduction paraît obtenue, afin d'éviter les eschares causées par le peu de vitalité des tissus.

Le procédé le plus ordinairement employé est de coucher le malade horizontalement et de placer la traction dans le même plan ; mais cette disposition est subordonnée à la forme de la déviation ; et parfois il faut, au contraire, élever les membres inférieurs ; d'autres fois, c'est la tête et la partie supérieure du tronc qui dépassera en hauteur l'extrémité inférieure.

La traction est exercée, soit par un lien élastique, soit par des poids de plus en plus lourds, allant jusqu'à 10 ou 12 kilogs, attachés à l'extrémité d'une corde, qui glisse dans une poulie de réflexion placée à la partie inférieure du lit.

M. H. Helferich (de Greifswald), explique comment il fait le traitement des fractures de la région thoracique et celles de la région lombaire. Pour exercer la traction sur la tête et sur le bassin, il se sert en haut de l'anse de Glisson, qui ressemble bien au système occipito-mentonnier de l'appareil à suspension de Sayre; et il emploie en bas une sorte de ceinture qui sert de pièce de prise pour la traction. Il organise cette extension en permanence; et il

(1) André, thèse, 1894.

obtient *parfois* une réduction au niveau du foyer de fracture (1).

Une seconde fois (p. 132) le même auteur se prononce dans le même sens. Pendant les premiers temps, il considère comme un traitement de choix

Fig. 47 — Tirée de H. Helferich; *manuel-atlas des fractures et luxations;* 2me édition française, par Paul Delbet; Paris, 1901.

celui qui consiste à placer le blessé dans une attitude convenable, en faisant l'extension continue.

Il semble que l'extension continue ne soit point

(1) « Dans les fractures de la portion cervicale, on peut, avec l'aide de l'anse de Glisson fixée à la tête et de poids opérant la traction continue (tandis que la tête est passée sur un appareil à glissière analogue à la glissière de Volkmann pour le membre inférieur), obtenir des résultats satisfaisants et immobiliser le point fracturé. — Mais, souvent, les blessés se trouvent beaucoup mieux dans le décubitus dorsal simple, avec la tête soutenue par des coussins de balle d'avoine. » (H. Helferich, de Greifswald; *Manuel des fractures et luxations*, 2me édition française par Paul Delbet, Paris, 1901, p. 130).

délaissée en France ; on n'en publie guère d'observations, mais il en est encore question dans quelques livres récents.

Dans les cas de fractures dorso-lombaires du rachis, « on applique, écrit M. Lejars, l'extension continue sur les deux membres inférieurs, au tiers inférieur de la cuisse, par le procédé de M. Hennequin, le blessé restant couché à plat, et la contre-extension s'exerçant par deux lacs axillaires. — On peut encore utiliser purement et simplement le poids du corps, en surélevant la tête du lit, suivant la pratique de Malgaigne » (1).

L'objection est toujours la même ; et M. Lherbier a eu raison de le redire : — il faut agir vite, et le procédé de l'extension continue est essentiellement lent ; — il faut déployer une force assez considérable, et on est limité à l'emploi de tractions faibles par prudence ; — enfin, on est toujours menacé de la déception des eschares, puisqu'il faut placer dans une position déclive les membres inférieurs, dont la nutrition est déjà compromise par l'altération du centre nerveux médullaire.

On a bien essayé d'obvier à cet inconvénient en faisant les tractions sur les jambes et les cuisses, avec la précaution de prendre un large point d'appui à l'aide de bandelettes de diachylon ; on a fait la contre-extension principalement par le poids du

(1) Félix Lejars. — *Traité de chirurgie d'urgence ;* 3e édition ; Paris, 1901 ; p. 929.

corps, disposé en déclivité, comme dans le traitement de choix des fractures de cuisse. — Encore ne peut-on « jamais oublier que ces tractions sont dangereuses, qu'il faut les repousser dans les cas graves, comme empirant encore la prédisposition déjà si pressante aux eschares et à la gangrène;..... et on ne pourra la maintenir que le moins longtemps possible » (1).

§ III. — Gouttière de Bonnet.

« L'extension continue pour la région cervicale; la gouttière de Bonnet, ou, à son défaut, la gouttière improvisée, que MM. Forgue et Reclus signalent au chapitre du mal de Pott : voilà les moyens de réaliser l'immobilisation » du rachis fracturé (1898; II, 108-109).

Pour suppléer à la privation d'une gouttière de Bonnet, ces auteurs préservent le blessé des inconvénients « d'un lit qui se déprime. Il est facile, d'après eux (page 125), de faire construire une *couchette mobile*.

» Un panneau de bois, taillé à la longueur du blessé, perforé d'un trou pour défécation, matelassé de varech, ou de crin végétal, couvert d'une toile cirée mince, muni de manettes pour le manœuvrer facilement et d'embrasses pour immobiliser le blessé, est un lit économique, mobilisable et, au

(1) H. Lherbier. — *Traitement des fractures indirectes du rachis;* thèse de Paris, 1892.

besoin, transportable sur trois roues mobiles. — Il suffit pour porter le blessé au grand air, au soleil, pour le faire assister aux repas et aux jeux de ses camarades.

» Si la situation du blessé le permet, on lui fera construire une grande gouttière de Bonnet, qu'on peut transformer en chariot mobile par l'adjonction de roues enlevables ».

Selon que l'observe M. Roux de Brignoles, on a reproché à la gouttière de Bonnet de n'être possible que dans les grands hôpitaux, à cause de son prix élevé et surtout de présenter des courbures et des saillies qui ne sont pas toujours en rapport avec la taille du blessé. — Ces objections faisaient conseiller à Bonnet de la choisir en rapport avec la taille du malade et de la garnir de coton et de linge pour éviter l'irritation de la peau. Actuellement, le commerce fournit des gouttières de Bonnet pour toutes les tailles et pour presque toutes les dimensions de corpulence. On trouve même un assortiment habituellement disponible sur l'heure même chez les fabricants français.

En tous cas c'est un excellent appareil après l'accident, et même après la réduction, car elle permet de continuer les tractions et de manœuvrer facilement les malades.

C'est l'instrument de choix dans de légers accidents, quand des mouvements intempestifs pourraient compromettre la guérison ; il faut la conserver pendant un, deux et même trois mois, sauf dans le cas de lésions extrêmement bénignes.

Amédée Bonnet a beaucoup employé sa grande gouttière dans les fractures du rachis et il a insisté sur ses bons résultats dans ses leçons publiées par Delore.

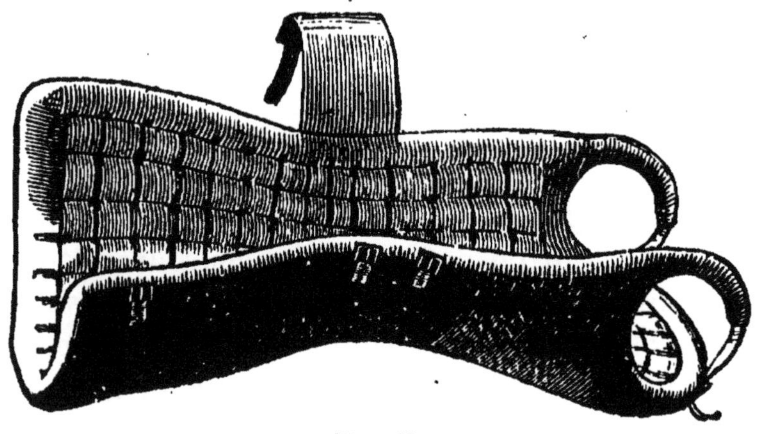

Fig. 47.

Mais on a reproché à cette gouttière certains inconvénients, ainsi que l'observe M. Lherbier. — Le premier, c'est qu'elle ne se trouve que dans les hôpitaux ; le reproche est fondé ; mais, si elle présente des avantages sérieux, ce sera une raison pour en recommander l'emploi chaque fois que cela sera possible. D'ailleurs, souvent, cette possibilité existe, car les accidents arrivent surtout dans les grands centres, là où tous les moyens dont dispose le service médical sont réunis.

On a dit qu'elle ne maintenait pas bien le blessé ;

et que, présentant des courbures et des saillies qui souvent ne sont pas en rapport avec celles du corps du sujet, elle expose ainsi au déplacement et aussi aux eschares. C'est encore vrai, et nous devons dire, d'ailleurs, que Bonnet avait prévu ces reproches

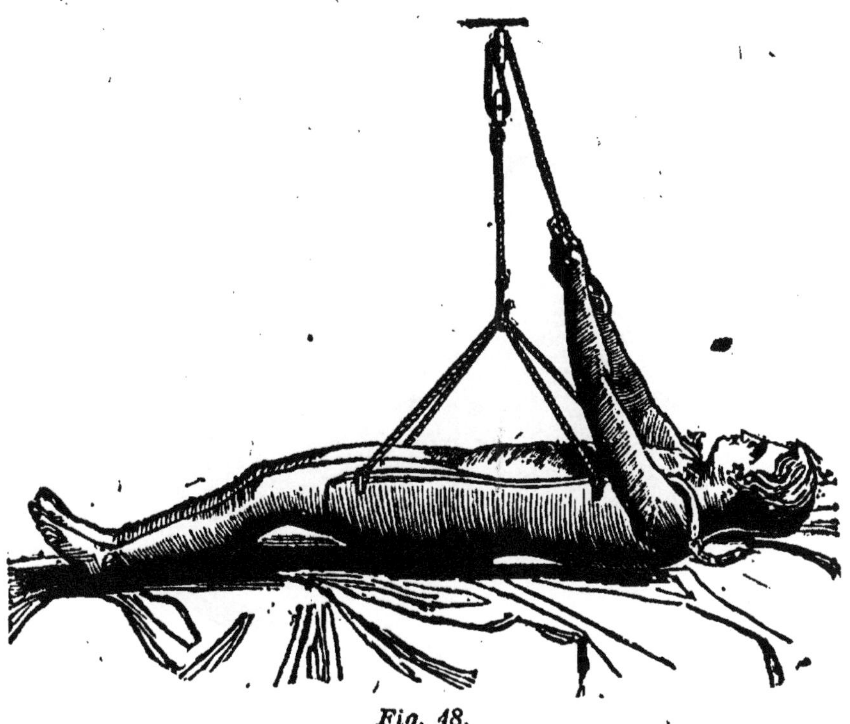

Fig. 48.

et y a répondu depuis longtemps. C'est un motif pour ne rien négliger des soins énumérés par l'inventeur.

La même gouttière n'est pas faite pour toutes les tailles et pour tous les sujets indistinctement ; il faut, autant que possible, qu'elle soit adaptée à la taille de chaque sujet. Autrement, elle peut avoir plus d'inconvénients que d'avantages ; et nous préférerions nous en passer que de l'employer trop grande ou trop petite ; car les eschares seraient presque inévitables.

Elle doit être bien garnie ; on doit y ajouter de

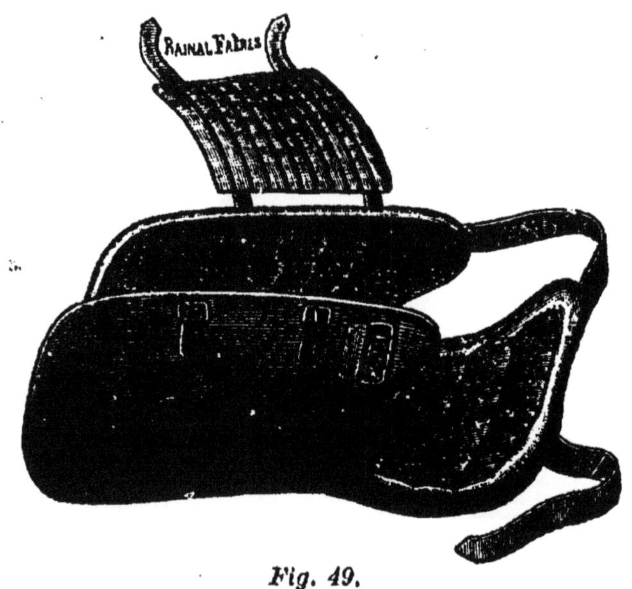

Fig. 49.

l'ouate au besoin ; seulement, comme l'ouate irrite la peau quand elle est en contact immédiat avec elle, il est convenable d'interposer un linge fin, ou bien quelque poudre amylacée contenant du talc et de l'oxyde de zinc.

» Cette gouttière, dit Poinsot, munie d'une charpente en fil de fer très fort, et soigneusement matelassée, n'expose à aucune pression douloureuse, tout en permettant de remuer le malade sans danger. Dans ce but, lorsqu'il s'agit d'un adulte, il est nécessaire d'adapter à l'appareil un système de moufles, avec lequel on pourra soulever le malade sans lui faire éprouver aucune secousse. »

Cependant les eschares peuvent se former malgré l'emploi de la gouttière de Bonnet ; et il est même nécessaire de les rechercher ; car on ne s'en aperçoit souvent qu'en retirant le blessé de la gouttière, alors qu'on ne les avait nullement soupçonnées.

La gouttière convient à tous les cas, c'est elle que l'on emploie aussitôt après l'accident, comme aussi aussitôt après la réduction.

La réduction étant obtenue, on fait continuer les tractions, mais plus légères ; et on pourra, alors déjà, juger si le déplacement tend à se reproduire.

Donc, la gouttière de Bonnet est préparée, un coussin mis au niveau de la fracture, ou bien (ce que nous préférons), on emploie une gouttière se moulant exactement sur la colonne vertébrale avec cambrure dorso-lombaire ; le tout étant placé à proximité du patient, celui-ci, qui était resté couché sur le ventre, est retourné sur le dos, pendant que se continuent les tractions, très doucement, avec précautions, et, le chirurgien s'étant assuré que la déformation ne s'est pas reproduite, le blessé est déposé dans la gouttière, dont les bords ont été garnis d'ouate ; les courroies devront être assez peu serrées, et non en contact avec la peau, car on a vu souvent la pression provoquer des eschares.

C'est elle que l'on emploiera encore, quand le blessé ne présentera que de légers accidents (1).

Ces cas, en apparence bénins, doivent être traités comme les autres. — Il ne suffit pas d'un lit dur, d'un repos horizontal...... Peut-être plus encore que dans les cas graves, le blessé, qui n'a pas de paralysie, qui ne comprend pas la raison d'une immobilisation prolongée, a de la tendance à remuer et à s'asseoir, à se lever trop hâtivement ; — et c'est alors que la déformation peut apparaître ou s'accentuer considérablement, en même temps que la compression pourra se faire.

A ces blessés, convient donc encore la gouttière de Bonnet, qui les force à demeurer immobiles ; ou bien encore on emploiera un autre appareil : le corset plâtré ou le corset tuteur.

Combien de temps durera l'immobilisation ? Le

(1) Dans les cas *spontanément réparables*, il s'agit presque toujours, écrit M. Félix Lejars (p. 926), « de traumatismes *bas situés*, de la région lombo-sacrée, quelquefois de fractures de la région cervicale inférieure. Au dos, les dimensions moindres du canal vertébral laissent à la moelle, lors de fractures, bien peu de chances d'échapper aux attritions graves... » Et l'auteur cite un premier fait, que les critiques modernes rangent parmi les fractures du sacrum, c'est-à-dire du bassin, et non point parmi celles des vertèbres. (Cette classification est discutable, il est vrai ; mais elle est accréditée). Puis il cite un second fait, qu'il est juste de retenir. « Un homme est renversé par une lourde voiture puis transporté à l'hôpital Beaujon, où M. Félix Lejars le voit quelques heures plus tard ; la paraplégie

plus souvent, le temps sera indiqué par la marche, par l'évolution des sympiômes.

En général, elle devra, même dans les cas bénins, être prolongée pendant un mois, et même deux ou trois mois.

Pourtant, quand la déformation est insignifiante, quand la paralysie n'a existé qu'à l'état de vestiges, comme le malade demande à se lever, on peut le lui permettre beaucoup plus tôt,..... mais à la condition de lui appliquer un appareil tuteur destiné à soulager le rachis non encore suffisamment consolidé. — Cette règle est même applicable aux autres cas plus graves, alors que le malade sortira de la gouttière de Bonnet, au bout de deux à trois mois.

On verra plus loin les accidents qu'entraîne l'inter-

est complète; la sensibilité est totalement abolie, de même que la motilité; il y a de la rétention d'urine. A la région lombaire, à la hauteur de la IIIme vertèbre, existe une douleur très vive à la pression et une légère saillie de l'épine correspondante. L'immobilisation est faite dans une gouttière de Bonnet : la paralysie ne se modifie nullement pendant les six premières semaines; puis la sensibilité reparaît peu à peu; quelques mouvements du pied, de la jambe, redeviennent exécutables. L'électrisation est poursuivie avec ténacité : au bout de quatre mois, le blesé peut marcher. » (p. 926).

« Ces dénouements heureux, — souvent inattendus, — s'expliquent sans doute par le mécanisme spécial des accidents médullaires; dans les cas de ce genre il s'agit de commotion cérébrale, d'hématorachis, ou encore de contusion légère, curable, ayant porté, non sur la moelle elle-même, mais sur les nerfs de la queue de cheval, autrement résistants et aptes à la restauration anatomique et fonctionnelle. » M. F. Lejars ajoute « que les accidents paralytiques disséminés, irréguliers, incomplets, doivent faire penser à la commotion médullaire, et que le pronostic en devient moins sombre d'emblée, bien qu'il faille toujours réserver l'avenir » (p. 927).

ruption prématurée du traitement, et les moyens propres à prévenir ces mêmes accidents.

La gouttière de Bonnet peut encore trouver son emploi dans d'autres circonstances de la période de consolidation des fractures de la colonne vertébrale. « Après les interventions de laminectomie, les seules qu'accepte M. Félix Lejars, le rachis est immobilisé.

» La *gouttière de Bonnet* reste le type des appareils d'immobilisation rachidienne. — Lorsqu'on en est privé, on le remplace tant bien que mal par un matelas relevé en gouttière de chaque côté du blessé, et dans lequel on a ménagé, au niveau du siége, un orifice suffisamment large : un cadre en bois, dont les deux tiges latérales sont réunies par un certain nombre de lacs, est disposé autour et au-dessous du matelas et sert à soulever le blessé tout d'une pièce. » (p. 930.)

§ IV. — Corset plâtré.

« König à Göttigen (1), et Coskery à Baltimore (2), semblent avoir eu, en 1879, la même idée thérapeutique : appliquer à la réduction des fractures la suspension cervico-axillaire de Sayre, et son corset plâtré à l'immobilisation des fragments. Dans les

(1) *Centralblatt für Chirurgie*, 1880, n° 7.
(2) *New-York medical Journal*, mars 1880, p. 265.

quatre cas signalés par ces chirurgiens le succès vint démontrer que le moyen était efficace.

« On peut hésiter à pendre un blessé atteint de fracture, dont les fragments sont exposés à subir des déplacements périlleux pour la moelle ; mais on évite alors de faire cette suspension totale : il est plus simple de suivre la pratique de Burrell. Le trépied est installé sur le lit : deux aides soutiennent le patient par dessous les aisselles et atténuent d'autant la pendaison cervicale ; le malade est porté prudemment du décubitus horizontal à la position assise dans le lit ; et c'est dans cette attitude, tandis que le bassin et les membres inférieurs ne quittent pas le lit, que se fait l'extension et que le chirurgien dirige la coaptation des fragments. Cette variante garantit des périls de la suspension céphalique.

» Le corset plâtré est confectionné avec les soins qui règlent sa fabrication dans le cas du mal de Pott. Il faut redoubler de précautions pour éviter la compression irrégulière de l'appareil : elle exposerait à des eschares, en raison de la déchéance trophique des tissus. Le rachis doit être manipulé avec la plus grande douceur ; et l'application de la jaquette plâtrée par bandelettes suivant la méthode de Furneaux-Jordan (comme pour le mal de Poot), rend de signalés services... Voici la façon de procéder : le poids du corps fait la contre-extension ; deux compresses matelassées sanglent, l'une le menton, l'autre la nuque : on les coud à leur intersection en forme d'une fronde sous maxillo-occipitale, à laquelle vient se fixer une corde réfléchie sur une poulie et supportant un poids d'un à quatre kilogs. C'est un parfait moyen de réduction et d'immobilisation.

» König eut trois succès sur trois cas. Les deux premiers, il est vrai, concernaient des malades, chez lesquels les symptômes paralytiques n'étaient point très accentués ; mais le troisième, qui ne pouvait plus détacher ses extrémités inférieures du lit, vit, dès le lendemain, disparaître les phénomènes médullaires. — En 1880, Wagner eut aussi deux fois recours à la suspension et à la jaquette plâtrée pour des fractures des onzième et douzième dorsales ;— mais l'application, faite immédiatement après l'accident, ne peut être supportée, et il conseille de la *retarder jusqu'au quinzième jour* (1). Berkeley Hill doit, lui aussi, un succès à cette méthode. (2) »

M. Lherbier a résumé les détails de cette question en des termes plus circonstanciés ; et il remonte avant König et Coskery.

Dès 1862, Langenbeck aurait employé le corset plâtré dans les fractures anciennes des vertèbres dorsales ; mais ses malades l'ont mal supporté ; le chirurgien de Berlin en a conclu à l'insuffisance du corset, et il en est revenu à sa méthode primitive. — Le résultat obtenu par Coskery ne fut pas des

(1) *Centralblatt für Chirurgie ;* nov. 1880 ; p. 737.

(2) *Medical times*, 1881 ; p. 388. — Forgue et Reclus ; *Traité de thérapeutique chirurgicale ;* 2e édition ; Paris, 1898, II, 102-103.

plus brillants. Le corset, mal supporté au début, fut retiré au bout de vingt et un jours ; cinq mois après, la guérison n'était pas encore complète. — A cette observation, König vint en ajouter trois autres (des 8e dorsale, 8e et 10e dorsales, 1re lombaire). Dans deux cas, les phénomènes de paralysie furent très peu marqués, et la guérison se fit rapidement, sans déformation. Le troisième sujet, dix jours après le traumatisme, avait une paralysie complète des membres inférieurs : dès le lendemain de l'application du corset, les phénomènes nerveux disparurent. Aussi, à ce moment, König conseillait-il l'emploi du corset plâtré dans les fractures récentes accompagnées de troubles paralytiques relativement peu graves.

Wagner obtint des résultats moins heureux dans deux cas où il eut recours à la suspension et à l'appareil plâtré. C'était pour des fractures des 11e et 12e dorsales ; sous l'influence de la suspension, la déformation rachidienne disparut ; mais l'appareil dut être enlevé rapidement. — Dans le premier cas, il survint aussitôt des douleurs violentes ; — dans l'autre, une paralysie incomplète des membres inférieurs et une paralysie de la vessie, qui n'existaient pas avant l'application du corset. — Les troubles nerveux durèrent quinze jours ; et ce n'est qu'un mois après, que le malade put se lever et marcher sans vives douleurs ; l'appareil fut de nouveau employé ; le malade put alors marcher et guérit en trois jours. Aussi Wagner conseille-t-il de n'employer le corset qu'au bout de quinze jours, craignant que la « suspension ne détermine un épanchement sanguin ou un déplacement osseux ». Il affirme avoir pu obtenir, au bout de plusieurs mois, la guérison de la difformité et la disparition des troubles nerveux.

A la *Société Clinique de Londres*, en 1881, Berkely Hill cite un cas de fracture des dernières dorsales et premières lombaires, accompagnée de phénomènes de commotion médullaire et de paralysie du membre inférieur gauche, ayant duré 36 heures. Le corset fut appliqué 24 heures après l'accident. Le malade put se lever au bout de sept semaines.

En 1887, Burrel réunissait 16 cas se décomposant en : 3 morts, 3 résultats nuls et 10 améliorations; il apportait une observation de fracture de la douzième dorsale traité par la suspension. La réduction fut obtenue facilement ; mais ce ne fut que neuf mois après que le malade put marcher. Il préconise cette méthode pour le plus grand nombre de fractures : « Les risques à courir sont négligeables, si l'on considère les déplorables résultats de l'expectation... La réduction est formellement indiquée...; la suspension du patient n'est qu'un moyen d'obtenir cette réduction ».

Cette méthode fut, non seulement appliquée au traitement des fractures récentes, mais on l'employa aussi pour combattre les troubles tardifs consécutifs à ces fractures.

En 1881, Kuster présentait les observations de quatre malades ayant des fractures du rachis datant de quelque temps. — Son premier malade, cinq semaines après le traumatisme, conservait une gibbosité au niveau de la première lombaire; la station verticale était impossible; et il avait des troubles de la sensibilité dans les membres inférieurs. Après l'application du corset, il put marcher seul. — Chez un matelot atteint de cypho-scoliose très accusée, il eut guérison complète. — Dans un cas de fracture de la troisième dorsale, le corset ne produisit aucune amélioration. — Kuster conclut à ce moment qu'il ne faut pas abandonner les cas, même les plus désespérés, comme le prouvent les deux succès obtenus ; et il formule ainsi la conduite à tenir : une fracture récente ne s'accompagnant pas de symptômes nerveux médullaires sera traitée par le corset, si elle siège à la région cervicale. C'est aussi l'avis de Dandridge, qui rapporte ce succès. « S'il existe des paralysies importantes, la réduction aussi complète que possible sera tentée, soit à l'aide de l'extension continue, soit par refoulement direct : et on aura des résultats surprenants. Cette méthode est applicable, non seulement aux fractures anciennes, mais aussi aux fractures récentes. »

L'emploi, rationnel en soi, du corset platré peut donc rendre des services dans le traitement des fractures du rachis ; mais il est nécessaire de ne pas perdre de vue que son application prématurée n'est pas sans présenter de réels inconvénients. Aussi voit-on Wagner (et beaucoup d'autres chirurgiens), conseiller de ne l'appliquer qu'un certain temps après l'accident. Le corset ne serait alors qu'un utile moyen de contention.

Un de ses principaux inconvénients tient à son application pendant la station verticale.

De son côté, Konig, dans sa pathologie chirurgicale de 1889, résume ainsi son opinion : « Il est hors de doute qu'il n'est pas permis d'applique ces appareils après l'accident qui a déterminé une fracture grave des vertèbres et il n'est prudent de placer pour cela le blessé en complète suspension : que ce dernier présente ou non de la paralysie, une pareille intervention pourrait avoir les plus graves conséquences. Il est préférable de laisser s'écouler un certain temps avant l'application du corset et de ne soulever le blessé que très légèrement dans l'appareil à suspension. Le corset a l'avantage de permettre au blessé de se lever relativement de bonne heure. Cette application n'est, d'ailleurs, pas à rejeter, quand il faut faire disparaître certains restes de fracture, tels qu'une incurvation qui ne serait pas de date trop lointaine ; on peut aussi, par ce moyen, essayer d'améliorer les symptômes de paralysie. »

Cette appréciation plus mesurée du chirurgien, qui avait d'abord préconisé le corset de Sayre avec un enthousiasme hâtif, donne la mesure exacte de la sagesse que comporte l'application de cette méthode.

La suspension, en effet, exige des mouvements et des déplacements plus considérables, et partant plus dangereux. C'est là un procédé beaucoup moins bénin que celui de la traction ; et on a vu, dans certains cas, le peu d'avantages procurés ;.... et, dans d'autres, une aggravation des symptômes. Témoins les cas de Bolles et celui de Garin, où on dut éventrer le corset au 2e jour, le malade succombant un mois après. — Shaw et Jacobson insistent sur les mêmes distinctions (1).

L'emploi des corsets en plâtre de Paris, selon la méthode de Sayre, a déjà produit bien des déceptions. Cette façon de traiter une fracture de la colonne vertébrale pourra encore trouver son utilité dans les derniers temps du traitement des fractures de la région lombaire et dorso-lombaire.

Si on en fait l'application dans la première quinzaine de l'accident, on court le risque de voir survenir des plaies par suite de la compression à la limite inférieure du corset. Ces plaies par compression auraient peut-être pu survenir par le contact trop direct de toute matière autre que le plâtre de Paris; mais elles ont un autre inconvénient : elles peuvent s'étendre dans les régions recouvertes, là où le corps s'appuie pendant le séjour au lit. Dès que ces plaies surviennent, on a les inconvénients d'une rétention de suppuration fétide au-dessous du corset, et celui-ci devient le point de départ, sinon d'un malaise, d'un

(1) Holmes et Hulke. *A System of surgery*, London, 1883.

danger. Ces circonstances se rapportent aux cas de fracture de colonne vertébrale qui se complique de graves lésions à la moelle épinière. Mais si, en l'absence de signes authentiques de paralysie aux membres inférieurs, vessie, etc., on a des motifs de penser que la moelle épinière n'a pas été lésée, le corset plâtré peut bien être appliqué avec avantage, même dès les premiers temps. Et, en effet, c'est bien dans ces conditions que le décrivent les observations où le corset plâtré a été employé avec succès.

Si le chirurgien a des motifs de penser que la fracture de la colonne vertébrale n'a pas causé de graves lésions de la moelle, il peut, sans inconvénient, appliquer le corset plâtré, tandis que le patient est suspendu dans la position verticale. Dans le cas contraire, alors que la moelle a été manifestement très atteinte, le blessé doit être conservé dans l'attitude horizontale pendant l'application du corset. Il est plus sage de laisser persister une difformité et un raccourcissement, que de courir le risque de surajouter une inflammation nouvelle aux lésions déjà graves de la moelle épinière, dont l'une des portions peut avoir contracté quelque adhérence avec la vertèbre fracturée. — Mais, si le corset ne convient pas, en général, sitôt après la réduction, son emploi devrait être plutôt indiqué comme moyen d'immobilisation, de contention des fragments, quand on désire faire lever le malade, alors que la consolidation n'est pas encore tout à fait complète. Il peut alors fournir au rachis un soutien appréciable.

C'est dans ces conditions que le corset trouve son indication la plus utile.

Et, sous ce rapport, on ne peut mieux faire que citer la thèse de M. Papail, où l'auteur donne sa propre observation. C'est donc dans les fractures datant d'un certain temps que l'emploi du corset paraît le plus rationnel ; aussi M. Papail conclue-t-il : « Le corset est un excellent appareil d'immobilisation dans les fractures du rachis ; il ne devra pas, toutefois, être appliqué sitôt après le traumatisme. »

Nous avons, comme beaucoup d'autres, appliqué le corset dans des conditions suffisamment nombreuses et variées ; et nous ne craignons pas d'être démentis en lui opposant quelques critiques : — il y a des malades qui supportent très mal la suspension et qui la font interrompre prématurément ; il en est surtout ainsi de ceux qui présentent quelques points d'hyperesthésie (et c'est le cas de blessés atteints de fracture rachidienne) ; pour eux il est difficile d'obtenir une parfaite immobilité du patient pendant la solidification du plâtre ; enfin il arrive que l'état d'énervement d'un sujet, fatigué, ne lui laisse plus la patience d'attendre quelques jours, pour bien juger de la valeur d'un appareil, dont il ne connait, d'ailleurs, que les ennuis. — Le poids considérable de l'appareil, surtout quand il est encore humide, en fait un véritable fardeau, et il est permis de lui en faire le reproche. — Un inconvénient plus grave consiste à le renouveler à de très rares intervalles, on pourrait dire presque jamais.

Le corset de Sayre est donc incompatible avec cette forme de repos, que donne la suppression des vêtements au moment où le malade se met au lit.

Il est incompatible avec la propreté la plus élémentaire de la peau, que l'on ne peut laver, ni frictionner ni baigner.

Le corset de Sayre n'en est pas moins un appareil d'incontestable valeur, puisqu'il est rationnel. Il a rendu des services qu'il serait injuste de méconnaître. On pourra y recourir encore dans quelques circonstances ; mais il n'est pas impossible d'épargner au blessé les inconvénients qu'il présente.

OBSERVATION XX. — *Fracture des 6e et 7e dorsales.* — Corset plâtré deux mois après l'accident. — Guérison (Thèse de M. PAPAIL, Paris 1887).

Cette observation appartient à l'auteur qui a été lui-même l'objet de l'accident.

H. P..., 27 ans, n'a pas d'antécédents pathologiques. Pendant un voyage en Amérique, nous fîmes, le 26 avril 1884, sur le Mississipi, une chute d'une hauteur de 7 à 8 mètres, dans la cale du navire sur lequel nous étions embarqué. La région dorsale heurte violemment le bord d'une pièce en fer située un peu au-dessus du plancher ; puis nous fûmes projeté en avant et nous perdîmes connaissance.

Hissé sur le pont dès longtemps après, on nous transporta sur un lit assez dur à la Nouvelle-Orléans.

Après l'accident nous eûmes un gonflement considérable de la région dorsale avec douleur vive, puis de la paraplégie passagère, de la rétention d'urine et de la constipation.

Pendant notre séjour à la Nouvelle-Orléans, et la traversée en retour, nous gardâmes le décubitus dorsal ayant, à bord, un coussin vers la partie lésée.

A notre retour en France, nous pouvons nous lever, quoique la station debout, et même assise, fut extrêmement pénible. Nous étions obligé, à chaque instant, de placer nos mains sur nos genoux ou d'appuyer nos avant-bras sur le bord d'une table ou sur les bras d'un fauteuil. La pression sur la région dorsale était très douloureuse. — Le décubitus dorsal seul nous procurait un soulagement immédiat.

Nos chefs de service de l'hôpital du Hâvre, en raison du lieu où siégeait la déformation et où la pression était surtout douloureuse, eu égard aux phénomènes qui s'étaient manifestés après l'accident et qui se traduisaient par des fourmillements, de la faiblesse et des sensations de chaleur du côté des jambes, diagnostiquèrent une fracture des 6e et 7e vertèbres dorsales avec compression de la moelle.

M. le Docteur Powelewicz eut l'idée de nous appliquer un corset plâtré.

Le 6 juin, aidé de nos collègues et amis les internes de l'hôpital, après nous avoir revêtu d'un maillot collant et avoir placé un tampon d'ouate sur le devant de la poitrine, et un autre sur la gibbosité, il pratiqua la suspension modérée à l'aide de l'appareil de Sayre. Cette suspension faite avec beaucoup de précautions ne fut pas douloureues. Nous n'eûmes tendance ni aux vomissements, ni à la syncope. La seule gêne qui se produisit fut un fourmillement assez vif dans les mains, résultant de la compression du faisceau vasculo-nerveux par les anses de cuir destinées à soulever les bras.

La suspension pour l'application du corset dura dix à douze minutes environ, après lesquelles on nous retira doucement de l'appareil et on nous fit asseoir pendant que l'opérateur échancrait le corset sous les bras et au devant des cuisses. Puis on nous fit coucher sur un lit assez souple jusqu'à ce que le plâtre fut parfaitement pris.

Quelques heures plus tard, nous pouvions nous lever et marcher sans douleurs : nous nous sentions parfaitement

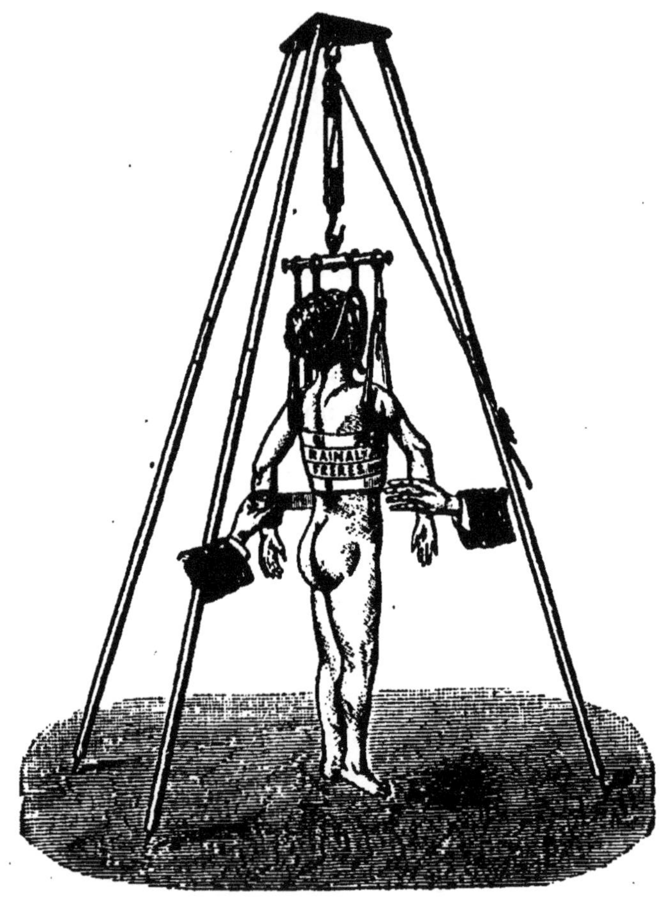

Fig. 50.

soutenu. La nuit nous ne fûmes nullement gêné; et dès lors nous pûmes sortir et marcher sans difficulté.

On coupa ce corset le 28 octobre; mais, ce jour même, nous nous aperçevions que nous n'étions plus soutenu et bien que le corset fut réappliqué et lacé, nous trouvions un changement considérable.

Huit jours après, nous demandions qu'on nous appliquât un nouveau corset, ce qui fut fait. Nous gardâmes celui-ci jusqu'au 15 janvier 1885. On fendit l'appareil sur le côté et alors nous pûmes le porter lacé.

Quelque temps après, nous quittâmes le corset, d'abord pendant la nuit, puis pendant quelques heures dans la journée et enfin, vers la fin du mois d'avril, nous pouvions l'abandonner complètement.

Il nous est resté une déformation manifeste à la région dorsale, et à diverses reprises nous avons éprouvé des phénomènes de compression de la moelle, qui ont cédé, du reste, au décubitus dorsal; mais le corset platré nous a procuré de réels soulagements pendant la période de consolidation.

L'auto-observation de M. Papail est trop importante et trop intéressante pour être passée sous silence : elle est bien la preuve de l'utilité et de l'efficacité relative des soins rationnels, même tardivement, donnés après une fracture de la colonne vertébrale.

Ce n'est pas seulement en France qu'on a signalé l'agréable surprise d'une amélioration après un traitement même tardif.

Ce n'est point seulement dans les fractures récentes que les chirurgiens étrangers ont appliqué la suspension et le corset. Dans quatre cas de paralysie persistante après fractures anciennes, Langenbeck a obtenu de très remarquables résultats. — Au dixième Congrès (1) de la *Société allemande de chirurgie*,

(1) Dans une vieille fracture de la colonne cervicale en sa portion moyenne (*Xme Congrès allemand de chirurgie;* 1881), Küster eut un

Kuster a relaté l'histoire de quatre anciennes fractures rachidiennes traitées par la cuirasse plâtrée. Cinq semaines après un accident, son premier malade gardait une gibbosité au niveau de la première lombaire. La station verticale était impossible : il y avait des troubles de sensibilité dans les membres inférieurs. Après la suspension et l'application du corset, le blessé put marcher sans douleur. — Le succès fut le même chez un matelot de dix-sept ans, tombé d'un mât sur le pont d'un bateau et atteint d'une cypho-scoliose telle que l'axe vertical du tronc était devenu horizontal.

Burrel a relaté un cas remarquable de réduction, par la suspension, d'une fracture siégeant au niveau de la douzième dorsale, avec immobilisation dans un corset. Les souffrances du blessé, pendant ces manœuvres, furent les plus intenses que le chirurgien eût jamais vues : le blessé faillit avoir un collapsus ; lorsqu'il reprit ses sens, il dit qu'il y avait eu un retour immédiat de la sensation dans ses membres, aussitôt après la réduction ; mais ce ne

beau succès, en associant l'extension continue à la rupture hardie du cal. Il s'agissait d'un meunier de dix-huit ans, que Küster traita dix-huit mois après l'accident; le blessé était paralysé des quatre membres et souffrait de troubles vésicaux et rectaux. Küster ne craignit pas de refouler la gibbosité jusqu'à craquement du cal, et de faire suivre cette manœuvre d'une extension par un poids de 10 kilos ; deux fois encore, il répéta cette audacieuse intervention. Trois mois plus tard, le blessé se levait avec une gibbosité très diminuée et une vessie fonctionnant normalement. — Dans un cas de paralysie persistante, après fracture vertébrale vieille de quatre mois, Kücher, lui aussi, a osé rompre le cal, et a vu céder les troubles paralytiques *Cf.* Forgue et Reclus, 1898; II, 103).

fut que le 23 avril 1897, c'est-à-dire neuf mois après l'accident, qu'il put, pour la première fois, marcher dans la cour de l'hôpital de New-York (1). »

Il ne faut pas croire que l'installation d'un bandage plâtré du tronc soit aussi réellement réalisable pour un blessé dont la colonne vertébrale est récemment fracturée, ... qu'on a l'habitude de l'observer lorsqu'il s'agit d'un malade habitué, depuis un temps relativement long, aux endolorissements de quelque affection chronique du rachis.

Quand il est question de fracture des vertèbres, M. Félix Lejars explique comment « on pourra recourir à la *cuirasse plâtrée*, appliquée de la façon suivante : trois larges bandes plâtrées, assez longues pour faire le tour du corps, seront étalées en travers sur une table, s'imbriquant l'une l'autre, sur une petite hauteur, au niveau de leurs bords contigus ; au-dessous d'elles, sur la table, on aura disposé deux ou trois bandages de corps, en toile, qui, tout à l'heure, serviront à recouvrir la cuirasse plâtrée et tiendront lieu de bandes. Ceci fait, le blessé, dûment matelassé aux points saillants, est transporté en bloc, avec les précautions (que M. F. Lejars a décrites) sur le lit plâtré ; il ne reste plus qu'à rouler et à modeler les trois segments de l'appareil autour de la poitrine et du tronc, et, pardessus tout, à appliquer et à épingler les bandages de corps et à laisser sécher (2) ».

(1) Forgue et Reclus, 1898 ; II, 103.
(2) *Chirurgie d'urgence ;* 1901, pp. 930-931.

Malgré tous ces soins on est encore parfois déçu, on fait une cuirasse soignée, on la réussit ; mais le blessé ne peut la supporter et il demande à en être délivré. On en trouve un témoignage dans l'observation suivante.

OBSERVATION XXI (H. LHERBIER). — Charles D..., menuisier, 27 ans. Le 22 septembre 1892, cet homme travaillait à la construction d'un gitage, quand, posant le pied sur une planche mal fixée, il fut précipité d'une hauteur de 5 mètres. Il est tombé sur des sommiers en fer et s'est trouvé dans la station assise. Il a perdu à demi connaissance et est resté dans cette situation appuyé contre le mur, ressentant une douleur vive au niveau des reins et dans tout le thorax.

Quelques instants après, on vint pour le relever ; mais le moindre mouvement était si pénible au blessé, qu'on dût le transporter sur un matelas dans une maison voisine. Il fut ensuite conduit en voiture chez lui, où un interne de la Maison de Secours aux blessés le visita. La douleur est si vive que l'examen ne peut être complet ; elle est surtout intense au niveau de la région mamelonnaire droite ; on n'y constate toutefois aucune fracture de côtes. Le blessé se plaint beaucoup de sa douleur lombaire ; on applique dix sangsues, ce qui procure un certain soulagement. On ne constate aucune paralysie.

Dans la journée, il survient des contractures vives et très douloureuses dans les jambes et les cuisses, faisant pousser au blessé des cris perçants ; les mouvements de flexion du tronc sont difficiles et douloureux ; il existe des douleurs intestinales, qui imposent la réserve banale relative à des lésions internes. L'état général est pourtant satisfaisant.

23 septembre. — Les douleurs lombaires et les contractures dans les jambes ont persisté toute la nuit. Le blessé n'a pas uriné depuis la veille : on doit recourir à la sonde. A partir de ce moment, le menuisier doit être sondé matin et soir. Pendant toute la journée, il existe des crampes douloureuses et des fourmillements dans les membres inférieurs. La position assise dans le lit est absolument impossible. Il y a, en outre, des douleurs vives en ceinture. Le blessé est transporté à l'hôpital dans une gouttière, placée dans une voiture d'ambulance.

24 septembre. — Le menuisier se plaint encore de douleurs en ceinture et de crampes répétées dans les mollets. A l'exploration, M. Guermonprez fait les constatations suivantes : léger retard de la sensibilité des membres inférieurs ; réflexes normaux. — Les mouvements des membres inférieurs sont difficiles à exécuter ; mais il n'y a pas de paralysie. Dans le décubitus latéral, on constate une douleur vive à la pression des dernières vertèbres dorsales et de la première lombaire ; il existe, à ce même niveau, une déformation appréciable : dépression des deux dernières dorsales et saillie prononcée des deux premières lombaires. Si l'on fait coucher le menuisier sur le ventre, la dépression reste encore perceptible ; cette situation est très pénible au blessé. Si on essaie de le faire asseoir, il survient aussitôt des fourmillements et des crampes insupportables dans les jambes ; la région lombaire est douloureuse ; et ce signe est vivement augmenté à la moindre tentative de pression sur le vertex. Enfin, il existe de la constipation, de la rétention d'urine : (cathétérisme deux fois dans la journée ; décubitus dorsal ; planche sous le matelas).

26 septembre. — On constate, sur les deux fesses, une ecchymose large, preuve de la chute sur les ischions. Les crampes des mollets ont diminué ; le menuisier souffre beaucoup pendant les efforts inutiles de défécation.

28 septembre. — Le blessé a eu une selle dans la soirée, grâce à un purgatif. La miction est encore impossible. Les douleurs en ceinture sont atténuées. La contracture et les fourmillements ont disparu.

1er octobre. — Le menuisier urine spontanément. La constipation persiste, malgré les lavements.

6 octobre. — Le blessé, qui urine seul depuis six jours, doit être sondé à nouveau. Il essaie de se lever, mais ne peut conserver la station verticale qu'un moment, car les douleurs lombaires reparaissent.

8 octobre. -- On applique le corset plâtré, après légère suspension.

9 octobre.— Le menuisier veut quitter l'hôpital. Mais, aussitôt debout, il éprouve des douleurs vives au niveau de la région dorso-lombaire : « il lui semble, dit-il, qu'un os fait saillie à ce niveau et frotte sur le corset » ; il doit se faire conduire par deux aides, et retourne ensuite en voiture à son domicile.

11 octobre. — Le blessé, depuis son retour chez lui, n'a pas pu se lever. L'appareil lui semble étreindre sa poitrine ; et il ressent toujours cette même douleur intolérable à la région lombaire qui persiste depuis le début, et aussi des douleurs en ceinture. — Le décubitus dorsal même lui est pénible : il doit se coucher sur le côté. Pendant les courts instants où il se lève pour permettre qu'on améliore son lit, il ne peut se soutenir.

12 octobre. — Le blessé urine seul : la constipation persiste. La nuit, les douleurs ont été intolérables ; et le malheureux réclame avec insistance la suppression du corset. Ce dernier est enlevé : le blessé peut alors s'asseoir avec peine dans le lit ; il essaie même quelques pas en s'appuyant. La déformation lombaire est très accusée, et la pression à ce niveau, douloureuse. La percussion verticale sur la tête et les épaules retentit vivement au niveau du foyer de fracture et fait pousser un cri au blessé. Le diagnostic n'est donc plus contestable ; et l'indication thérapeutique se manifeste avec la plus grande évidence.

13 octobre. — Le corset tuteur est appliqué le matin : le menuisier, aussitôt qu'il se sent soutenu sous les aisselles, accuse un soulagement notable. Il se tient facilement assis dans un fauteuil et ensuite il essaye quelques pas.

15 octobre. — L'amélioration est encore plus manifeste : le blessé marche et conserve son appareil toute la journée ; le soir, il doit se coucher aussitôt qu'il l'a enlevé, car la colonne vertébrale s'infléchit et la station assise même est fatigante.

17 octobre. — L'amélioration persiste : le menuisier va et vient dans sa demeure, mais n'ose pas encore s'aventurer au dehors, ne pouvant pas se fier à ses forces.

25 octobre. — Les urines sont un peu troublées. Le blessé éprouve de légères douleurs à la miction. (Traitement : salol.)

1er novembre. — Le menuisier, pour la première fois, se présente à la consultation ; la déformation rachidienne persiste ; mais la pression locale n'est plus douloureuse. Le blessé ne peut encore renoncer au port du corset. Il est en bonne voie de guérison, malgré l'existence de la cystite. — Puis il est perdu de vue ; mais on apprend qu'il redoute la privation du corset tuteur.

Ce n'est certes pas la seule déception que donne le corset plâtré.

Burrell rapporte diverses applications de la suspension et du corset dans les hôpitaux de New-York. Cette intervention n'empêcha pas le malade d'Ingall de succomber, et ne guérit pas celui de Bolles qui demeura invalide. — Gavin, en septembre 1886, voulut rectifier par la suspension une fracture chez un blessé qui pesait plus de deux cents livres ; la pendaison détermina une grande dyspnée ; le corset plâtré n'apporta aucun soulagement ; il fallut l'éventrer au deuxième jour ; et deux mois après le blessé mourait.

En effet, la réduction peut bien rétablir le calibre du canal vertébral et libérer la moelle des compressions fragmentaires ; mais elle est impuissante, comme tout autre moyen, contre les dégats médullaires déjà effectués (1).

Il en est de même en Allemagne ; M. Helferich l'enseigne : « Le corset plâtré de Sayre a été employé avec succès dans les fractures récentes ; mais il peut aussi devenir dangereux (2). »

L'application d'une cuirasse plâtrée présente des difficultés quelque peu inquiétantes lorsqu'elle est faite sans attendre la période de convalescence alors que la fracture est simplement en voie de consolidation. Il est nécessaire d'insister sur cette question de date.

« Pour être correctement faite, la suspension cervico-axillaire exige l'emploi du trépied de Sayre, qu'on pourrait suppléer, à la rigueur, avec une poulie au plafond. Le blessé est assis, avec de grandes précautions, sur le lit, et solidement maintenu, pendant qu'on installe les lacs sous-axillaires et la double fronde qui engaîne la machoire et la nuque. La traction est lente et progressive ; elle doit être suffisante pour que la déformation s'efface et que le rachis reprenne sa rectitude normale, et c'est là, précisément l'obstacle parfois insurmontable ; on ne saurait oublier, d'ailleurs, que la restauration extérieure et apparente ne témoigne pas toujours

(1) Forgue et Reclus.— *Traité de thérap. chir.*, 2e édit. ; Paris, 1898 ; II ; 103, 104.

(2) M. H. Helferich, de Greifswald. 2e édit. française : Paris, 1901 ; p. 131.

d'une coaptation parfaite des fragments et d'une exacte réparation du canal vertébral. Quoiqu'il en soit, la réduction obtenue, on applique séance tenante un corset plâtré, dûment matelassé au niveau des saillies osseuses » (1).

Mais la réduction elle-même est précisément ce qui a préoccupé M. Roux de Brignoles : elle exige, dit-il, l'emploi de mouvements et de déplacements plus considérables que ceux dont on a vu les détails dans la méthode qui combine l'extension, la contre-extension et le massage. « La réduction par la suspension cervico-axillaire est plus dangereuse que l'autre méthode », dit M. Roux de Brignoles ; c'est là un des principaux inconvénients dans la suspension dans l'attitude verticale... Aussi Dandridge a-t-il modifié la pratique de Sayre, en plaçant son malade dans le décubitus dorsal, le corps soutenu par une pièce de Mousseline qui sera plus tard employée dans l'appareil et en opérant dans cette position les tractions nécessaires (2).

Malgré tous ces perfectionnements, la méthode du corset plâtré demeure sujette à bien des critiques. Mieux vaut se souvenir des services qu'elle a rendus et s'en rapporter aux résultats meilleurs, qui sont donnés par des méthodes plus récentes. Elles

(1) Félix Lejars. — *Traité de Chirurgie d'urgence;* 3me édition ; Paris, 1901 ; p. 929.

(2) Roux de Brignolles. — *Fractures de la colonne vertébrale,* Paris, 1898.

sont d'une application plus facile et plus fréquemment couronnées de succès.

§ V. — Corset-tuteur.

Tout n'est pas de réduire et de maintenir dans une bonne position. Après même deux ou trois mois d'immobilisation, la consolidation n'est pas encore parfaite ; et la colonne vertébrale présente une fâcheuse tendance à s'infléchir.

Le cal mou, retardé dans son évolution, court des dangers ; car il sera sans cesse soumis à des efforts, contre lesquels il devra résister, efforts de flexion ou d'extension, efforts de torsion, et surtout efforts de pression, et cela d'autant plus que la région vertébrale atteinte est celle précisément qui exécutait les principaux mouvements. C'est au chirurgien de consolider son œuvre et d'en assurer le succès.

On ne saurait donc s'entourer de trop de précautions pour s'opposer aux mouvements prématurés d'une région trop faible et pour assurer la conformation parfaite de l'épine dorsale.

On sait, en effet, que le cal, qui succède aux fractures vertébrales, présente très rarement une grande résistance. La soudure des fragments est assez longtemps incomplète ; et, pour peu que l'on ne favorise pas par le repos ce travail de réparation osseuse, il arrive que le blessé conserve au niveau de l'ancien foyer de fracture un point de moindre résistance, susceptible parfois de donner lieu à une récidive de la fracture, souvent alors suivie de mort, ainsi qu'en témoignent quelques observations, entre autres celle du malade de Dupuytren.

Nous avons eu l'occasion de visiter, à la maison de secours, dans le service de M. Guermonprez, de nombreux blessés atteints de fractures anciennes de la colonne vertébrale. Chez ceux, dont l'accident remontait à plus de cinq ans, il existait des déformations considérables de la région dorso-lombaire, ainsi qu'en témoignent quelques dessins et tracés de courbures du rachis, que nous empruntons à l'excellente thèse du Dr Ménard. Nous ajouterons, à notre tour, plusieurs cas nouveaux accompagnés de gibbosité manifeste et de cypho-scoliose. Ces déformations sont, d'ailleurs, très variables suivant le nombre des vertèbres intéressées.

Le degré de ces déformations devient facilement appréciable au moyen du procédé suivant employé par M. Guermonprez : On se sert d'une longue tige creuse de cuivre, que l'on a chauffée préalablement à une haute température. Cette tige conserve, pendant les vingt-quatre heures qui suivent, une malléabilité très grande. La tige froide est remplie de résine et appliquée sur le rachis du malade, sur lequel elle se moule admirablement, et permet de dessiner d'une façon très exacte la déformation. Ce sont les tracés des courbures obtenues par ce procédé que nous représentons plus loin.

Mais cette déformation, stigmate du traumatisme ancien, ne serait elle-même qu'une chose peu grave pour le blessé, si elle n'était pas le signe de phénomènes d'irritation qui empêchent le rétablissement complet.

Nous passerons rapidement en vue les symptômes que présentent les malades pendant cette période de consolidation. — Il y a d'abord impossibilité pour eux de conserver la station verticale. — Il existe à la région dorso-lombaire une sensation de gêne, de compression, souvent douloureuse et s'accentuant par la durée même de cette station... Aussi, le plus souvent, les blessés se plaignent avant tout de ne pouvoir vaquer à des occupations même légères ; la marche prolongée devient tout à fait impossible : ils ne peuvent plus se soutenir, tant est grande la fatigue qu'ils ressentent ; et cette dernière se transforme plus tard en vive douleur. Le dos se courbe, et le malade doit s'aider d'une canne, ou des objets qu'il rencontre pour prendre un point d'appui.

A la palpation, la région est douloureuse ; et, si l'on exerce une pression assez forte, parfois même légère, sur les apophyses épineuses, on réveille une sensation douloureuse très vive à ce niveau.

L'exploration la plus nette est celle qui consiste à exercer une pression brusque et verticale, soit sur le rachis, soit sur les deux épaules simultanément, de façon à produire une sorte de petit tassement du rachis. A l'instant, le blessé éprouve une douleur intolérable, qu'il localise nettement au foyer de fracture, lui faisant parfois pousser des cris déchirants ; elle fut même assez forte dans un cas pour provoquer une syncope.

Quant aux mouvements, dans lesquels intervient plus directement la colonne vertébrale, ils sont devenus plus limités, ou même tout à fait impossibles à accomplir. La souplesse a disparu. La torsion du tronc sur les côtés est presque impossible, ou du moins, ne se fait que dans des limites très restreintes. La flexion en avant ou en arrière est surtout devenue difficile. Le blessé ne peut se baisser qu'en appuyant les mains sur les genoux. Le renversement en arrière est, le plus souvent impossible et par dessus tout douloureux.

L'existence de ces troubles était bien avérée dans les quelques observations que nous présentons. L'une d'elles a fait l'objet d'un rapport médico-légal que nous croyons utile de donner en entier. M. Heurtaut, dans sa thèse, a montré combien l'examen médico-légal, en pareil cas, et les conclusions pour le pronostic, sont une tâche difficile pour le médecin.

Observation XXII (H. Lherbier). *Fracture dorso-lombaire du rachis ; son appréciation médico-légale.* — Louis N..., âgé de 26 ans, a eu un accident le 31 janvier 1892. La Compagnie par laquelle il est assuré contre les accidents lui a payé sa solde, et lui propose 300 francs d'indemnité ; il juge cette somme insuffisante et vient consulter M. Guermonprez, qui me prie d'examiner le blessé et de donner mon avis.

Louis N... travaille depuis peu chez un champignonniste, dont tous les ouvriers sont assurés à une Compagnie contre les accidents. Le 31 janvier dernier, il a glissé sur un madrier et est tombé dans un trou de 14 mètres de profondeur, sur un sol crayeux recouvert de 20 centimètres environ de terre ;

(il ne sait pas quelle est la partie du corps qui a porté sur le sol). Il est resté un quart d'heure environ au fond du trou sans donner signe de vie ; on l'a ensuite attaché à une chaise et hissé en haut ; puis on l'a transporté chez lui. Pendant tout ce temps, N... était sans connaissance et il ne l'a recouvrée que deux heures après l'accident ; il a été tout étonné de se retrouver dans son lit recouvert d'appareils. On lui a appliqué à la jambe fracturée un appareil de Scultet, qui est resté pendant trois semaines, et ensuite un appareil silicaté pendant quatre semaines ; puis, tout a été enlevé. Au poignet gauche, également fracturé, on lui a laissé une attelle environ quinze jours ; tout ceci, il se le rappelle vaguement.

Le souvenir le plus lointain est celui d'une douleur lombaire, dont il ne cessait de se plaindre à son médecin et à laquelle celui-ci n'aurait pas pris attention. Quand le blessé se faisait mettre des oreillers sous la tête et les épaules, il ne pouvait conserver cette attitude à cause de cette douleur de reins ; il ne pouvait, d'ailleurs, rester au lit dans la position assise.

Il n'y a pas eu de troubles de la miction, mais une grande difficulté de la défécation : le blessé ne pouvait aller à la selle qu'à l'aide de lavements ; en même temps, il était tourmenté par des gargouillements : il a donc eu une paralysie du rectum ; il a eu aussi de la dypsnée et des douleurs irradiées du plexus lombaire.

Il a pu se lever au bout de neuf semaines ; mais il ne pouvait rester longtemps debout à cause de sa douleur de reins : il était obligé de se coucher plusieurs fois dans la journée. Depuis le 31 mai, il peut rester levé douze heures consécutives ; mais le soir, il se sent très fatigué et éprouve de la douleur dans la région lombaire.

A l'exploration du malade, voici ce que nous constatons :

Une fracture complète de la jambe droite vers sa partie moyenne, consolidée, mais laissant à sa suite un œdème scléreux de la jambe et une atrophie de la totalité du membre :

les articulations du genou et du cou-de-pied sont beaucoup moins souples que celles du côté sain.

Au poignet gauche, une fracture du radius non réduite. Le

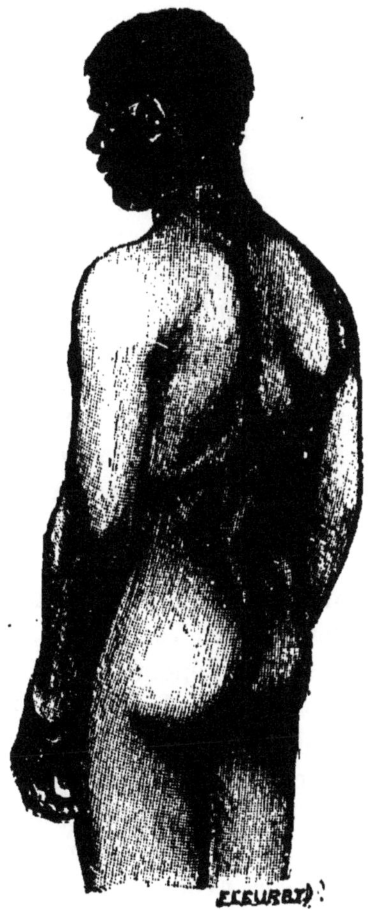

Fig. 51. — D'après une photographie artistique de M. le Professeur P. Bernard.

mouvement de pronation et celui de supination ne se font qu'à moitié : le mouvement de flexion est réduit au quart, de même que le mouvement de latéralité ; le diamètre antéro-postérieur du poignet est augmenté de 4 à 5 millim. dans ses parties squelettiques.

Il y a des fractures de la 1re, 2e et peut-être de la 3e lombaires, laissant à leur suite une cyphose lombaire et une lordose dorsale sans scoliose ; déterminant en outre de la névralgie lombo-abdominale et crurale, dont l'origine se trouve vraisemblablement au niveau des trous de conjugaison. Il y a un peu d'endolorissement dans les mouvements forcés de rotation du tronc et dans ceux du renversement en arrière ; il n'y en a pas dans ceux de flexion.

Lorsque le blessé est assis sur un tabouret dépourvu de dossier, on lui laisse tout le temps de se tenir dans la rectitude sans se pencher ni en avant, ni en arrière, ni latéralement. Dans ces conditions, une secousse est imprimée à l'ensemble du rachis, soit au moyen d'une pression brusque sur le vertex, soit au moyen d'une impulsion donnée simultanément au-dessus des deux épaules. Tout aussitôt le blessé accuse une douleur très intense qui provoquerait facilement la syncope et se trouve localisée très exactement au foyer de la fracture.

Telles sont les lésions que nous avons constatées ; nous devons nous demander si, avec ces lésions, l'ouvrier pourra reprendre son travail, à quelle époque et dans quelle mesure. C'est sur cette base que devra s'appuyer notre appréciation pour savoir si l'indemnité proposée à l'ouvrier est suffisante.

Cet homme a pris le métier de champignonniste en juin 1891. Ce métier n'est pas très pénible ; mais il faut que l'ouvrier reste toujours baissé et travaille 12 heures par jour.

Cet homme marche encore avec difficulté à l'aide d'un bâton ; mais il nous affirme que, de jour en jour, sa marche devient plus régulière. La fracture de la colonne vertébrale est consolidée d'une façon irrégulière, c'est vrai ; mais le blessé peut cependant marcher. En raison de sa jeunesse, nous avons tout lieu de croire que son œdème de la jambe droite disparaîtra, et, qu'à l'aide de l'exercice, ses articulations du genou, du cou-de-pied et du poignet deviendront plus souples.

Aussi jugeons-nous que cet homme pourra reprendre son travail dans 3 mois environ; mais, la déformation étant définitive, il en résultera une moindre souplesse du dos et une résistance moins grande à la fatigue; et il est possible que l'ouvrier devra arrêter son travail de temps à autre.

La question de chiffres est en dehors de notre compétence; il n'en est pas moins vrai qu'il fallait donner une réponse à cet ouvrier, qui nous demandait si, avec les lésions qu'il portait, l'indemnité proposée par la Compagnie d'assurance, était suffisante.

Nous jugeons que cette somme est insuffisante...

La Compagnie a répondu en nous demandant un certificat de blessures; voici la forme que nous lui avons donnée :

Le champignonniste Louis N..., âgé de 26 ans, demeurant à Fâches, blessé le 31 janvier 1892, a été atteint : 1° d'une fracture complète mais simple de la jambe droite; 2° d'une fracture de l'extrémité inférieure du radius gauche avec lésions accessoires du cubitus gauche et des os du carpe correspondant; 3° d'une fracture par tassement des deux premières vertèbres lombaires.

De ces blessures, il résulte actuellement : 1° une diminution de la souplesse du genou et du cou-de-pied du côté correspondant, laquelle disparaîtra totalement dans quelques mois; 2° une déviation avec ankylose partielle du poignet gauche, lequel a perdu la moitié des mouvements de supination, les trois quarts des mouvements de flexion, les trois quarts des mouvements de latéralité; le préjudice qui en résulte peut être évalué à la perte des deux tiers de la valeur fonctionnelle du poignet; 3° une déformation de la colonne vertébrale, caractérisée par une cyphose de la région lombaire et une lordose de la région dorsale, une ostéite bénigne et curable des portions fracturées de ces vertèbres et un vice de consolidation, une névrite des plexus lombaires, portant spécialement sur les nerfs qui traversent les trous de conjugaison du côté droit. Les fractures vertébrales et leurs conséquences ne sont pas arrivées à un résultat définitif; un traitement approprié peut encore les améliorer pourvu qu'il soit prolongé pendant trois mois au mininum. Mais la déformation est définitive et il est désormais certain qu'il en résulte, comme conséquence inévitable, la diminution de la souplesse et une moindre résistance du dos, quelle que soit la profession exercée par le blessé.

Observation XXIII (H. Lherbier). *Myélite consécutive à une fracture dorso-lombaire.* — Ch... Raymond, terrassier, âgé de 20 ans. Cet homme fut écrasé par un éboulement de terrain, le 18 octobre 1891 : Immédiatement après l'accident, il fut transporté à l'hôpital de Douai, où il fut soigné pendant deux mois; puis il revint chez lui, privé de tout soin médical, ne pouvant s'adonner à aucun travail et marchant difficilement. Cet homme vient le 23 mars à la consultation de M. Guermonprez, car il désire être traité activement dans un hôpital.

23 mars 1892. — Le blessé est déshabillé complètement : on constate que la marche n'est possible qu'à l'aide de deux cannes et elle parait douloureuse. La jambe gauche est légèrement fléchie et le pied gauche n'appuie que sur les orteils. La jambe droite est raide et le pied droit traine péniblement sur le sol. L'attitude générale du blessé est celle d'un sujet qui cherche à immobiliser sa colonne vertébrale.

Le blessé est couché sur le ventre ; les mains se rejoignant par dessus l'occiput. On remarque que le membre inférieur gauche a subi un léger raccourcissement. Lorsqu'on fait tomber de l'eau froide le long de la colonne vertébrale, une sensation de cuisson particulière est accusée par le blessé, au niveau de la partie inférieure de la région lombaire. En cet endroit, le moindre contact est douloureux. — Une anesthésie remarquable existe à la partie postérieure des deux membres inférieurs, et elle est surtout manifeste à droite. La traction des poils, l'enfoncement d'une épingle à une profondeur d'un centimètre ne sont perçus que d'une façon obtuse.

Dans le décubitus dorsal, il existe des douleurs en ceinture, spontanées et continues au niveau de la région lombo-abdominale. Ces douleurs en ceinture partent de la partie inférieure du rachis, et vont en s'irradiant jusqu'au pubis. L'exploration de la sensibilité, faite au moyen d'une épingle, dénote une hypéresthésie de l'abdomen et de la partie antérieure des cuisses, surtout de la cuisse droite. Enfin, on peut considérer une légère atrophie des deux membres, surtout du membre gauche. Au niveau du grand trochanter, il y a une cicatrice longue de 10 centimètres due à une intervention chirurgicale ayant eu pour but de donner issue à une collection purulente.

Le blessé est assis sur une chaise dans la position du cavalier. M. Guermonprez, les deux mains appuyées sur les épaules du patient imprime une pression brusque et forte au rachis dans le sens vertical : aussitôt la douleur au niveau de la région dorso-lombaire est si vive qu'elle arrache au blessé des cris et des larmes.

Les signes sont des plus nets ; et le diagnostic s'impose : myélite consécutive à une fracture de la colonne vertébrale à la partie inférieure de la région lombaire.

Le blessé est conduit à l'hôpital Saint-Sauveur, conformément à sa demande. Puis il est perdu de vue.

Observation XXIV (H. Lherbier). — *Fracture des dernières dorsales par flexion forcée.* — *29 novembre 1890.* — Arsène L..., taraudeur, âgée de 28 ans, se trouvait dans la dernière voiture du train qui le menait à son travail· La locomotive, lancée trop violemment, vint défoncer les cloisons de la voiture. L'ouvrier fut projeté brusquement entre les débris de la voiture et saisi entre deux banquettes, le corps entièrement fléchi. L'ouvrier perdit connaissance et fut transporté dans la salle d'attente de la gare, puis dans une chambre, où on dut le laisser deux jours. Il ne reprit connaissance que le soir, quand on vint pour le sonder.

Transporté chez lui en voiture, étendu sur un matelas, il ressentit de vives souffrances dans les reins et la poitrine.

Pendant quatre jours, il y eut de la paralysie du rectum, et de la vessie, nécessitant de nombreux lavements et deux cathétérismes par jour.

Il y eut de la paralysie des jambes pendant trois semaines; des douleurs en ceinture dans la poitrine, à sa partie inférieure et dans l'abdomen. (Aucun appareil).

Au bout de 15 jours, on voulut faire lever le blessé et l'asseoir dans un fauteuil : mais il ressentit une douleur tellement vive dans le dos, qu'il faillit perdre connaissance et dut se recoucher instantanément.

Après six semaines de repos au lit, le blessé put se lever et s'asseoir dans un fauteuil, à demi couché sur des oreillers. Mais cette position ne pouvait être tolérée plus d'un quart d'heure.

Cet état dura six semaines nouvelles, après lesquelles le blessé put essayer de se promener, appuyé sur deux cannes; il était encore très vite sujet à la fatigue.

En février 1891, c'est-à-dire trois mois après l'accident, l'ouvrier se présenta à la visite de M. Guermonprez, aux ateliers d'Hellemmes; on reconnut l'existence d'une fracture ancienne du rachis siégeant aux dernières dorsales : (Repos sur un lit rigide avec planche sous le matelas). A la suite de ce traitement le malade éprouva une amélioration marquée.

19 juillet 1891. — Le malade put seulement se remettre à un travail peu fatigant, celui de cintreur. Pendant deux mois, il ne put rester que 5 à 6 heures par jour à son métier, la station debout lui étant très pénible au bout de quelque temps.

En novembre 1891, le malade reprend entièrement sa tâche, évitant les ouvrages pénibles.

10 août 1892. — Nous revoyons le malade à son atelier : à l'examen du rachis, on constate une augmentation de la courbure dorsale à sa partie terminale : les deux dernières dorsales sont manifestement saillantes : il y a aussi une légère déviation latérale.

La pression locale est douloureuse.

Les mouvements de flexion sont difficiles à partir d'un certain degré; le malade doit arc-bouter les mains sur les genoux, à cause d'une gêne douloureuse survenant à la région dorso-lombaire. Les mouvements de torsion sont limités et pénibles.

La percussion vertébrale brusque sur les épaules et le vertex retentit douloureusement à l'ancien foyer de fracture.

L'ouvrier reste debout toute la journée près de son métier, mais les lourdes manœuvres sont insupportables.

A certains jours, le malade de lui-même s'impose le repos sur un lit rigide, tant est notable le soulagement que lui procure ce traitement.

La colonne vertébrale a donc besoin d'un tuteur assez puissant qui lui viennent en aide, en soutenant le tronc, et en même temps en l'immobilisant.

Le but de l'appareil théorique doit être, dans ces conditions, de recueillir la charge du poids du corps et de la transmettre à la partie du rachis située au-dessous du point lésé, ou à défaut de celle-ci, au bassin, qui la communiquera aux membres inférieurs. De cette façon, on prévient la pression réciproque des corps vertébraux, En soutenant la partie supérieure du tronc, l'appareil empêche l'écrasement et l'irritation continue du cal; il remplace avantageusement cette attitude particulière que prend de lui-même le blessé et qui consiste à arc-bouter les membres supérieurs sur un appui étranger, ou, à son défaut, sur les cuisses, dans le seul but de transmettre indirectement aux membres inférieurs le poids des parties céphaliques. C'est pour remplir ces indications, que M. Guermonprez a employé, dans les cas de fractures du rachis non consolidées, le corset tuteur, que Bonnet le premier avait imaginé d'employer dans les cas de lésion de la colonne vertébrale.

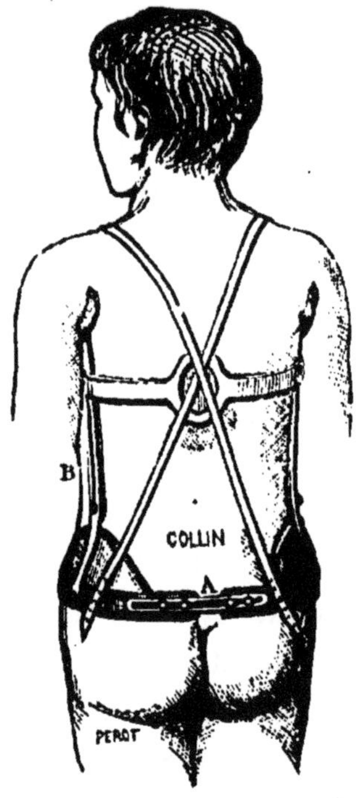

Fig. 52. — Corset tuteur.

Cet appareil se compose essentiellement d'une ceinture en acier avec charnière par devant et coulisse par derrière permettant l'élargissement. Cette ceinture, dite *pelvienne*, entoure le bassin ; elle est maintenue en place par des goussets disposés sur les côtés et prenant un point d'appui solide sur les crêtes iliaques. Sur les goussets, viennent se fixer deux *tuteurs latéraux* en acier, suivant la ligne axillaire, et dont la partie supérieure supporte des croissants ou béquillons, qui prennent leur point d'appui sous les aisselles. A la partie antérieure

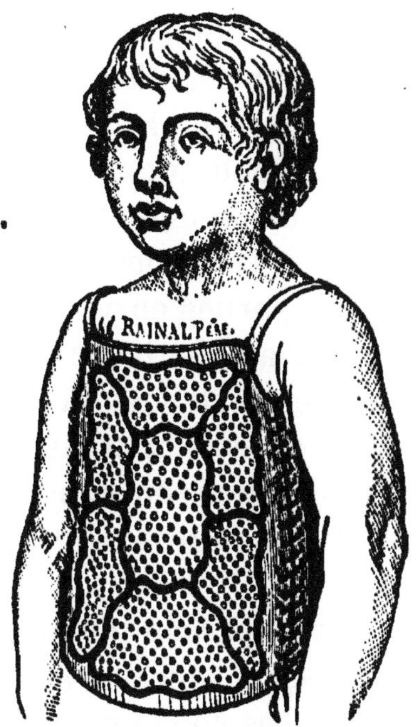

Fig. 53. — Corset en cuir bouilli et modelé, complété par une armure légère en acier.

de ces béquillons s'adaptent des bretelles, qui, passant par derrière les épaules, s'agrafent à la partie postérieure de la ceinture, après s'être croisés dans le dos. Les tuteurs latéraux sont assez rigides pour ne pas se déformer sous le poids des parties supérieures du corps, qu'ils doivent supporter par l'intermédiaire des béquillons. Ils sont, de plus, à coulisses, pour permettre l'emploi de ce corset

L'addition, primitivement faite, consistant en une plaque dorsale, est assez souvent nuisible, car elle devient bientôt insupportable et expose aux ulcérations ; elle ne vient, d'ailleurs, contribuer que dans une faible mesure au soutien du corps.

A ces modèles simples, viennent s'ajouter ceux complétés par un corset en tissu élastique, lacé devant ou derrière, moulant exactement le thorax et la taille et assurant une immobilisation plus parfaite (fig. 54). Ajoutons ceux où les tuteurs sont réunis au moyen de deux parties en cuir moulé, lacés sur les côtés, et embrassant le tronc tout entier. Cette cuirasse est percée de trous qui en diminuent le poids et laissent passer la transpiration (fig. 53 et 55). Il y en a d'autres en cuir bouilli, d'autres en feutre plastique et autres substances plus ou moins rigides.

On a fait à ces appareils diverses objections : « Exercer une pression sur une surface restreinte, la gibbosité, avoir besoin d'une perfection absolue pour que la ceinture s'applique directement sur le bassin ». On leur a aussi reproché d'être trop lourds. De plus, a-t-on dit : « Les appareils mécaniques se maintiennent difficilement à une pression constante, si elle est prolongée, et ont assez souvent besoin d'être lacés de nouveau, serrés davantage ; ils sont appliqués d'une façon intermittente ».

Il importe d'examiner ces arguments avec détails et d'en apprécier la valeur, en donnant les diverses

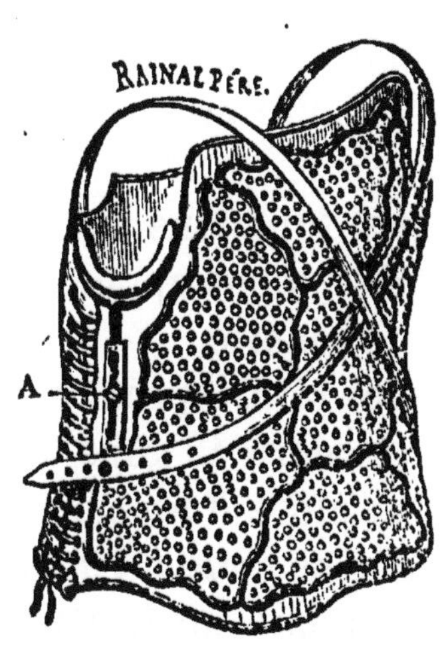

Fig. 54. — Corset en cuir moulé.
En A se voit la vis, destinée à varier le niveau du béquillon et à l'adapter aux variations de la taille.

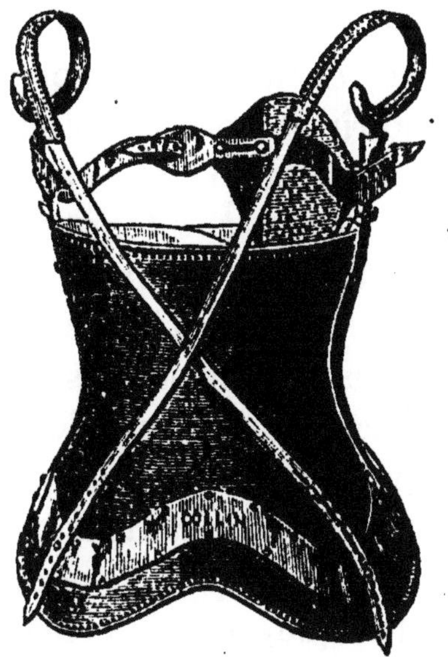

Fig. 55. — Corset avec tissu élastique.

raisons qui lui font accorder la préférence sur le corset plâtré.

Le corset tuteur, facile à enlever et à appliquer, permet le repos de la nuit, sans être soumis à un port permanent ; et certes c'est là un avantage marqué pour le malade, qui, dans le décubitus, n'a plus besoin du support artificiel et ne peut retirer que des bénéfices meilleurs d'un repos complet, sans aucune entrave éprouvée de par le fait d'un instrument inutile à ce moment ; l'intermittence de l'application ainsi comprise est donc un bienfait pour le blessé.

Le corset plâtré exige souvent qu'on le renouvelle, et on voit, dans chaque observation, le chirurgien, forcé de faire une nouvelle application, ou bien d'ouvrir le corset, qui est ainsi affaibli et que l'on adapte ensuite lacé sur le tronc.

Le corset à tuteurs permet aux fonctions de la peau de s'accomplir en entier, et il ne vient apporter aucun obstacle à la respiration pulmonaire.

Nous n'irons pas jusqu'à dire avec M. Desprez « ou le corset immobilise le thorax et alors il gêne la respiration ou il ne le gêne pas et alors il ne maintient rien. » — Mais le corset plâtré ne soutient qu'à la condition qu'il se moule exactement sur le cône thoracique, en lui formant une sustentation facile ; et il ne peut remplir vraiment son but qu'en entravant la fonction pulmonaire.

Le corset tuteur, au contraire, se sert exclusivement de la ceinture iliaque ; il en fait son unique point d'appui ; il laisse donc à la respiration sa libre expansion.

L'appareil est, d'ailleurs, susceptible de variations en hauteur : les béquillons avec leurs vis mobiles permettent ces variations et un réglage facile, se maintenant à une pression constante. — Le corset plâtré est, au contraire, inamovible et incapable d'être adapté aux formes variables de l'individu.

Nous pourrions aussi parler et du poids et du côté esthétique de l'appareil qui ne dépasse pas 300 gr. et permet facilement le port d'un habit, même conforme aux règles de l'élégance, tant il déforme peu la taille des sujets.

Quant au point de vue de l'immobilisation, elle est aussi parfaite d'un côté que de l'autre. Le corset tuteur a de plus l'avantage d'immobiliser les aisselles en les soutenant; et les lacs passant sur les épaules empêchent le relèvement des bras, apportant ainsi un appoint plus grand à la complète immobilisation.

La suppression de la plaque dorsale, remplacée par le tissu élastique, n'enlève à l'appareil aucun de ses avantages ; et les indications principales de soutènement et d'immobilisation restent rigoureusement remplies. Les diverses observations, que nous rapportons, montrent bien les avantages procurés aux blessés par le port du corset.

Observation XXV. — *Fracture de la 12e dorsale. — Traitement immédiat par la gouttière vertébrale. — Traitement consécutif par le corset tuteur d'Am. Bonnet.* — (Bulletin de thérapeutique; t, 52, 1857. Leçons de Bonnet). — Dans le nuit du 2 novembre 1856, Marie Pellin, âgée de 30 ans, passant sur un viaduc sans garde-fou, fit une chute dans laquelle elle perdit connaissance. Revenue à elle, cette femme accuse une vive douleur dans la région dorso-lombaire. M. Talin, médecin du chemin de fer de Genève, appelé en toute hâte auprès de la blessée, constate une gibbosité prononcée des trois dernières vertèbres dorsales et une paralysie incomplète des membres inférieurs. Il envoie chercher une des grandes gouttières de M. Bonnet et il y place la malade avec précaution. Pendant qu'on la transportait de son lit dans l'hôpital, il perçoit au niveau de la gibbosité des craquements évidents.

C'est dans cet appareil que la malade fut amenée à l'Hôtel-Dieu de Lyon, le 4 novembre 1856, salle Sainte-Anne.

A son arrivée, le mouvement et la sensibilité commencèrent à revenir dans les membres inférieurs, qui cependant sont très faibles ; la malade y ressent des fourmillements et y éprouve des soubresauts. Marie Pellin reste dans la gouttière pendant 50 jours, au bout desquels on lui applique le corset tuteur, grâce auquel elle peut faire quelques pas.

Dans les premiers jours de janvier, la malade se plaint de son corset, qui la blesse ; elle veut le quitter. Le dos n'étant plus soutenu, la gibbosité des trois dernières dorsales devient plus prononcée et s'accompagne d'une déviation à droite. — On se hâte d'appliquer de nouveau le corset tuteur, auquel on a fait de légères modifications. Cette fois il est bien supporté, malgré l'énergique constriction de la plaque dorsale.

Le 10 avril 1857, la malade le porte encore, elle se promène dans les cours de l'hôpital ; ses forces reviennent de jour en jour ; la gibbosité s'efface ; elle serait satisfaite de son état, si elle n'éprouvait quelques douleurs dans les flancs, surtout quand les courroies sont relâchées. *(Leçons de* BONNET *recueillies par Delore).*

OBSERVATION XXVI. (H. LHERBIER). — *Fracture des 11e et 12e dorsales. — Corset tuteur. — Guérison.* — Le 18 novembre 1890, Louis Br..., couvreur, âgé de 25 ans, a fait une chute sur le siège ; il est tombé, d'une hauteur de 14 mètres, dans de la terre fraîchement remuée, où il s'est enfoncé profondément. Il a pu regagner son domicile situé à 10 minutes de distance du lieu de l'accident, aidé par deux camarades le soulevant sous les bras. Le malade éprouvait une douleur aiguë dans les reins, des fourmillements et des sensations pénibles, vives dans les jambes. On lui applique dix sangsues à la région lombaire ; on fait des frictions sur les jambes.

Il avait uriné spontanément une seule fois ; puis il resta

douze jours sans pouvoir uriner seul, et quinze jours sans aller à la selle, malgré de nombreux lavements et des purgatifs.

Il resta au lit six semaines ; puis il essaya de se lever peu à peu, ressentit de la douleur au niveau de la région dorso-lombaire et dans les reins, et fut forcé de prendre un appui.

17 janvier 1891. — Il se présente à la Maison de secours, se plaignant de douleurs sur le trajet des sciatiques dans les deux jambes. Les membres inférieurs lui donnent constamment une sensation de chaleur malgré la température assez basse de l'air extérieur. L'hyhéresthésie persiste, et il faut encore des précautions très grandes pour remuer le blessé. Celui-ci accuse une douleur à la région dorsale. On découvre alors la colonne vertébrale et on remarque une saillie très nette. D'ailleurs, toutes les courbures de la colonne vertébrale sont plus ou moins diminuées. La percussion directe en cet endroit est un peu douloureuse ; mais une pression énergique sur les épaules ou sur la tête lui cause une douleur qu'il localise très bien au point de saillie.

Il trouve un soulagement dans la manœuvre suivante : Le chirurgien monte sur une chaise, passe ses deux avant-bras sous les aisselles du blessé, lequel se tient debout et lui tourne le dos. Sans secousse, le chirurgien se redresse et soulève ainsi la portion supérieure du corps du blessé, qui s'empresse d'exprimer une sensation d'important soulagement : « il voudrait que cette attitude lui fût maintenue à l'état permanent. »

La souplesse des mouvements est perdue, entre ces vertèbres et celles qui les avoisinent, dans la flexion, dans l'extension et dans la rotation.

Interrogé sur ses fonctions vésicales, le blessé répond qu'il urine 16-17 fois par jour, au lieu de 4 ou 5 fois. De plus, après chaque miction, il sent encore le besoin de recommencer et croit n'avoir jamais fini ; il y a donc cystite probable du col.

19 janvier. — Des douleurs se font sentir à la marche au niveau de la saillie dorsale, dans la région lombaire sacrée et dans les jambes.

21 janvier. — On applique un corset à tiges axillaires. Le malade se trouve soulagé presque instantanément par cet appareil.

24 janvier. — Le soulagement persiste. Chaque jour cet homme trouve que son état s'améliore ; — les douleurs disparaissent ; — et cela, bien que le corset prenne mal son point d'appui : il passe au niveau de la ceinture au lieu de passer sur le bord supérieur de l'os iliaque.

24 février. — L'ouvrier demande à reprendre son travail. Il avait retrouvé l'étendue et la souplesse de ses mouvements rachidiens. — Il dépose son corset.

11 février 1892. — Cet homme se présente à la Maison de secours, demandant un certificat qui le déclare impropre au service militaire ; — il désire éviter de faire ses 28 jours. — Le résultat tardif est reconnu tellement satisfaisant, que le certificat ne peut être accordé !

OBSERVATION XXVII (MÉNARD). — *Chute sur les pieds. — Fracture dorso-lombaire. — Corset-tuteur. — Guérison.* — Jean V..., mouleur en fer, 29 ans. Par suite du bris d'une échelle, sur laquelle il était monté pour soutenir un sommier en fer, cet homme tombe d'une hauteur de 15 mètres sur les pieds, puis sur le siège. C'était le 11 novembre 1886, à dix heures du matin. Il lui fut impossible de se relever, les jambes étant paralysées. Il est vu sur le lieu de l'accident par MM. Guermonprez et Hector Le Fort (de Lille), qui constatent une fracture de l'avant-bras droit, avec plaies non communiquantes, et une fracture de la colonne vertébrale vers les dernières dorsales.

Le blessé est transporté à l'hôpital, où il reste paralysé pendant cinq semaines. Des douleurs intenses se font sentir du côté de la colonne vertébrale. L'anesthésie des membres était incomplète. Du côté du rectum, constipation ; rétention d'urine pendant plusieurs semaines. On essaya de mettre le blessé dans une gouttière de Bonnet ; mais celle dont on disposait était trop petite ; on dût se contenter du décubitus horizontal, avec une planche sous le matelas. Il nous est impossible, d'ailleurs, d'avoir des renseignements plus précis, ne pouvant interroger le blessé que deux ans après l'accident.

20 janvier 1887. — Le blessé vient à la Maison de Secours, à la consultation de M. Guermonprez. L'avant-bras droit est encore dans un appareil plâtré, à cause d'un pseudarthrose ; la face dorsale de l'avant-bras présente une plaie fistuleuse.

Le dos, fortement courbé en avant, présente deux gibbosités, distantes d'environ 10 centimètres, et situées vers les dernières dorsales ; la marche est encore pénible ; il existe des douleurs lombaires avec irradiation dans la jambe droite, seulement depuis le genou. Les troubles de la vessie et du rectum ont disparu ; mais on est frappé de l'amaigrissement et de l'état cachectique du sujet. M. Guermonprez applique un corset orthopédique, avec plaque dorsale en acier.

27 janvier. — Le corset n'a pu être longtemps supporté. Le blessé l'ôta après avoir eu une syncope à son retour chez lui. Le 21, il l'essaya de nouveau ; mais une nouvelle syncope le surprit dans le tramway, bien que l'appareil fut beaucoup moins serré.

Les jours suivants, on appliqua un corset moins gênant, qu'il ne quitte pas. Le blessé s'y habitue peu à peu. L'état général va, d'ailleurs, en s'améliorant ; les douleurs rachidiennes ne subsistent que vers la hanche gauche. Le malade se tient plus droit.

26 février. — La saillie vertébrale est moins prononcée. On retire le corset pour trois jours, pendant lesquels le malade restera couché. Quand celui-ci est debout, il n'a pas la force de soulever le moindre poids : dans le décubitus dorsal, il arrive à soulever un certain poids.

1er mars. — Le rachis est dévié, non seulement d'avant en arrière, mais aussi latéralement, avec convexité tournée à gauche. Il existe encore des douleurs dans le membre inférieur gauche et s'irradiant à droite. Le corset est de nouveau appliqué.

22 mars. — A la suite de pointes de feu, appliquées le long de la région dorso-lombaire, les douleurs disparaissent dans les cuisses et les mollets, ne persistant qu'au niveau du sacrum. Pendant de longs mois, le blessé est perdu de vue ; il fait de la prison.

Janvier 1888. — Une affection intercurrente, avec toux vive, retentissant dans la région lombaire, nécessite divers révulsifs sur le thorax. Il y a quelques frottements en arrière et à gauche.

Septembre. — Le blessé est examiné par M. Ménard. Il porte toujours le corset orthopédique, qui le soulage beaucoup en soutenant les épaules et la partie supérieure du tronc; il va et vient, marchant comme avant l'accident. Cependant, il ne peut encore se baisser qu'en se mettant à genoux et s'appuyant sur une chaise. Les douleurs spontanées ne reviennent qu'au moment des changements de temps (?) ; il les éprouve encore à la suite des coïts, qui lui sont habituels.

On constate une gibbosité dorsale à grande courbure et se subdivisant en trois autres saillies secondaires ; ces trois saillies appartiennent aux 10e, 11e et 12e dorsales. Elles sont élevées d'un centimètre environ; et leur ensemble occupe une hauteur de 10 centimètres. La convexité n'est pas directement postérieure ; elle est aussi déviée à gauche ; et ce côté du thorax est lui-même plus saillant. En résumé, il doit avoir tassement des corps vertébraux avec prédominance d'un côté et rotation des corps les uns sur les autres. L'anesthésie est complète à la piqûre depuis les cinquième et sixième dorsales en arrière jusqu'au pli fessier de chaque côté. A la pression, il y a, au contraire, hypéresthésie dans les mêmes régions; cette hypéresthésie remonte jusqu'à la pointe des scapulums sans dépasser en avant la ligne axillaire. Rien à noter du côté des organes génitaux.

12 octobre 1892. — Nous revoyons le blessé pour constater

son état. La gibbosité dorsale est restée la même que lors du dernier examen. Mais elle n'est plus désormais douloureuse à la pression. La souplesse des mouvements du dos est seule

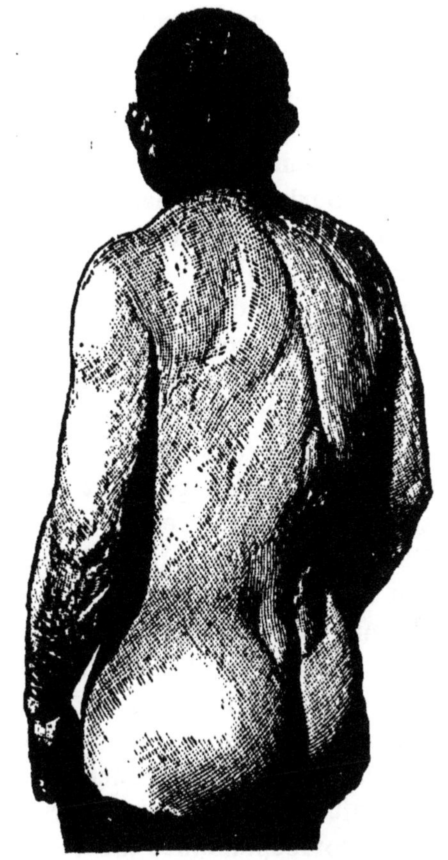

Fig. 56. — D'après une photographie artistique de M. le professeur P. Bernard.

diminuée. Rien de particulier dans la démarche. Les troubles de la sensibilité n'existent plus.

Il a quitté le corset orthopédique à la fin de l'année 1888. Il l'a donc porté pendant deux ans. Depuis ce temps il peut vaquer à ses occupations, conserver la station debout toute la journée, étant toutefois plus rapidement sujet à la fatigue.

OBSERVATION XXVIII (H. LHERBIER). *Chute d'un corps pesant sur la nuque; fracture dorso-lombaire; corset tuteur; guérison.*— Le 22 août 1891, Auguste B..., chef cantonnier, 52 ans, surveillant des travaux de construction, reçoit sur la nuque une pesante colonne de fonte que l'on soulevait à ce moment. La colonne vint heureusement s'abattre contre un mur laissant sous elle le blessé courbé et affaissé sur le siège. B... fut aussitôt transporté, par ses camarades et par l'infirmier du poste de secours des ateliers d'Hellemmes, jusqu'à sa demeure située à 400 mètres du lieu de l'accident.

Le malade resta 15 jours couché, ne pouvant se soulever, souffrant dans les lombes, et atteint d'une fracture de côtes du côté droit. Pas de paralysie des jambes, mais difficulté très grande de la miction, ayant nécessité le cathétérisme, et aussi difficulté de la défécation, pendant cinq jours. A son lever, il dut s'appuyer sur deux cannes, puis se servir de béquilles, tant était vive alors la douleur lombaire. Il demeura dans cet état un mois entier, ne pouvant se tenir debout longtemps, et ressentant le soir une grande fatigue.

16 octobre. — Le malade continuant de souffrir et sentant « que cet état ne pouvait durer », se présente, pour la première fois, à la consultation de M. Guermonprez, qui fit les constations suivantes : Fracture ancienne de la douzième dorsale et de la première lombaire, avec perte de la souplesse de toute la portion correspondante du rachis. Attitude de flexion en avant; déformation de la région. Douleur dorsale pendant la station debout ou assise et fatigue très accusée le soir. On lui conseille d'abord le repos sur un lit rigide :

21 octobre.—Le malade se rend bien compte du soulagement qui résulte pour lui de cette manœuvre; mais il supporte encore difficilement la station debout. On lui fait porter un corset tuteur.

30 octobre. — Depuis le port du corset, le malade ressent un bien-être considérable ; il se sent soutenu; les souffrances ont diminué ; il peut rester debout à surveiller les ouvriers ; et le soir la fatigue est moins grande : le seul reproche qu'il fasse au corset est d'empêcher la flexion en avant.

20 avril 1892. — Nous allons revoir le blessé à l'usine d'Hellemmes. Depuis trois mois, il ne porte plus le corset, auquel il attribue sa complète guérison.

La déformation dorso-lombaire est à peine appréciable, aucune douleur à la pression directe et à celle provoquée par la percussion verticale imprimée au vertex et aux deux épaules.

Les mouvements de flexion et de torsion du tronc ont seuls moins de souplesse.

L'homme ne se plaint plus à présent que de la diminution des forces : il se fatigue plus rapidement, mais ne souffre pas, sinon dans les mouvements de flexion qu'exige de temps à autre son métier de surveillant.

OBSERVATION XXIX (thèse de M. MÉNARD).— *Fracture dorso-lombaire. Corset tuteur.* — Louis L..., charpentier-menuisier, 46 ans (Flers), fait une chute le 27 octobre 1886, d'une hauteur de 12 mètres. Il est transporté à l'hôpital Saint-Sauveur de Lille, où il reste pendant 51 jours.

La paralysie du mouvement et du sentiment avait été incomplète, presque aucun accident du côté de la vessie et du rectum ; on n'a jamais dû pratiquer le cathétérisme. Mais il y a eu de la gêne de la miction et de la défécation pendant les trois ou quatre premiers jours.

Décembre 1886. — M. Hector Le Fort (de Lille) voit le blessé à son domicile et constate une saillie très marquée, angulaire, au niveau de la dernière vertèbre dorsale. Le blessé peut marcher ; il parle avec un certain effort de signes de l'ostéite localisée au niveau de la fracture.

Août 1887. — Plusieurs applications de pointes de feu sont faites sur le rachis atteint d'ostéite et le long du sciatique droit, siège de douleurs intenses accusées par le malade. Du côté droit, la moitié externe des muscles fessiers est atrophiée. Après les séances de faradisation, le blessé se trouve mieux ; cependant le passage du courant est douloureux, bien qu'il soit faible.

Octobre 1887. — Les douleurs en ceinture persistent vers les dernières fausses côtes, puis vers les adducteurs et la fesse du même côté, rarement vers la cuisse. Celles des adducteurs ne se développent guère que sous l'influence de la marche. Il existe quelques points disséminés d'hyperesthésie, qui disparaissent après l'application de vésicatoires. Au-dessus de la fracture, le rachis est absolument rectiligne ; il n'existe aucune sensibilité à la pression des apophyses épineuses. En passant l'éponge mouillée sur la gibbosité, on provoque une sensation de chaleur. L'atrophie des fessiers persiste ; la peau y est plus épaisse ; on continue l'électrisation.

31 octobre. — Quelques douleurs surviennent en ceinture et au coccyx : le blessé ne peut qu'être couché ou debout. Il note que ses douleurs sont plus marquées par les changements de temps. (?) MM. Guermonprez et Baudry, qui examinent le blessé en ce moment, pensent qu'il y a une part d'exagération dans les douleurs : ils remarquent, en outre, quelques signes qui leur font supposer l'hystérie, toux quinteuse, etc.

24 mars 1888. — L'électrisation a été reprise et continuée. M. Guermonprez constate une série de saillies dans une étendue de six centimètres environ vers les premières lombaires. Cet ensemble se prolonge beaucoup plus à droite, où il semble qu'il va vers l'angle de la 12e côte, de ce côté, qui en demeure indépendante, mais reste moins mobile que sa congénère. Les douleurs subsistent vers la pointe des 10e et 11e côtes correspondantes : « cela lui coupe la respiration... on dirait que ça s'enfonce dedans, explique le blessé. » Enfin il existe une dépression profonde des dernières lombaires au-dessous de cette série de cals vertébraux. On conseille au menuisier le port d'un corset orthopédique à béquilles, pendant la journée.

10 septembre 1888. — Le blessé est revu chez lui par MM. Guermonprez et Ménard. Il existe encore une gibosité comprenant des saillies secondaires correspondant aux 12e, 11e et 10e vertèbres dorsales, avec de légères dépressions entre chacune d'elles. Le sujet n'accuse aucune douleur à la pression sur ces saillies : mais la douleur est très vive quand on presse au-dessous ou sur les deux derniers nerfs intercostaux de chaque côté, de même que sur le trajet du sciatique droit.

Le blessé porte le plus ordinairement son corset orthopédique avec deux tuteurs latéraux, ce qui le soulage beaucoup.

Il ne peut se baisser pour ramasser un objet par terre qu'en se mettant sur son genou droit, l'autre étant trop faible. La démarche rappelle celle d'un canard, ou bien le dandinement de la paralysie hypertrophique de l'enfance : il porte tout d'une pièce la moitié du corps en avant ; puis l'autre à son tour fait de même ; ce caractère de la marche est surtout bien marqué au moment où il se déplace après quelques instants de repos.

En octobre 1892, cet homme est revu dans un état de sincère guérison ; il ne porte plus de corset ; il marche prestement sans le secours d'aucune canne ; il supporte sans torgiverser les fatigues de la journée ordinaire de travail. Il se tient debout avec moins de rectitude que ses proches ; mais sa marche ne diffère plus de celle des autres hommes de son âge.

OBSERVATION XXX (H. LHERBIER).— *Chute d'une hauteur de trois mètres. — Fracture des dernières dorsales. — Corset tuteur. — Guérison.* — Amédée C..., plafonneur, âgé de 45 ans, a fait, le 29 septembre 1890, une chute d'une hauteur de trois mètres, en bas d'un échafaudage sur lequel il travaillait. Il fut soigné par M. le docteur Duray, de Marcq-en-Barœul, pour une lésion de la colonne vertébrale consécutive à un traumatisme.

Le 29 octobre, cet homme, qui est resté couché un mois, vient se présenter à la maison de secours, se plaignant de douleurs vives le long des branches nerveuses lombo-abdominales et aussi vers les dernières vertèbres dorsales, lorsqu'il est resté debout pendant quelque temps : on trouve, en effet, de la sensibilité à la pression et des troubles de sensibilité sur tout le trajet de ces nerfs, hypéresthésie, sensation de chaleur à l'application d'un corps froid ; mais l'attention est surtout éveillée par une cyphose dorsale, que ne peut expliquer, ni son âge, ni sa profession.

La percussion du rachis est pénible, surtout entre les 7e et 10e dorsales; là, la percussion retentit douloureusement jusque dans la tête; les mouvements de torsion du tronc sont difficiles à accomplir. Il y a une déformation manifeste à courbure assez longue mais très accusée.

Tout cela concorde avec la douleur, que le malade accuse à la suite de la station verticale prolongée : douleur diminuée, quand le malade est soutenu sous les aiselles par un aide, et cessant tout à fait dans la position horizontale. On conseille le port d'un corset à tuteurs latéraux.

29 novembre. — Le blessé a tiré un véritable bénéfice du port du corset; il subsiste encore quelques douleurs du côté gauche sans hypéresthésie à la pression des doigts. La démarche est devenue moins oscillante. On essaie la suppression de l'appareil.

8 décembre. — Le plafonneur ne peut renoncer au port du corset. Ayant essayé, pendant une journée, d'en rester privé, il a eu un retour plus accusé des douleurs ; la percussion du rachis est, en effet, plus douloureuse et la déformation persiste.

16 décembre. — Le port du corset donne une amélioration manifeste.

25 décembre. — Nouvelle suppression. On pose successivement deux vésicatoires pour diminuer les phénomènes douloureux de névralgie.

26 janvier 1891. — Le plafonneur peut reprendre presque complètement son travail.

OBSERVATION XXXI (H. LHERBIER). — *Fracture dorso-lombaire, sans complication.—Corset-tuteur.*—Louis Ch..., couvreur, âgé de 27 ans, travaillant à une cheminée le 7 juillet 1890, est tombé d'un toit, la tête en avant, d'une hauteur de 12 mètres. Pendant sa chute, le corps a exécuté un mouvement de rotation, de telle façon que la chute se fit sur le dos ; le choc a porté sur la région lombaire. Transporté chez lui, le blessé éprouvait de vives douleurs à la région lombaire; cette partie est fortement contuse. Le médecin n'a pas constaté de fracture vertébrale ; il n'ordonne que le repos absolu avec application de sangsues et de cataplasmes.

Le lendemain, la douleur a persisté tout aussi vive ; le blessé n'a pu dormir. On lui donne du sirop de morphine.

11 juillet. — Le blessé essaie en vain de se tenir assis dans son lit ; cette position ne peut être gardée longtemps, car elle avive la douleur dorsale.

20 juillet.— Le couvreur fait une première et pénible apparition à la Maison de Secours ; on constate une ecchymose très vaste de la région dorso-lombaire, s'étendant à la région sacrée et encore sur les parties latérales de celle-ci. Le rachis fait une saillie très nette dans sa région postérieure, et seulement dans la portion qui correspond à la première lombaire et aux douzième et onzième dorsales. Les troubles fonctionnels sont les suivants : la démarche est rigide, avec inclinaison vers le côté gauche ; elle est remarquable par un dandinement très marqué avec oscillations latérales; du côté gauche seulement, le malade accuse des douleurs lombo-abdominales et génito-crurales. Il se plaint aussi de ne pouvoir supporter longtemps la station verticale : la fatigue apparaît rapidement et s'accompagne de douleurs sourdes au niveau des vertèbres saillantes, qui sont douloureuses à la percussion. M. Guermonprez, reconnaissant une fracture bénigne du rachis, sans consolidation, fait appliquer le corset avec ceinture iliaque, béquilles et béquillons, en prenant soin d'en assurer l'ajustage et le réglage.

26 juillet. — On ajuste de nouveau le corset, dont la ceinture est placée au-dessus du rebord de l'os iliaque, au lieu d'embrasser la portion saillante de cet os de chaque côté : elle est placée un peu plus bas pour prendre point d'appui régulièrement ; on relève d'autant les béquilles et les béquillons.

Le couvreur souffre moins, se déforme moins, marche plus facilement et sans fatigue. Mais il continue à se tenir au lit plusieurs heures chaque jour, car il éprouve encore le besoin de se reposer de temps à autre.

19 août. — Le blessé demande à reprendre le service. Il reste encore un peu de déformation caractérisée par l'affaissement de la portion dorsale du rachis. Son attitude diffère un peu de la normale. Il reprend le travail le lendemain et on le perd de vue.

§ V. — Attelle dorsale.

La pensée de soutenir le rachis défaillant au moyen d'une interposition d'attelle dorso-lombaire se présente si naturellement à l'esprit, qu'on la trouve un peu partout. Il n'est guère de fabricant de corsets orthopédiques, qui n'en ait tenté la réalisation. Les femmes, préoccupées des déviations de la taille, se sont maintes fois industriées à produire un tuteur de la colonne vertébrale, en le dissimulant sous les vêtements.

Il y a plus de quinze ans, que M. Guermonprez fut amené, pour la première fois, à rechercher le moyen de soutenir le rachis, sans rien entraver des mouvements et des autres fonctions du reste du corps. La tentative lui fut inspirée par l'insuccès du corset, ou cuirasse plâtrée, selon la méthode de Sayre : le blessé se montrait revêche pour tout appareil de soutien, qui aurait l'inconvénient d'un grand poids.

Pour concilier la réduction du poids et la rigidité du soutien, la matière choisie fut l'acier. Les difficultés de ce premier essai méritent d'être connues pour épargner d'autres les déceptions de semblables tâtonnements.

Observation XXXII *(personnelle)*. — Le 7 octobre 1885, occupé à démonter une passerelle jetée entre deux murs, le manœuvre François-Jules B..., âgé de 18 ans 1/2, est pris d'une vive émotion à la suite d'un accident arrivé près de lui ; et il tombe en bas de son échelle sans que celle-ci ait été touchée. Les premiers soins sont donnés par M. Ad. Choteau, de Saint-Maurice-lez-Lille.

8 octobre. — Le blessé est examiné par MM. Guermonprez, Caron (de Saint-Maurice) et Jules Delporte (d'Estaires, Nord) ; ils constatent une fracture de l'apophyse mastoïde du côté gauche ; une plaie contuse du front et du sourcil ; et enfin une fracture des neuvième et dixième vertèbres dorsales. — Les perceptions du sens tactile sont de beaucoup atténuées. Le blessé n'a pas réussi à pratiquer la miction spontanée. — On suture les plaies contuses de la tête. Quinze sangsues sont appliquées dans la région dorsale, au voisinage de la déformation et, quelques heures plus tard, encore sept autres sangsues.

Puis le blessé est transporté sur une échelle, garnie d'une planche vers la région dorsale. Ce transport est effectué lentement, sans autre système de brancard, depuis le fort de Mons-en-Barœul, alors en construction, jusqu'à Marcq-en-Barœul, soit 3 ou 4 kilomètres de distance. Pendant tout ce temps, le manœuvre se montre très agité; et ce n'est pas sans peine qu'on le calme. Il demeure cependant dans le décubitus dorsal.— Au lieu de le coucher dans un lit régulier on l'installe avec une planche qui soutient tout le dos, sans autre intermédiaire qu'un laineron (sorte de laine épaisse et souple) entre la planche et le dos.

9 octobre. — L'agitation primitive du blessé a diminué ; les perceptions sensorielles sont devenues moins obscurcies. La mémoire est restaurée : le manœuvre se souvient (pour la première fois) du lieu et des circonstances de la blessure. Il a réussi à uriner spontanément. — L'emphysème sous-cutané mastoïdien a disparu, et l'œdème de cette région est devenu moins important. — La déformation en cyphose ne se retrouve plus au niveau de la fracture dorsale (chloral, 4 grammes ; un purgatif sulfates de soude et de magnésie).

Pendant les jours suivants, l'amélioration se confirme. Toutefois, le blessé se montre peu docile; il observe de moins en moins exactement l'attitude en décubitus dorsal, malgré les recommandations qui lui sont renouvelées.

16 octobre. — Sans interrompre l'attitude horizontale, il est appliqué un corset plâtré, non au moyen de bandes roulées, mais par la superposition imbriquée de compresses de la dimension de mouchoirs de poche. Une série de bandes maintiennent le tout, à peu près à la façon d'un bandage de Scultet. Pendant le temps du durcissement du plâtre, le blessé est réinstallé sur la planche nue, et il est surveillé de près.

17 octobre. — Le bord du corset plâtré devient pénible, en raison de quelques aspérités superficielles ; il y est pourvu par l'interposition de quelques couches de lin, d'ouate ou de linge.

Pendant les jours suivants, on s'efforce d'améliorer les détails.

Un mois plus tard, 17 novembre, le blessé, qui a pris l'habitude de se lever, de s'asseoir, de se promener, réussit à marcher sans soutien. Il se sert habituellement d'une canne ; mais il apporte quelque ostentation à montrer qu'il peut s'en passer. — Le bandage plâtré est supprimé.

On recommande au blessé de recourir souvent au repos dans le décubitus dorsal.

28 novembre. — Le manœuvre vient à la Maison de secours de Lille ; il se rend compte de la débilité de son rachis ; mais il n'accepte plus la proposition d'une nouvelle cuirasse de plâtre.

Après diverses tentatives, on lui applique un corset de coutil pourvu d'une attelle dorsale. Pour construire celle-ci, il est pris un modelage en plâtre du dos, sorte de moule négatif. Sur celui-ci il est fait une coulée de fonte de fer qui est un moule positif ; et c'est sur ce dernier qu'une attelle est martelée en tôle d'acier. De nombreux trous sont perforés dans tout le pourtour, dans le but de ménager la confection de la couture ; enfin cette plaque de tôle, haute de 30, large de 20 centimètres, est cousue dans le milieu du dos du corset en coutil, lequel est pourvu d'un lacet en avant.

31 décembre. — Ce corset est appliqué pour la première fois

Pendant les premiers jours, le blessé s'en montre satisfait. Il se sent soutenu, soulagé, il ne souffre plus que de temps en temps. Il éprouve tellement la sensation du besoin de tutelle, qu'il explique spontanément comment il ne peut plus quitter ce corset.

Peu de temps après, il incrimine ce moyen qui le gêne pour s'assoir, puis il critique quelque autre détail : la proximité de la plaque métallique lui donne froid dans le dos. D'autres considérations interviennent ; et le manœuvre abandonne son corset, moins d'un mois après avoir commencé de s'en servir.

En septembre 1886 (onze mois après le traumatisme), il se remet au travail : il commence par une série de travaux de manœuvre de maçon ; tantôt il charge des wagonnets de sable, tantôt il fait des mélanges de matériaux destinés à la construction. Plus tard il devient manœuvre de fonderie. Puis il est embauché comme dresseur dans un atelier de constructeur en fer.

C'est là qu'il est encore le 9 octobre 1889, au moment où il s'adresse M. Guermonprez en vue d'obtenir un document écrit destiné à la visite d'incorporation dans le service militaire. A cette date il n'y a vraiment plus de signes physiques, ni fonctionnels, qui puissent servir de témoignages du traumatisme du 7 octobre 1885.

L'homme commence son service militaire le 12 novembre 1888, au 149me de ligne à Épinal (Vosges). Plus tard il prend part au concours de Châlons ; et devient prévôt d'armes, le 7 juillet 1890, spécialement pour l'escrime et pour la canne, dont il a commencé le maniement le 15 mars 1889. Les trois ans de service actif sont accomplis sans aucun incident relatif à sa santé : on le vérifie sur son livret militaire.

Il en est de même plus tard, au sujet d'une première période de 28 jours.

Avant de faire une seconde période de même durée, il est versé par anticipation dans l'armée territoriale ; mais ce n'est pas pour un motif de santé ; c'est parce qu'il est devenu père de cinq enfants vivants. Il figure à ce titre au 8me régiment territorial d'infanterie, du 28 septembre au 10 octobre 1896.

Depuis qu'il a quitté le service militaire, cet homme est redevenu dresseur ; mais il y est resté peu de temps ; il a préféré subir l'apprentissage nécessaire pour être classé comme chauffeur. Depuis lors il n'a pas cessé de pratiquer ce pénible métier, qui consiste à conduire la machine à vapeur, ou bien, et le plus souvent, à mener la chauffe du générateur, ce qui est parfois très pénible. Il n'avait jamais été amené à interrompre son travail, lorsqu'en août 1899 est survenue une chûte d'objet, qui a déterminé une contusion minime de la jambe gauche. M. Guermonprez a profité de cette occasion pour vérifier avec nous, la guérison de la fracture rachidienne et pour en prendre quelques photographies.

Cette première tentative de réaliser l'attelle dorsale n'était donc pas un succès ;.... et il s'est passé bien des années, avant que M. Guermonprez la renouvelle.

Il fallait, avant tout, rencontrer un blessé assez docile, assez patient, pour s'y prêter. Ce bon vouloir se trouve, quand la sensation de défaillance du rachis devient une sorte de besoin d'être soutenu. Cependant, pour que la proposition nouvelle soit trouvée acceptable, il fallait changer le matériel ; il fallait renoncer à l'acier, et même à tous les métaux.

Pour avoir simultanément les conditions de légèreté, de rigidité, et aussi pour subir l'adaptation à la configuration du rachis, il fallait recourir au bois. M. Guermonprez adopte de préférence le bois de tilleul, parce qu'il est facile à chantourner et parce qu'il se trouve aisément dans les ateliers de modeleur et de tourneur ; mais on peut préférer une autre essence.

La forme primitive a été modifiée : ce n'est plus une large plaque dorsale ; c'est une longue attelle dorso-lombaire.

Une objection se présente tout d'abord, c'est la gracilité d'un tuteur aussi minime : il est facile d'en augmenter la solidité sans surcharger la largeur : il suffit de conserver une grande épaisseur pour la portion axiale de l'attelle, tout en maintenant les deux bords aussi minces que possible : on réalise les avantages de solidité et de légèreté, si connus depuis l'adoption des fers à T dans les constructions de toutes sortes.

Déterminer la nature et le choix du matériel, c'était résoudre la première partie du problème. Il restait à formuler les conditions de l'usage et à préciser quand, comment, et dans quelle mesure il convenait de se servir du tuteur en bois.

Pour juger des résultats, on l'a vu plus haut, la docilité du blessé peut se trouver insuffisante. La difficulté devient plus grande, quand c'est le bon vouloir qui manque. Il est d'autant plus intéressant d'apprécier le resultat obtenu dans des conditions aussi défectueuses, — C'était la première fois que l'attelle dorsale en bois était appliquée sur une fracture presque récente ; elle était maintenue, non par un corset de coutil, mais par un bandage roulé ; l'attitude n'était plus l'horizontalité, mais bien la verticalité avec la suspension au moyen des mains à défaut du trépied de Sayre. Ces détails, et aussi les autres, ne sont pas dépourvus de valeur pratique.

Observation XXXIII. — Le maçon Van R..., âgé de 34 ans, demeurant à Lille, tombe d'un lieu élevé, le 14 septembre 1898. Pour des motifs intéréssés il obscurcit de parti pris son récit. Transporté immédiatement à l'hôpital, il est étendu horizontalement sur un lit, parce qu'il souffre de la région dorso-lombaire et présente de la parésie des membres inférieurs et du retard dans l'émission des urines.

Le lendemain 15 septembre, M. Guermonprez, temporairement chargé du service, constate que le blessé ne souffre plus quand il est dans l'immobilité absolue ; puis il passe la main sous la région dorso-lombaire et il nous fait constater à notre tour les signes physiques qui portent sur trois vertèbres. — On enlève la totalité des garnitures du lit, couvertures, oreillers, traversin. Ensuite le blessé est retourné pendant qu'on exerce l'extension et la contre-extension jusqu'à ce qu'il soit installé dans le décubitus ventral. Dans ce but deux aides sont placés à l'extrémité inférieure du corps, chacun tire sur un cou-de-pied; trois autres sont préposés aux soins de l'extrémité supérieure, l'un prend point d'appui sur les deux apophyses mastoïdes ; chacun des deux derniers saisit une épaule. Le chirurgien soutient à deux mains la région dorso-lombaire elle-même. Tous ensemble effectuent la manœuvre sans précipitation et sans à-coup. — Après avoir laissé un instant de repos au blessé, on constate que la déformation porte sur les douzième dorsale, première et deuxième lombaires. La saillie n'est pas douteuse ; on la constate à l'inspection, mieux encore à la palpation. Ce dernier mode d'exploration démontre en même temps la mobilité anormale des trois apophyses épineuses et parfois aussi la crépitation de l'un ou l'autre de leurs fragments. Cette exploration est péniblement supportée par le blessé, mais elle reste une douleur locale ; il n'y a d'irradiation en ceinture que si on percute l'un des foyers de fracture. On s'étonne qu'avec une déformation aussi étendue et si manifeste, il n'y ait déjà plus de troubles urinaires et aucune paralysie de l'anus, même pour les gaz; par ailleurs le blessé fait mouvoir ses orteils, ses cous-de-pied, ses genoux, sans autre hésitation que celle qui consiste à ne pas transmettre d'ébranlements à la région rachidienne, Il n'y a ni ecchymose, ni excoriation; mais l'impuissance fonctionnelle du rachis se manifeste dès la moindre tentative de mouvement, soit de la portion supérieure, soit de la portion inférieure du tronc.

Après avoir établi le siège de cette fracture rachidienne, on remarque que le segment inférieur du tronc a une tendance à se reporter dans son ensemble plus en arrière que le segment supérieur ; on se met en devoir de tenter la manœuvre hippocratique de réduction ; dans ce but, l'extension est faite par un seul aide qui tient simultanément les deux cous-de-pied, tandis que la contre extension est soutenue par un autre qui saisit les apophyses mastoïdes en interposant une compresse entre ses propres téguments et ceux du blessé. Les efforts sont conduits de part et d'autre, avec lenteur et sans discontinuer ; ils ont pour premier résultat de restituer partiellement les courbures régulières du rachis, mais il n'en résulte guère d'atténuation de la cyphose dorso-lombaire.

A ce moment, le chirurgien pratique lui-même une friction longitudinale et à deux mains, sur les deux gouttières vertébrales. C'est d'abord une série de mouvements, qui agissent sur la peau et le tissu sous-cutané, dont il ne discerne aucune modification ; ce sont ensuite des poussées plus profondes qui intéressent les muscles, long-dorsal et sacro-lombaire ; là sont perçues deux sensations distinctes : l'une, qui dissémine des caillots dans les couches intermusculaires, l'autre, qui rencontre la consistance quelque peu indurée des muscles et de leurs insertions. Sans discontinuer, la friction est menée de plus en plus profondément et de plus en plus près de l'axe du corps ; à plusieurs reprises survient la sensation de quelques ressauts, et de plusieurs claquements, tantôt au niveau des lames vertébrales, tantôt plus profondément, par déplacement de quelques fragments qu'il est impossible de préciser. Nous sommes admis à participer personnellement à cette manœuvre que le blessé supporte presque sans réflexion ; il affirme que l'extension et la contre-extension lui donnent une sensation de soulagement et qu'il se rend compte d'une sorte d'amélioration réalisée par la friction dorso-lombaire. L'inspection, renouvelée à ce moment permet de se rendre compte du résultat obtenu ; il n'y a plus de cyphose, ni de mobilité anormale des trois apophyses épineuses.

Malheureusement, dès qu'on relâche l'extension et la contre-extension, on voit se reproduire partiellement une déformation, qui n'est plus une vraie cyphose, mais plutôt un glissement en arrière de l'ensemble du segment inférieur du rachis. — Malgré cette déception, les manœuvres d'extension sont reprises au moyen de cinq aides et, dès que le résultat est obtenu, le blessé est replacé dans le décubitus dorsal. Toutefois, un coussin, peu épais, mais d'une certaine dureté, est étalé sous la région lombo-sacrée, dans le but de soutenir le segment inférieur et d'obvier quelque peu à son glissement. Le blessé se sent soulagé ; et il montre presque aussitôt qu'il peut moins difficilement mouvoir les divers segments de ses membres inférieurs.

Pendant les trois jours suivants, ce maçon demeure endolori ; il n'a vraiment pas besoin de la gouttière de Bonnet, qui avait été tenue disponible pour le cas où on aurait vu surgir une indication intercurrente ; il est lui-même attentif à ne pas imprimer le moindre mouvement à son tronc, et il fait appel à son entourage en vue d'épargner l'ampleur des mouvements de ses membres supérieurs.

Le cinquième jour, à la visite du matin, M. Guermonprez remarque une augmentation de la déformation lorsqu'il passe la main sous le rachis. Le blessé est retourné comme le 15, pendant des efforts d'extension et de contre-extension. — Dès qu'il est installé dans le décubitus ventral, avec la tête légèrement tournée de côté, on renouvelle les manœuvres d'extension et aussi la friction dorsale. Celle-ci permet d'apprécier qu'il n'y a presque plus d'induration des couches musculaires ; mais elle indique d'autant mieux le persistance du chevauchement par glissement du segment inférieur en arrière.

M. Guermonprez nous confie le soin de continuer la friction

des masses musculaires dorso-lombaires, en évitant toute violence ; lui-même remplace l'aide chargé de l'extension sur les deux pieds.

Profitant d'un moment où le blessé abandonne tous ses muscles à un relâchement complet, il fait à l'aide qui maintient les apophyses mastoïdes, le signe convenu pour opposer la plus grande résistance ; et, brusquement, il imprime une secousse, nette et forte, selon l'axe du rachis : un ressaut survient et nous sentons la réduction complètement obtenue sous nos mains. — Cette fois encore la conservation du résultat n'est que partiellement maintenue. Le maçon est replacé dans le décubitus dorsal avec les mêmes précautions, mais avec moins de difficultés que la première fois.

23 septembre (dixième jour). — Les mêmes manœuvres sont renouvelées en commençant par la friction et en terminant par une secousse imprimée selon l'axe du tronc : celle-ci est moins forte ; elle réalise d'emblée la réduction, laquelle est maintenue, alors même qu'on cesse complètement l'extension et la contre-extension

30 septembre. — Le maçon a plusieurs fois réussi à se retourner dans son lit avec l'assistance de quelques personnes plus ou moins expérimentées; il n'en a pas souffert. Il est mené doucement jusqu'à la table d'opération pour y être revêtu du bandage du tronc avec attelle dorsale en bois.

A défaut de l'appareil à suspension de Sayre, l'extension est faite par un aide placé debout sur une table, et faisant à deux mains une traction sur les apophyses mastoïdes ; puis le bandage est roulé aussi rapidement que possible pendant la station debout. — Ensuite l'homme est couché pendant que des coutures multiples fixent sur toutes les faces l'ensemble du bandage, les sous-cuisses, les bretelles et surtout l'attelle de bois, afin de prévenir une échappée de celle-ci, soit à droite, soit à gauche, en haut ou en bas.

Dès le lendemain, Jean Van R..., sort de l'hôpital : il se présente périodiquement à la maison de secours, et signale seulement quelque endolorissement, qui serait situé plus bas que le siège des fractures, et surviendrait dans des circonstances sur lesquelles il s'explique obscurément

26 octobre (43ᵉ jour). — Le bandage était encore régulièrement installé ; il est cependant supprimé ; la déformation n'est plus appréciable à la vue. Par la palpation, et surtout par la friction, on discerne que l'apophyse épineuse de la première vertèbre lombaire demeure quelque peu saillante en arrière ; elle est à peine un peu hyperesthésique lorsque la pression est poussée avec force. On se borne à recommander le repos dans le décubitus horizontal ; on insiste sur la nécessité d'intercaller souvent cette attitude pendant la journée, après un certain temps de station debout ou de position assise.

28 octobre (45ᵉ jour). — Le maçon se rend compte de l'utilité du bandage dont il est privé depuis deux jours; il souffre de sa suppression. Le facies, au lieu d'être enjoué, présente une certaine altération des traits. La friction est renouvelée ; il y a une menace de récidive de la déformation cyphotique du début. La friction provoque quelque douleur, non pas sur place, mais sur la ligne médiane et plus bas que le foyer de fracture, vers la portion la plus supérieure du sacrum.

Pendant les jours suivants, les frictions sont renouvelées chaque jour ; elles sont supportées de plus en plus facilement ; il n'y a pas de récidive de la menace de déformation.

4 novembre (52ᵉ jour). — Le maçon Jean Van R... est perdu de vue ; il intente une action judiciaire.

3 mai 1899. — Il est revu sous prétexte de certificat; on ne trouve plus aucun signe physique de sa fracture. D'autres chirurgiens l'explorent sans plus de résultats.

Cet ouvrier finit par perdre son procès ; et, après une oisiveté de 10 mois, au cours desquels il voulait se faire passer pou infirme, il se décide à reprendre son travail ; il s'y remet d'une manière intégrale, montant sur les échafaudages, portant des fardeaux et travaillant onze et douze heures par jour.

Il ne faut pas croire qu'un succès aussi complet soit souvent réalisable.

M. Guermonprez insiste sur cette particularité que c'est la seule observation de fracture rachidienne, où il se soit borné à l'application d'un seul et unique bandage du tronc avec attelle dorsale. Si on élimine cette exception, on retient la règle qui consiste à renouveler périodiquement les bandages et par conséquent les séances de massages combinées avec les tractions.

Les avantages de cette méthode n'existent en effet, qu'à la condition de répéter les soins avec une périodicité suffisamment fréquente ; c'est d'ailleurs le moyen d'une adaptation plus exacte des pièces du bandage aux déformations de la colonne vertébrale.

1° Dès les premières semaines de la fracture, il est utile de favoriser la résorption des éléments de l'hématome, et aussi de ceux des exsudats qui succèdent aux épanchements sanguins. On n'y peut contribuer pendant que le blessé séjourne dans la gouttière de Bonnet. On n'y peut même pas atteindre, lorsque le blessé est enfermé pour un mois ou six semaines dans la cuirasse plâtrée. On ne lui donne pas suffisamment le bénéfice des frictions lorsqu'on se borne au minimum du repos du blessé dans le décubitus horizontal purement et simplement.

On donne au contraire le double profit des frictions des tractions et d'une immobilisation suffisante, lorsqu'on pratique à huit ou dix jours d'intervalle le renouvellement du bandage avec attelle dorsale.

On sait combien sont importants les lacis veineux de toute la région rachidienne ; combien délicats sont les muscles si nombreux qui remplissent les gouttières vertébrales. On ne saurait oublier les conséquences du décubitus dorsal, surtout lorsqu'il est prolongé ; il a une part considérable dans la genèse et dans l'évolution des épanchements sanguins primitifs et dans tout ce qui se rapporte aux exsudats secondaires et tardifs dans les diverses couches du tissu cellulaire de la région. C'est bien le cas de se rappeler ces lésions multiples et spécialement « la gangue périosseuse », dont parlait M. Tuffier à la séance du 19 juin 1901 de la *Société de chirurgie de Paris*. C'est lui, qui l'a répété : « la réparation de ces lésions est le triomphe *(sic)* des procédés de massage (1) ».

Encore faut-il ajouter que le massage tout seul ne suffit pas à procurer la guérison, — il est indispensable de compléter chaque séance de massage par l'application d'un appareil qui effectue l'immobilisation pendant toute la durée de la période intercalaire d'nne séance de massage à la suivante.

2° L'atrophie des muscles du tronc, et spécialement de ceux des gouttières vertébrales, est l'une des principales raisons de la sensation de débilité qui préoccupe si longtemps les blessés.

Elle est la conséquence de l'immobilisation pro-

(1) *Bulletins et mémoires de la société de chirurgie de Paris*, 1901, p. 718.

longée, et aussi de la difficulté qu'on éprouve à reprendre l'usage des muscles du tronc, en commençant par des mouvements de peu d'importance. Le tronc est toujours pesant à mobiliser : c'est pourquoi l convient de venir en aide au blessé, soit par un sous-lac, soit par l'intervention d'un infirmier. — Le corset plâtré fait précisément le contraire en surchargeant d'un poids considérable le blessé déjà trop débile. Aussi voit-on les patients mobiliser leur tronc en masse, pesamment, péniblement, privés qu'ils sont d'exercer les muscles de leur tronc, mais déjà soulagés de pouvoir quitter leur lit. — Le corset tuteur fait déjà un peu mieux, en transférant sur la ceinture osseuse du bassin le poids de la tête et des membres supérieurs, qui n'est plus imposé directement et en totalité à la colonne vertébrale.

Malgré l'apparence d'une action bien éloignée, le bandage avec attelle dorsale en bois fait tout autant l'action de tuteur, que le font les deux béquilles du corset dit orthopédique, avec ceinture et montants en acier. — Il présente la supériorité de placer le tuteur exactement contre l'organe défaillant ; il a une autre supériorité, celle de n'être, ni pesant, ni onéreux, double avantage qui le fait accepter sans difficulté, aussi bien par celui qui en supporte les frais, que par celui qui consent un fréquent renouvellement.

3° Huit jours suffisent pour que la résorption des exsudats et que l'amaigrissement des muscles transforme la cuirasse plâtrée et la réduise à une contention imparfaite : l'adaptation est rendue d'autant moins exacte, que l'ouate, qui en fait la garniture, s'est elle-même tassée davantage. On ne peut cependant pas renouveler chaque semaine le corset de Sayre ; et ainsi on l'abandonne à son imperfection, pendant les trois quarts au moins, du temps de son application. — L'objection n'a pas moins d'importance, lorsqu'il s'agit du corset-tuteur. Quelque soin qu'y apporte le constructeur d'appareils orthopédiques, il ne peut obtenir une adaptation parfaite, quand les modifications sont indiquées toutes les semaines, parfois même à quatre jours d'intervalle. Il faut, d'ailleurs, reconnaître que tous les blessés sont incommodés par la permanence des pressions exercées, au moyen des béquillons, sur les bords de l'aisselle de l'un et de l'autre côté.

Tous ces inconvénients disparaissent à la fois, quand on a recours au bandage avec attelle dorsale : il n'y a plus de béquillons qui gênent ; et on a toute facilité pour renouveler le bandage, dès que son adaptation est devenue insuffisante.

4° Il n'est pas jusqu'à l'indépendance du chirurgien, qui ne se trouve sauvegardée.

Il n'y a nul besoin d'un spécialiste pour appliquer le bandage dont il s'agit. On n'est même plus tributaire du fabricant d'appareils orthopédiques. La vulgaire bande de toile ou de coton suffit pour faire un bandage avec des renversés de banalité ; et on

Fig. 57.

Fig. 58.

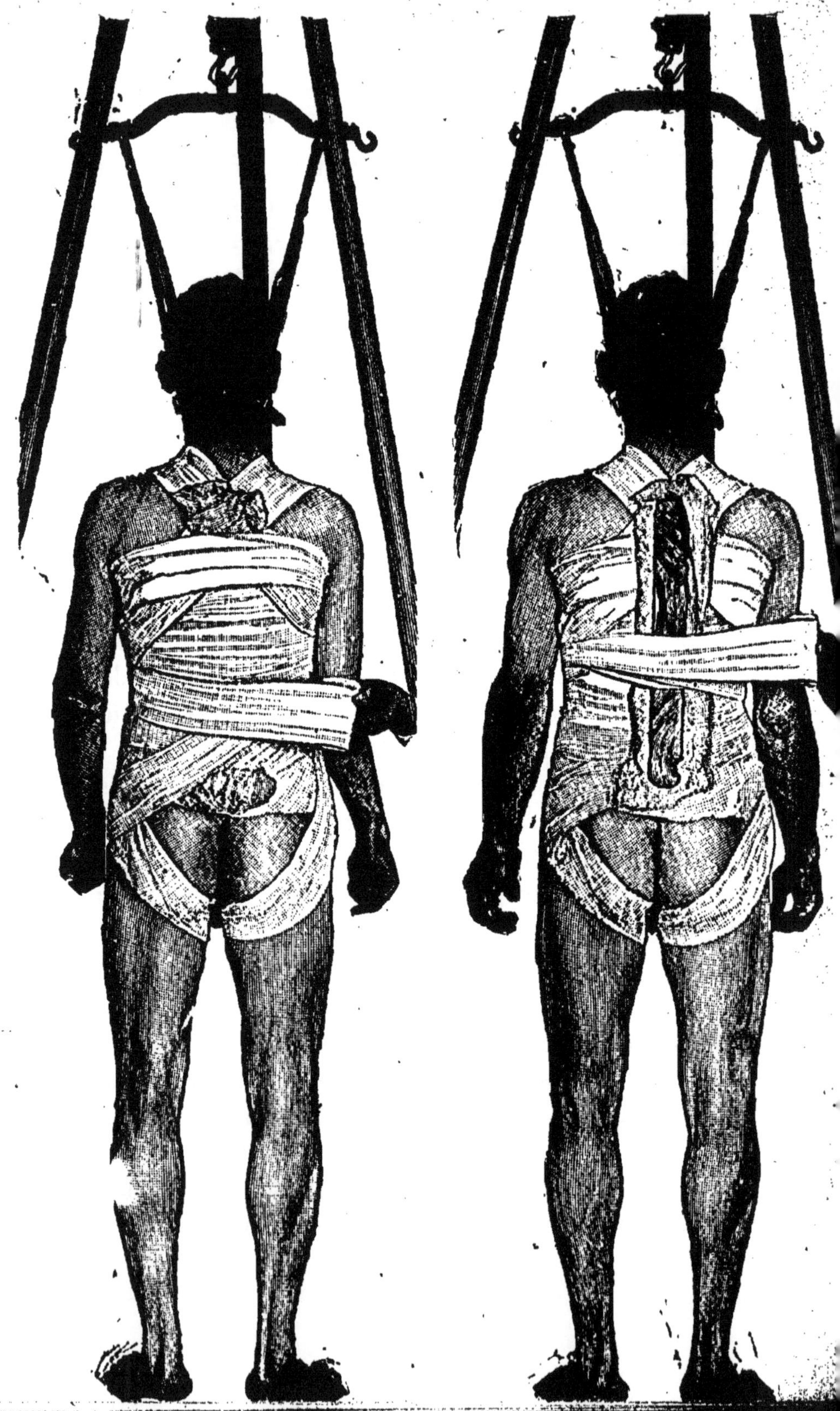

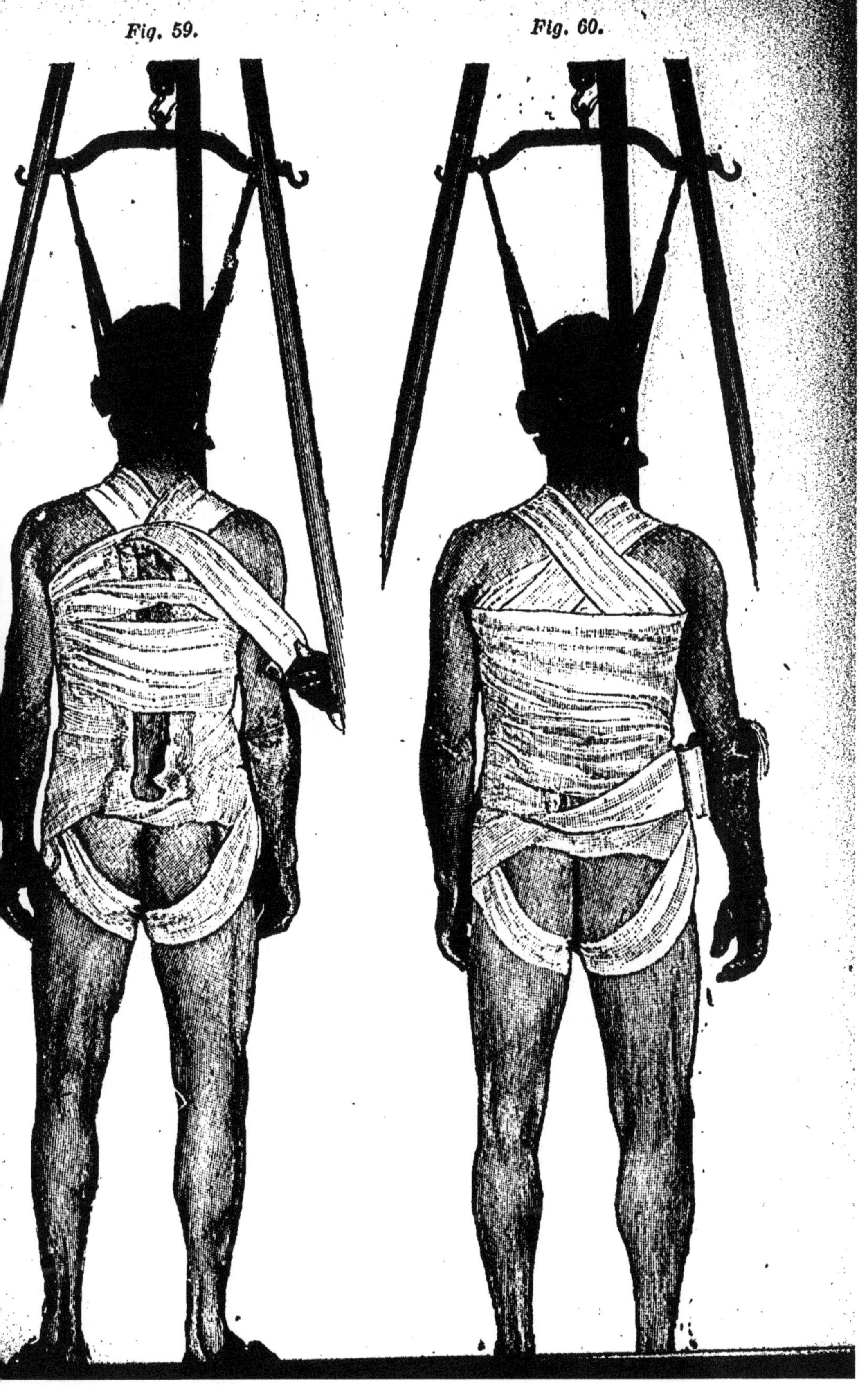

Fig. 59. *Fig. 60.*

peut se contenter du travail d'un charron ou d'un sabottier, pour obtenir une attelle chantournée en bois de tilleul, lorsqu'on n'a pas la bonne fortune de mettre à profit la dextérité d'un tourneur habile ou d'un modeleur adroitement expérimenté.

Chaque fois que le bandage est renouvelé, on commence par une séance de massage pendant le décubitus ventral ; — et on combine les frictions rachidiennes avec les tractions qui effectuent simultanément l'extension et la contre-extension. — Ensuite on fait, selon les circonstances, quelques exercices de gymnastique de chambre ; mais en proportionnant le nombre et l'étendue de chacun des mouvements aux résultats antérieurement acquis.

On ne fait jamais aucun de ces exercices de gymnastique de chambre lorsque le bandage est appliqué pour la première fois.

Pendant tout le temps de l'enroulement des bandes, on s'étudie à ne pas perdre un instant. Tout le matériel doit être préalablement à portée de la main. Aussitôt qu'une bande est complètement placée, le chef de la seconde est cousue rapidement à la fin de la première. — On prend la précaution de ne serrer ni les bretelles, ni les sous-cuisses. — On garnit d'ouate les portions supérieures et inférieures de l'attelle, quelquefois même toute la face antérieure de celle-ci. On se garde bien de placer l'attelle directement au contact de la peau : on la loge au contraire entre deux stratifications successives des tours de spire : la couche profonde sépare l'attelle d'avec les téguments ; la couche superficielle adapte exactement l'attelle sur toute la longueur dorso-lombaire de la région rachidienne.

On maintient l'attelle en ce lieu de choix au moyen d'une couture, qui l'enferme précisément le long du rachis et l'empêche de se déplacer, ni à droite, ni à gauche, ni en haut, ni en bas. — Il est parfois difficile de passer les aiguillées de fil pour fixer les couches superficielles aux couches profondes du bandage. — Mais il existe un artifice, qui facilite la couture dont il s'agit : on habille l'attelle au moyen d'une compresse cousue exactement sur le bois... Lorsqu'on fait la couture du bandage, chacun des coups d'aiguille réussit aisément à atteindre ce revêtement direct de l'attelle : ainsi le bois est réellement fixé, non par lui-même, mais par le tissu qui l'engaîne.

Tous ces détails multiples sont difficiles à bien juger par une description d'ensemble ; c'est pourquoi il sera bon de se reporter aux descriptions spéciales des observations XI et XXXIII, pages 113 et 298. Ce sont deux cas difficiles à des points de vue divers. — On est généralement moins en peine et on a le plus souvent de remarquables facilités, lorsque le personnel secondaire prend intérêt à la collaboration du bandage.

On est surtout indirectement encouragé par le blessé lui-même, qui témoigne hautement et très explicitement du soulagement que lui procure chaque fois le nouveau bandage.

Il se sent plus soutenu ; il se trouve plus indépendant de son entourage ; il dit sa joie de percevoir la diminution de ses infirmités ; il sent lui-même qu'il approche de plus en plus d'une guérison sincère ; il se prête avec bonne grâce, et autant qu'on le veut, à des soins qui ne lui répugnent jamais et dont le bénéfice réel lui apparaît immédiatement.

En résumé, pour maintenir pendant un temps suffisant, il convient d'adopter, selon les indications de chaque cas particulier, soit le matelas à eau, soit la gouttière de Bonnet, soit la literie avec un dessous rigide, soit l'interposition d'un coussin rigide sous le foyer de fracture. L'attitude de choix est le décubitus dorsal.

Pendant la période de convalescence, il convient de combiner les séances de massage et celles de gymnastique de chambre, ou de mécanothérapie. Le bandage de choix consiste en un bandage roulé de tout le tronc, avec interposition d'une attelle de bois sur toute la hauteur de la région dorso-lombaire.

CHAPITRE V

Traitement de la convalescence.

Par Ern. Guérin.

Dans leurs hôpitaux, MM. Forgue et Reclus manquent des conditions d'hygiène qu'ils souhaitent pour ceux de leurs malades qui sont atteints de mal de Pott (p. 125) ; il peut en advenir de même pour des blessés atteints de fracture du rachis. On peut donc tenir compte de leur façon de sortir de la difficulté dans ces conjonctures défectueuses. Ils se relâchent un peu de la rigoureuse immobilisation dans le décubitus horizontal; et ils autorisent de meilleure heure l'abandon du lit pendant la journée.

Le séjour prolongé au lit devient à la longue une véritable complication. Il entrave la nutrition générale; il favorise l'amaigrissement ; il détermine les congestions hypostatiques. Il y a même des auteurs qui l'incriminent, chez les sujets, qui deviennent vicieux, après un séjour trop prolongé à l'hôpital.

Il est donc utile de supprimer le repos au lit aussitôt qu'il n'est plus imposé comme une absolue nécessité.

La suppression de tout soutien serait une autre faute, plus grave que celle qui consiste à quitter le lit prématurément.

Il faut donc trouver le moyen terme, qui consiste à organiser une immobilisation incomplète ; il faut y apporter la sage mesure, qui répartit équitablement les périodes de repos et celles du mouvement. — Il faut, en outre, multiplier les séances de massage, dont l'utilité, déja connue, pendant la période de consolidation, devient plus importante et plus nécessaire pendant le temps de la convalescence. — Il est surtout indispensable de réconcilier le blessé avec l'usage de son tronc : on y arrive par les méthodiques entraînements d'une gymnastique de chambre suffisamment surveillée, avec le soin de la préserver toujours des écarts si menaçants de la routine.

A Greifswald, M. H. Helferich enseigne qu'il faut s'occuper encore tardivement des blessés, qui ont été atteints de fracture de la colonne vertébrale ; mais son enseignement demeure cantonné dans des termes trop vagues pour être bien utile. « Dans les cas moins graves, dans lesquels il n'existe pas de contusions, ni d'épanchements sanguins, ni d'autres lésions de la moelle, ni des nerfs rachidiens, le traitement ne doit pas être moins rigoureux (que dans les autres cas). — Pour obtenir une bonne consolidation, pour éviter les déplacements secondaires, il faut laisser le blessé au repos pendant longtemps dans une bonne situation et laisser en place, pendant des années, en le surveillant de près, un appareil de contention ; car la pression supportée par un corps vertébral, dans la station debout, pendant le travail, est véritablement énorme ; et le cal est généralement très petit.

» On sait, en outre, que des lésions, même légères, de la colonne vertébrale s'accompagnent souvent de processus secondaires, peut-être inflammatoires, de spondylite traumatique, et, selon Kümmel, de troubles fonctionnels graves » (1).

L'idée juste est bien celle qui consiste à soutenir le torse d'un ouvrier, qui reprend son travail après une fracture de la colonne vertébrale ; mais il est permis de voir une exagération dans l'idée de lui imposer ce tuteur « pendant des années ». L'auteur allemand ne précise pas ce qu'est son appareil de contention : il faut reconnaître qu'il doit présenter plus d'une sorte d'imperfections, puisqu'on ne réussit à s'en débarrasser qu'au bout de plusieurs années.

C'est le reproche que M. Guermonprez opposait au corset tuteur, qui a cependant rendu de si nombreux services. Il y en a un autre : ce moyen donnait à la colonne vertébrale une situation, qui n'était point parfaitement bonne ; il faisait une contention par

(1) 2me édition française par Paul Delbet ; 1901, p. 132.

trop indirecte ; il n'agissait pas suffisamment près du foyer de la fracture. — Du moins avait-il l'avantage de ménager la répartition des périodes d'application et de celles de suppression de l'appareil. Le blessé quitte le corset tuteur chaque soir et il en est bien débarrassé. Il le reprend le lendemain dès le matin et il en est bien content.

Le bandage avec attelle chantournée dorsale présente sur le corset tuteur les avantages énumérés plus haut (page 293). — Mais il a l'inconvénient de ne pouvoir pas être supprimé la nuit ; il partage cet inconvénient avec le corset plâtré. Le bandage a du moins la supériorité d'être renouvelé à une périodicité plus courte.

M. Guermonprez a pris l'initiative de conserver les avantages du bandage avec attelle dorsale, en y ajoutant ceux dont bénéficiait le corset tuteur à béquille d'acier.— Cet avantage consiste à supprimer tout le bandage pendant la nuit et à le reprendre le lendemain matin.

L'attelle en bois chantournée a été conservée, absolument la même que pour le bandage décrit au chapitre IV. — Pour en prendre la courbure, on place le blessé, debout, près d'une table ; on dépose une chaise sur la table et le blessé se tient en plaçant les deux mains un peu haut sur les deux montants de la chaise ; il écarte les pieds d'une trentaine de centimètres, et observe la rectitude dans la station debout. — On taille à la longueur nécessaire la pièce métallique : ce peut être un tube de

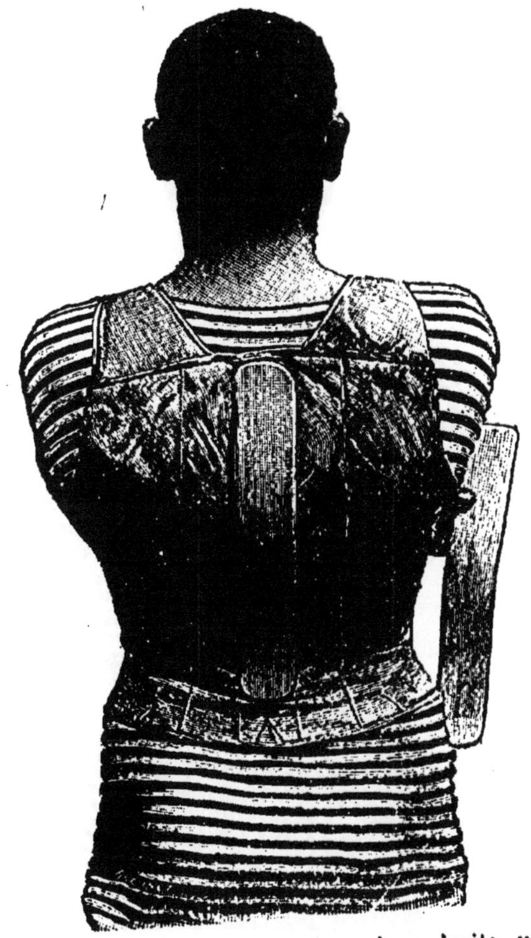

Fig. 61. — Le blessé présente lui-même, à sa droite, une attelle en bois chantournée, semblable à celle qui est dans son corset.

cuivre rouge rempli de résine, ou une tige de cuivre rouge récemment recuite, ou plus simplement un fil de fer galvanisé du calibre de trois ou quatre millimètres. — Par des tâtonnements successifs on parvient aisément à donner au métal la courbure

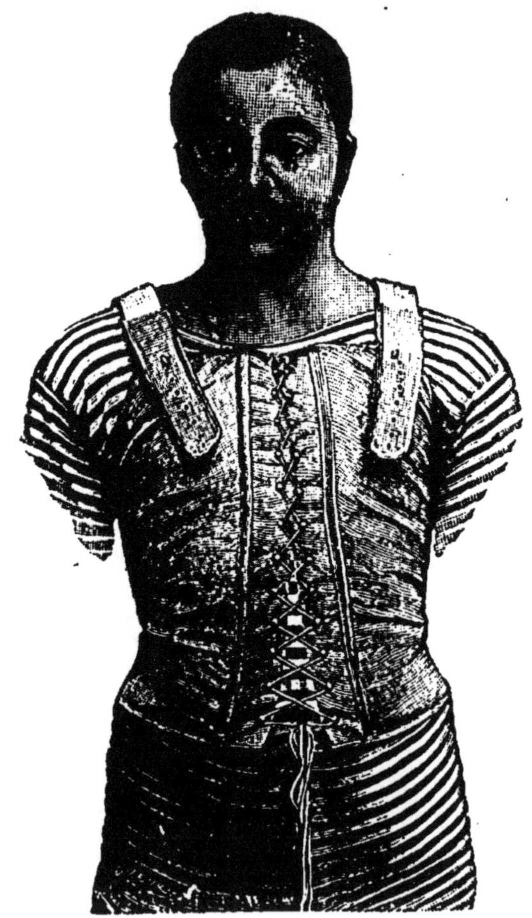

Fig. 62.

que présente le rachis du blessé. Il suffit d'ordinaire de commencer à la seconde pièce du sacrum et de terminer à l'une des premières vertèbres dorsales.

— Lorsque la courbe est acquise au métal, on place celui-ci avec précaution sur un papier ; on suit les contours sans les modifier le tracé est confié au

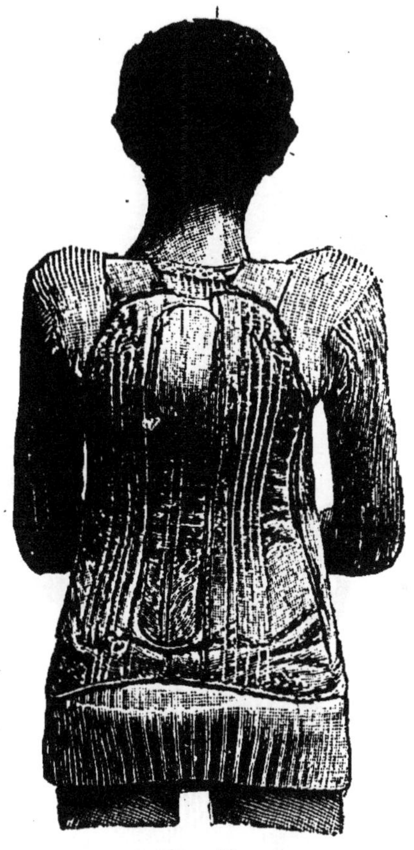

Fig. 63.

modeleur en bois, qui, selon les indications données, construit l'attelle, avec une largeur de 4 à 6 centimètres et une épaisseur de 3 à 6 millimètres.

Le corset est fabriqué dans les ateliers appropriés.

Sa substance est un coutil suffisamment solide et en double épaisseur. L'attelle de bois est cousue exactement sur la ligne médiane dorsale, en évitant

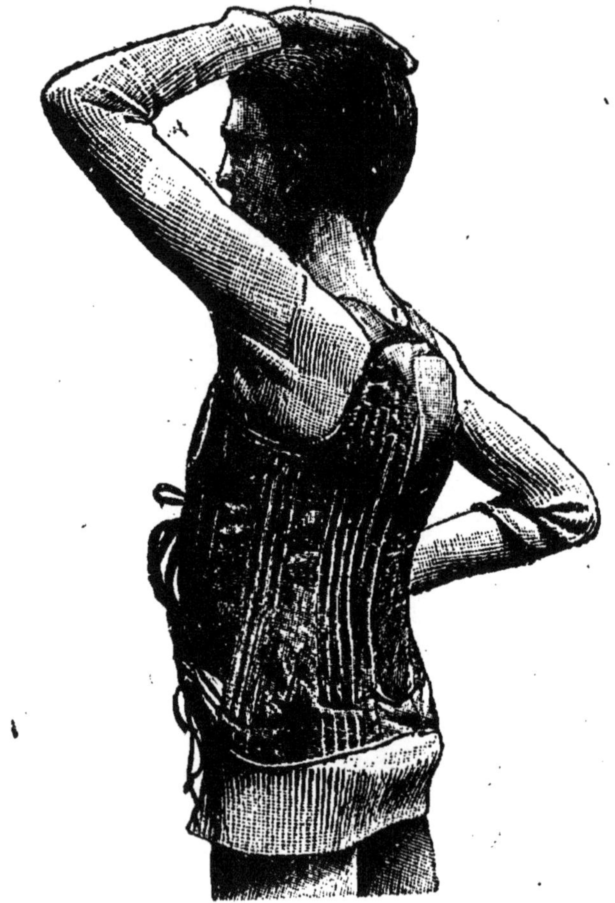

Fig. 64.

de la placer trop haut ou trop bas. — Le lacet se trouve sur la portion antérieure ; il est passé dans des crochets comme il est d'usage pour les bottines à cordon. — Au besoin il est ajouté des bretelles, qui fixent la nuque et le cou vers l'attelle dorsale et empêche les épaules de retomber en avant. — Il n'y a pas besoin de sous-cuisses. — Dans quelques

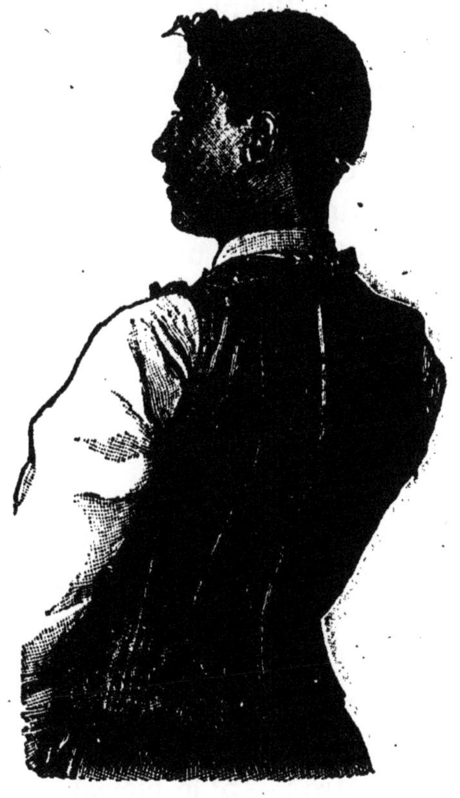

Fig. 65.

circonstances, on peut ajouter des baleines réparties dans les endroits propices du pourtour du corset ; mais cet accessoire n'est nullement indispensable.

Un soin plus important doit être pris pour les

fractures, qui siègent dans la région dorsale supérieure et non plus au lieu d'élection dorso-lombaire. Le soutien est plus difficile à placer, plus difficile à construire, quelquefois gênant à supporter pendant les premiers jours. L'attelle doit remonter plus haut, même jusqu'à la proéminente. Les bretelles doivent être disposées très largement en arrière ; chacune doit se terminer par deux pièces en avant. L'entournure doit être exactement adaptée. Grâce à ces précautions, nous avons observé un cas de guérison absolument complète, il est vrai que c'était sur un sujet jeune ; mais la guérison reste acquise et le zingueur a repris sa profession sur les toits ; et il l'a continuée depuis plusieurs mois.

Le corset avec attelle dorsale présente plusieurs avantages : — 1° il est construit pour chaque blessé en particulier et par conséquent exactement adapté au cas spécial ; — 2° il est fabriqué sur place, sans subir les lenteurs, ni les autres charges imposées par les spécialités ; — 3° il est d'une valeur vénale moins onéreuse que le corset tuteur avec pièces d'acier ; — 4° il est moins pesant que le corset à tuteurs et surtout que le corset plâtré ; — 5° le blessé s'en débarrasse chaque soir et il goûte au lit un repos aussi complet que possible ; — 6° ce moyen est très compatible avec les séances de massage et avec toutes les séances de gymnastique de chambre.

Soutenir leur rachis pendant tout le temps de la

convalescence est une nécessité trop importante pour n'avoir pas été appréciée par les blessés atteints de fracture de la colonne vertébrale. Le corset avec attelle dorsale est une ressource précieuse; mais il ne suffit pas, du moins pendant les premiers temps. — C'est pourquoi des périodes de repos dans le décubitus dorsal sont prescrites et prolongées plusieurs fois par jour.

Conjointement avec le repos de la colonne vertébrale, il faut organiser la reconstitution des muscles du tronc.

Sans restriction, MM. Forgue et Reclus se prononcent pour les excitants de la moelle : « Aux périodes tardives, l'électrisation des masses musculaires, le massage, la strychnine, contribueront à relever l'innervation et à surexciter l'action médullaire trophique » (1). M. Guermonprez n'est pas de cet avis, jamais il ne stimule le centre médullaire. Jamais il n'emploie aucun des médicaments excito-moteurs. Il préfère l'action locale du massage. Il la complète autant que possible par des séances de gymnastique de chambre et de mécanothérapie.

Toujours il attache plus d'importance aux mouvements actifs qu'aux mouvements passifs ; mais il fait systématiquement la part de la mobilisation. — Pour la colonne vertébrale, c'est principalement

(1) *Traité de thérapeutique chirurgicale ;* 2ᵉ édition ; Paris, 1898 ; II, 109.

l'extension et la contre-extension combinées par des tractions manuelles.

On peut exercer ces tractions tandis que le blessé se tient dans le décubitus ventral, pendant que sont faites les frictions du dos ; mais tous ces soins sont mieux répartis, plus méthodiques et surtout plus efficaces, lorsque l'interprétation scientifique y surajoute sa valeur.

On a pu voir, dans la thèse de M. Ad. Platel, quelle est l'importance des arthropathies juxta-fracturales (1). C'est un détail qui n'est pas nouveau ; mais il est repris de temps en temps, sous des formes variées, parce qu'il s'impose à l'attention dans telles circonstances, où l'infirmité résulte des lésions secondaires des articulations, et non pas de la fracture elle-même.

Tout récemment, c'est à propos de fractures diaphysaires, que M. Tuffier a donné sa pensée (2) : « Dans les articulations sus et sous-jacentes, les changements de rapports des os entraînent une adaptation défectueuse des surfaces articulaires ; et cette défectuosité doit être compensée. De là, un entraînement nécessaire, qui consiste à fausser la mécanique articulaire sus et sous-jacente et que nous appelons la correction de la déviation. Cette correction peut aller très loin ; et nous avons tous

(1) *Une méthode de traitement des fractures ;* thèse, Lille, 1900.

(2) *Bulletins et Mémoires de la Société de chirurgie de Paris*, 19 juin 1901, pp. 718-719.

vu des fractures de jambe vicieusement consolidées chez des malades qui marchaient très bien : le bassin, la hanche et les articulations du pied sont complaisantes et rétablissent l'équilibre. Mais comment et pour combien de temps, c'est ce qu'il faudrait préciser. Si on veut réfléchir un instant à ce que peut être mécaniquement cette compensation, si on a quelques notions anatomiques bien précises de la conformation des surfaces articulaires, on voit de suite que l'articulation compensatrice ne peut devenir telle qu'en perdant son attitude physioloque, qu'en faisant exercer des forces sur des ligaments et des surfaces cartilagineuses, qui n'ont pas la structure ou la résistance nécessaires, qu'en empruntant même des surfaces dépourvues de cartilage pour en faire des surfaces de frottement et de pression, qui devront passer de l'état osseux à l'état cartilagineux. Cette transformation anatomique n'a qu'un temps : tôt ou tard se développe dans ces articulations de complaisance de l'arthrite sèche, c'est-à-dire des troubles de nutrition, qui sont précisément sous la dépendance de la déviation de leur fonction ; et ce sont ces troubles tardifs qu'il me reste à définir.

» Ces troubles tardifs sont la conséquence des précédents ; ce sont des œdèmes persistants, des varices et des névrites avec atrophie du segment du membre atteint et souvent même du segment sus-jacent. Cette atrophie consécutive persiste. Et, plusieurs années après, elle peut s'étendre et remonter. — Enfin ce sont les arthrites sèches, survenant plusieurs années après l'accident.

» J'ai vu toutes ces complications ; et, plus j'examine de fractures incomplètement réduites, plus je suis convaincu de leur fréquence... »

M. Quénu est le seul, qui ait discuté, ce jour là, les assertions de M. Tuffier (1). Il n'argumente M. Tuffier « que sur l'interprétation qu'il a donnée des arthrites sus et sous-jacentes au foyer de fracture ; il les considère comme liées à l'adaptation du membre aux nouvelles conditions résultant de la réduction imparfaite de la fracture et il les qualifie d'arthrites sèches. — S'il entend par là qu'une fracture réduite avec déviation des axes des fragments engendre une arthrite, je suis de son avis. — Mais, dans les cas où, pour la jambe, par exemple, l'axe du pied et celui de la jambe se confondent, la réduction n'étant pas d'ailleurs parfaite, l'arthrite sèche, quand elle survient, n'est pas le résultat de cette incorrection ; elle résulte de causes multiples.

» Je laisse de côté les cas, où l'immobilisation prolongée et de mauvais soins consécutifs sont incriminables. Il existe des cas où l'articulation fait partie, pour ainsi dire, du foyer de fracture, lorsqu'une fissure se prolonge à distance vers l'article. — Mais, alors même qu'il n'y a pas de fêlure adarticulaire, la nutrition de l'articulation peut être intéressée par les lésions traumatiques infligées à l'os et au périoste, voire aux parties

(1) *Bulletins et mémoires*, pp. 721-722.

molles voisines de l'articulation, parceque la nutrition de l'articulation est subordonnée à l'intégrité de ces organes et de ces tissus. En outre, dans une fracture, il existe des lésions vasculaires et nerveuses bien connues ; il existe, en particulier, une altération des veines conduisant facilement aux thromboses et aux varices ; de là, un état dystrophique du membre engendrant aisément une dystrophie de l'articulation voisine, c'est-à-dire l'arthrite sèche. Cette arthrite est donc, dans une certaine mesure, indépendante de la réduction de la fracture ».

A cette argumentation, M. Tuffier a répondu qu'il « partage l'opinion de M. Quénu sur le rôle que jouent les lésions nerveuses dans le dépeloppement des arthrites consécutives aux fractures ». Mais il maintient, pour certaines d'entre elles, la pathogénie qu'il a indiquée. Quant aux lésions adarticulaires, il n'en discute pas cette fois, puisqu'il ne traite que des fractures des diaphyses (1).

Ce sont précisément les lésions adarticulaires qui sont les plus fréquentes et les plus nombreuses dans les fractures des vertèbres, puisque ces os, en quelque sorte annulaires, sont rendus mobiles, presque en tous sens, par la multiplité et la variété des articulations qui les unissent. — C'est donc, *a fortiori*, l'occasion d'examiner et de supputer ce que sont les arthropathies juxta-fracturales.

Elles sont sèches, puisqu'elles ne suppurent pas.

(1) *Bull. et mém.*, p. 722.

Elles sont caractérisées par un état scléroïde des ligaments, synoviales et tissus périarticulaires ; donc, elles sont justiciables du massage.

Elles finissent par une rétraction, une sorte d'engaînement, qui aboutit à l'ankylose, d'abord périarticulaire, puis en un véritable bloc osseux ; donc, elles sont atténuées, sinon guéries, par les trois moyens connus : tractions, mobilisations et gymnastique de chambre.

CHAPITRE VI

Recherches historiques et expérimentales sur le mécanisme des fractures indirectes des régions dorsale et dorso-lombaire du rachis.

Par M. le Docteur J. MÉNARD.

Pour bien juger l'utilité des notions relatives au mécanisme des fractures indirectes communes du rachis, il est bon de relire le passage d'Hippocrate sur la question. La privation des études d'anatomie pathologique et l'absence de notions précises sur le mécanisme ont abandonné le grand clinicien de l'antiquité à d'étranges divagations... Il n'y a donc personne, qui soit préservé de l'erreur, lorsque sont délaissées les deux bases des sciences naturelles : l'expérience et l'observation. Et l'exemple vient d'assez haut pour devenir profitable : l'erreur est poussée bien loin, lorsque le laisser-aller devient une accusation contre des confrères contemporains. Et Hippocrate accuse les autres d'ignorance, alors qu'il prétend que le corps vertébral est un os et que l'apophyse épineuse est un autre os ! C'est au § 46 du *Traité des articulations* (1).

« Dans les cas où le rachis subit une incurvation quelconque, il n'est pas commun, il est même rare

(1) *Œuvres complètes* d'Hippocrate; trad. d'E. Littré ; Paris, 1844 ; IV, 197 et 199.

qu'une ou plusieurs vertèbres, arrachées de leurs articulations, éprouvent un déplacement considérable. De pareilles lésions ne se produisent pas facilement. En effet, d'une part, la vertèbre ne sera guère chassée en arrière, à moins que le blessé n'ait reçu un coup violent à travers le ventre, et alors il mourra ; — ou, à moins que, dans une chûte d'un lieu élevé, le choc n'ait porté sur les ischions ou sur les épaules, et alors il mourra encore, mais il ne mourra pas aussi promptement ; — d'autre part, la vertèbre ne sera guère chassée en avant, à moins de la chute d'un corps très pesant, car chacun des os proéminents en arrière, apophyses épineuses, est tel qu'il se fracturera, plutôt que de se déplacer beaucoup vers la partie antérieure, en surmontant la résistance des ligaments et des articulations engrenées. De plus, la moelle épinière souffrirait, ayant subi une inflexion à brusque courbure, par l'effet d'un tel déplacement de la vertèbre ; la vertèbre sortie comprimerait la moelle, si même elle ne la rompait. La moelle, comprimée et étranglée, produirait la stupeur de beaucoup de parties grandes et importantes, de sorte que le médecin n'aurait pas à s'occuper de réduire la vertèbre en présence de tant d'autres lésions considérables. — Evidemment, dans ce cas, la réduction n'est possible, ni par la succussion, ni par tout autre moyen ; il ne resterait qu'à ouvrir le corps du blessé, enfoncer la main dans le ventre et repousser la vertèbre d'avant en arrière : mais cela se peut sur un mort et ne se peut pas sur un vivant.

» Quelle est donc la raison qui me fait écrire ceci ? C'est que quelques-uns croient avoir eu affaire à des

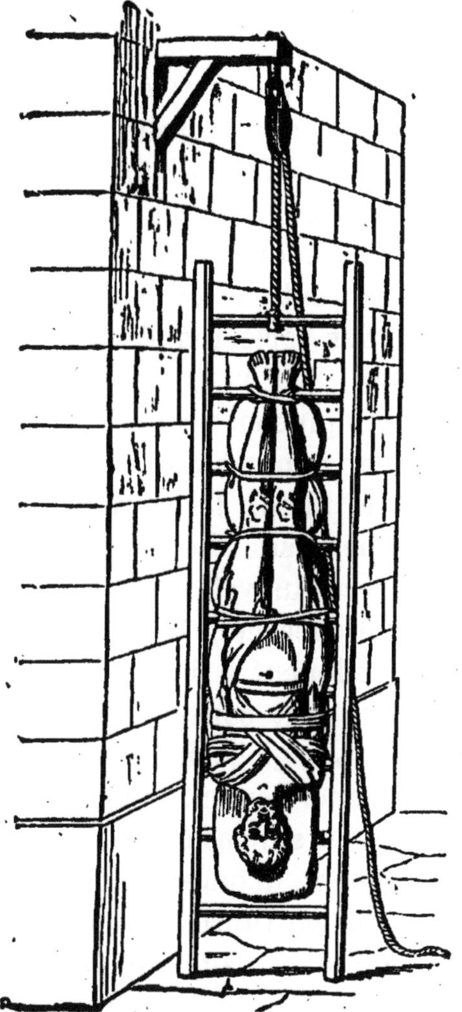

Fig. 66. — La manière dont on faisait la succussion au temps d'Hippocrate.

blessés, chez qui des vertèbres, sortant complètement hors de leurs articulations, s'étaient luxées en avant ; et même, certains s'imaginent que, de toutes les distorsions du rachis, c'est celle dont on réchappe le plus facilement, qu'il n'est aucunement besoin de réduction, et que cet accident se guérit de lui-même. — Beaucoup sont ignorants ; et leur ignorance leur profite, car ils en font accroire aux autres. Ce qui les trompe, c'est qu'ils prennent les apophyses épineuses pour les vertèbres mêmes, parce que chacune de ces apophyses, au toucher, paraît arrondie, Ils ignorent que les os qu'ils touchent sont ces apophyses des vertèbres, dont il a été parlé un peu auparavant ; les vertèbres elles-mêmes sont situées beaucoup plus en avant. »

Sans perdre de temps à rechercher quel est celui qui justifierait le mieux le reproche d'ignorance, il faut retenir la nécessité d'en rester aux faits, sans forcer ni atténuer leur valeur réelle. Il n'y a même pas lieu de rechercher dans Hippocrate quelles « circonstances contribuent à induire les médecins en erreur ». Mieux vaut conserver son appréciation meilleure (1). « Les gibbosités par suite de chutes se produisent généralement quand le choc a porté sur les ischions ou sur les épaules ».

Malheureusement, la question est devenue encore beaucoup plus obscure après Hippocrate. On en peut juger par le texte de Guy de Chauliac, lorsqu'il s'explique sur « la *dislocation des nœuds de l'eschine* ». La cause est quelquesfois primitive, comme cheute et coup : et est ditte proprement, *desnoüeure des*

(1) P. 201, 203.

vertèbres, d'une ou de plusieurs, de laquelle cy-dessus a esté dit, autresfois est causée de quelque cause interne : comme d'humidité crüe, visqueuse, lubrificante ; ou de ventosité qui bat ou de quelque apostème qui pousse, ou de la toux fascheuse, ou de la siccité qui retire. (« *Aut ab aliqua ventositate percutiente, aut ab aliquo apostemate impellente, aut a tussi molestante, aut siccitate contrahente.* ») (1).

Dans un autre passage, Guy de Chauliac fait intervenir les auteurs antérieurs, pour mieux démontrer l'opinion accréditée de son temps. On n'y trouve plus les accusations d'ignorance dans les relations confraternelles ; mais la contradiction se montre encore sur des points essentiels.

« Paul dit, tesmoin Aicenne (et Halyabas l'affirme aussi), que fracture advient rarement aux os des vertèbres, mais le plus souvent attrition, açoit que Albucasis dise le contraire. Mais Paul et Halyabas ont entendu qu'elle advient en leurs rondeurs, et Albucasis en leurs aisles. Quoy que ce soit, si la nuisance parvient à la nuque et aux nerfs qui en procèdent, elle conduit à la paralysie (comme dit Albucasis) des mains, si sont des hautes ; et des pieds, si sont des basses : et, quelquefois, s'ensuit la mort, comme dit Aicenne ; parquoy il faut prédire la perte. Et s'il advient qu'il se vuide involontairement ou qu'il ne puisse uriner quand il le désire, sçaches que cela est mortel, comme dit Albucasis.

(1) *La grande chirurgie de Guy de Chauliac, composée en l'an 1363*, revue et collationnée, etc., par E. Nicaise. Paris, 1890, p. 516.

Doncques, ne te travaille pas à le guérir. Mais s'il n'advient rien de cela, sa curation sera en l'appaisement de la douleur et de l'aposteme, avec huile rosat, et moyeux d'œufs rostis « *Vitellis ouorum assatis.* » Et quand tu les auras appaisez, mets leur dessus quelqu'un des emplastres confortatifs et dessicatifs, et estraints le lieu avec un bandage. Et ordonne au malade le repos et la situation sur la partie qui moins luy deult (1). »

Il serait d'ailleurs inutile et fastidieux d'énumérer les idées et les théories de tous les auteurs sur les fractures de la colonne vertébrale. Cet historique a été répété trop de fois pour qu'il soit intéressant de le reproduire encore. Il suffit d'en tracer les trois grandes périodes au point de vue du mécanisme.

La première période comprend toutes les idées anciennes, jusqu'au mémoire de Louis en 1774, mémoire lu *à l'Académie royale de chirurgie*. Elles portent exclusivement sur les luxations ; chaque fois que l'épine est déformée, on pense avoir affaire à un déplacement articulaire, et le traitement a pour but de réduire.

En 1774, Louis montre combien ces luxations doivent être rares, comparées aux fractures ; il montre qu'elles n'ont presque jamais lieu sans fracture ; et son opinion est encore celle de nos jours. De cette notion, il tire une conclusion bien nette : il

(1) Si le bout de l'*os de la queue* est rompu, mets dans son fondement le poulce de ta main gauche, et égalise de l'autre main l'os rompu, comme tu pourras ; puis, mets-y dessus l'emplastre et les astelles et serre avec le bandage (*ibidem*, p. 363).

n'y a pas lieu de réduire, puisque la luxation n'existe pas.

Dans une deuxième période, on admet donc la fréquence relative des fractures vertébrales, mais on les croit produites par des chocs directs ; et il faut venir jusqu'à Bonnet et Malgaigne, vers le milieu du XIXe siècle, pour que cette idée fausse prenne fin. Nélaton, dans la 1re édition de sa *Pathologie chirurgicale*, c'est-à-dire en 1844, écrivait encore : « Résultat *ordinaire* d'une cause *directe*, ces fractures sont *quelquefois* produites par un véritable *contre-coup.* » Et, dans les *nouveaux éléments de pathologie médico-chirurgicale*, de Roche, Sanson et Lenoir, 1844, 4e édition, on trouve la même opinion : « ces fractures reconnaissent *toujours* pour cause une percussion *directe*, produite soit par une chute d'un lieu élevé sur le dos, soit par les projectiles lancés par la poudre à canon, soit par la chute d'un corps pesant sur la colonne vertébrale ; en un mot, pour toutes les violences extérieures considérables. »

Avec Bonnet et Malgaigne, la question change de face. Ces auteurs établissent nettement, d'une façon qui *convainc tous les chirurgiens*, que les fractures vertébrales *sont presque toujours des fractures indirectes,* produites par des chutes sur la nuque, ou sur le siège, ou bien par des pressions sur le haut du tronc ; et ils montrent même que, dans les chutes sur le dos directement, il est encore possible d'établir le mécanisme indirect de la fracture.

C'est désormais admis, les fractures de la colonne

vertébrale par cause directe sont *exceptionnelles*.

A côté de ces fractures directes, il y a des *fractures indirectes* qu'on pourrait appeler *typiques*, elles siègent le plus souvent dans le territoire des cinquième et sixième vertèbres cervicales, des dernières thoraciques et des premières lombaires. Elles sont ordinairement consécutives à de grands traumatismes, chute d'un lieu élevé sur la tête ou le siège, éboulements.

La nécessité, pour produire cette fracture, d'un traumatisme violent se comprend ; la colonne vertébrale présente à un haut degré l'élasticité et la mobilité, jointes à une grande solidité. Elle est formée, en outre, dans le quart de sa longueur, de disques intervertébraux possédant une grande élasticité et une mobilité étendue. La mobilité de la colonne vertébrale est d'ailleurs variable, car elle est susceptible de s'accoître par l'exercice, qu'on veuille bien se rappeler la fabuleuse élasticité des acrobates, véritables désossés, qui arrivent à plier leur colonne à l'union des régions thoracique et lombaire et même dans la région lombaire. C'est seulement quand le déplacement dépasse les limites de la flexibilité, quand en même temps les muscles par leur contraction transforment la colonne vertébrale en une colonne rigide, que les fractures se produisent.

Les lieux d'élections des fractures sont dus probablement à ce que, à ce niveau, la force agissante prend son plus solide point d'appui. Il faut se rappeler aussi que si l'on plie un bâton formé de parties inégalement résistantes, comme la colonne vertébrale, ce bâton se brise précisément au point où à une portion flexible fait suite une portion moins flexible. Dans la colonne vertébrale, ce point répond à l'union de la douzième dorsale et de la dernière lombaire et particulièrement aux dernières cervicales. Malgaigne, Chedevergne, D. Mollière, M. Ménard ont montré que ces fractures se produisent suivant deux mécanismes :

1° Par flexion en avant ou en arrière, le sujet étant pour ainsi dire ployé en deux ; le corps vertébral est alors divisé en deux par un plan horizontal, le fragment supérieur étant généralement le plus petit. D'après D. Mollière, la fracture par flexion en avant est possible, même dans la région dorsale ; mais, dans ce cas, il y aurait le plus souvent fracture simultanée des côtes et du sternum ;

2° Par pression, déterminant un tassement simple du corps avec traits verticaux et obliques multiples, ou bien un écrasement avec élargissement des corps par compression dans le sens du grand axe de la colonne.

Le plus souvent, ces différents mécanismes se combinent. En tous cas, une force considérable est nécessaire. C'est une chute sur le dos, la tête, le siège, les pieds, un éboulement.

On observe aussi souvent des fractures indirectes par pression chez les forts. « Le porteur, demi-incliné en avant, est ployé par le faix ou par la chute sur son dos ou ses épaules d'un corps pesant, pierres, masses de charbon, etc. La colonne vertébrale est fortement ployée, la tête amenée au contact des genoux et des pieds, et la fracture se produit » (1).

Avant de présenter les expériences et les interprétations de ces auteurs, on peut signaler que les causes indirectes se montrent plus fréquemment chez les ouvriers, chez ceux qui travaillent sur des échafaudages, et par conséquent chez des hommes adultes, vigoureux.

Les femmes sont donc peu exposées....., à moins qu'elles ne se précipitent par la fenêtre d'un étage élevé, comme cela est arrivé le plus souvent, ou qu'elles ne reçoivent sur le dos un corps pesant....., une autre femme tombant d'un cinquième étage.

Les enfants sont aussi peu prédisposés aux fractures vertébrales. Pourtant, chez eux, les chutes ne sont pas rares ; mais l'élasticité de leur rachis les met à l'abri de toute fracture, comme on le verra plus loin dans les expériences. Cependant, il en existe plusieurs exemples, et nous en avons observé une chez un enfant de 14 ans, dans le service de M. Le Dentu ; cet enfant s'était fracturé la colonne dorso-lombaire dans une chute verticale sur les pieds et le siège. Dans d'autres cas, ce sont des fractures directes : les roues d'une voiture qui passent sur le rachis (2).

(1) *Atlas-Manuel des fractures et luxations*, par H. Helferich ; trad. de l'allemand ; Paris, 1901, pp. 122-123.

(2) M. A. Chipault, qui a fait (Paris, 1890) des recherches expéri-

Observation XXXIV; M. Monteuuis, de Dunkerque. — En 1841, Jean L..., alors âgé de dix ans et demi, tombe du haut du toit de l'église de La Chapelle-d'Armentières (Nord) sur le sol. On reconnait une fracture du rachis et diverses fractures des quatre membres. Pendant deux semaines, il demeure sans connaissance. Lorsqu'il reprend l'usage de ses sens, on reconnait de l'anesthésie et une paralysie étendues aux membres inférieurs et aux supérieurs. Cet état persiste pendant sept années.

Vers l'âge de 18 ans, les mouvements et la sensibilité reparaissent peu à peu. A 19 ans, le blessé peut faire quelques pas. A 20 ans, il arrive à marcher et commence à travailler, sans jamais accomplir un véritable effort.

A 22 ans, il est considéré comme guéri. Depuis cette époque, il est charretier et ressent, assure-t-il, quelques douleurs dans la jambe gauche, lorsque l'atmosphère est chargée d'humidité.

Le 4 octobre 1884, le charretier Jean L..., alors âgé de 52 ans, entre à l'hôpital Sainte-Eugénie de Lille, salle Saint-Pierre, 21, à cause des douleurs qu'il éprouve depuis trois semaines, dans le dos et dans le membre supérieur gauche. De son vieil accident, on reconnait sans peine le cal d'une fracture au tiers supérieur du tibia gauche, des déformations squelettiques des deux coudes, et une tuméfaction vers le milieu de l'humérus gauche, d'où on a retiré des séquestres à diverses reprises. L'enfoncement du dos aurait été déterminé directe-

mentales sur des cadavres d'enfants, a confirmé les conclusions de M. J. Ménard pour l'adulte et pour le vieillard. — Par pression sur les ischions, il a obtenu des fractures dorsales ; — et, par pression sur la nuque, des fractures dorso-lombaires. — M. A. Chipault explique, lui-même, comment la contradiction n'est qu'aparente. « Il est facile de démontrer mécaniquement que la chute sur la nuque développe les mêmes forces que la pression sur les ischions; et la chute sur les ischions que la pression sur la nuque. » *Traité de chirurgie;* Paris, 1897; IV : 892.)

ment par le baquet, que l'enfant portait sur l'épaule au moment de sa chute, et qu'on aurait retrouvé sous son corps. L'enfoncement va de la 7e cervicale à la 7e dorsale. Il s'étend sur les côtes comme sur les vertèbres, depuis une omoplate jusqu'à l'autre ; et fait ressortir la saillie du bord spinal de chaque scapulum. La série des apophyses épineuses des huit premières dorsales décrit une courbe très accentuée, dont la convexité est à gauche. Dans les parties sous-jacentes, on ne trouve pas de courbure de compensation.

Les douleurs, qui déterminent cet homme à suivre à entrer à l'hôpital, sont accompagnées d'engourdissement ; elles siègent entre les épaules et dans tout le membre supérieur gauche ; les mouvements sont intacts ; la sensibilité est émoussée ; toutes les branches du plexus brachial sont douloureuses à la pression dans toute leur étendue, ainsi que les premiers nerfs intercostaux du côté gauche. Cette névrite est attribuée par le patient à des coups donnés par un cheval en perdition, que cet homme s'efforçait de ramener, en l'entraînant à la nage.

Les vieillards auraient peut-être une fragilité plus grande de leur rachis ; mais ils sont, eux aussi, peu exposés aux chutes.

Par conséquent, la cause de la rareté relative des fractures vertébrales, chez les femmes et les vieillards, tient uniquement à ce qu'ils ne sont pas exposés aux chutes comme les adultes, tandis que chez les enfants elle tient à l'élasticité considérable de leur colonne vertébrale.

Quant aux conditions anatomiques spéciales qui président aux fractures de telle ou telle région, nous aurons occasion d'y revenir dans le cours de notre étude ; et l'anatomie du rachis est trop bien connue (1) dans son ensemble, pour qu'il soit besoin de la rappeler. Aussi convient-il, sans plus tarder, de relire l'exposé des expériences de Bonnet (de Lyon).

A. Bonnet définit d'abord ce qu'il comprend sous le nom d'entorse de la colonne vertébrale, c'est-à-dire — non seulement l'entorse simple, le *tour de reins*, où, à la suite de mouvements violents mais spontanés, les lésions intéressent seulement les muscles et les ligaments, — mais encore un autre ordre de lésions beaucoup plus étendues, les fractures et les luxations. Dans ce dernier cas, c'est encore un mouvement forcé du rachis ; mais il est imprimé par l'action d'un fardeau pesant ou d'une chute (2).

(1) Hippocrate insistait déjà sur les différences entre les courbures apparentes et les courbures réelles. Dans son traité *des articulations*, il précise : « le rachis est infléchi dans sa longueur. De l'extrémité du coccyx à la grande vertèbre *(sacrum)* avec laquelle les membres inférieurs sont en connexion, le rachis est convexe en arrière ; là sont la vessie, les parties qui servent à la génération, et la portion non fixée du rectum. De là jusqu'aux attaches du diaphragme, il est, dans toute sa longueur, convexe en avant ; cette région est la seule, qui, à la partie antérieure, soit recouverte par des muscles : on les appelle psoas. De là jusqu'à la grande vertèbre qui est au-dessus des épaules (septième cervicale), il est, dans toute sa longueur, convexe en arrière ; mais il l'est plus en apparence qu'en réalité, attendu que c'est dans le milieu du rachis que les apophyses épineuses sont le plus hautes ; elles sont moindres au-dessus et au-dessous. Quant à la région cervicale elle-même, elle est convexe en avant. » (*Œuvres complètes* ; trad. E. Littré ; Paris, 1844 ; IV. 193-195.)

(2) Les vertèbres, par leur réunion, présentent des courbures analogues à celles des os longs, et sont susceptibles, lorsque leur résistance vient à diminuer, de prendre des directions qui ne sont qu'une augmentation des courbures naturelles des os. Ainsi, quand la fracture siège à la région lombaire ou cervicale, les os forment un

Il étudie séparément tous les différents mouvements forcés qui peuvent se passer au niveau de la colonne vertébrale : flexion en avant, flexion en arrière, flexion latérale, rotation ; et il décrit minutieusement les lésions observées. Voici comment il procède :

1° *Flexion en avant :* « Il fait maintenir le sujet dans la position assise, et l'on appuye fortement sur les épaules et sur les deux ou trois premières dorsales, de manière à infléchir en avant le rachis comme un arc dont on rapprocherait les deux extrémités. La force de deux ou trois aides agissant simultanément et par secousses était nécessaire

angle dont le sommet est en avant et le sinus en arrière, à moins que l'obliquité des fragments ne fasse varier leur direction, ce qui n'est pas commun. Sur la pièce n° 3 du musée Dupuytren de Paris, on voit un exemple de cet angle formé par les vertèbres cervicales. Pour la région lombaire, nous n'avons pas d'exemple de cette courbure à convexité antérieure : pour cela, il faudrait que les masses apophysaires fussent aussi rompues, ce qui est rare; leur résistance à la fracture fait donc varier la courbure, qui est, au contraire, concave en avant, comme j'en ai décrit un exemple dans les ankyloses.

Mais quand la fracture siège à la région dorsale, ou à la réunion de la région dorsale avec la région lombaire, ce qui est le cas le plus commun, alors les vertèbres se fixent les unes sur les autres, le fragment supérieur se place en avant, et l'inférieur en arrière, et il se forme un angle qui correspond à la courbure dorsale à convexité postérieure.

Pour les courbures rachitiques de la colonne, elles ne sont que l'exagération des courbures naturelles des os dans ces diverses régions; mais, de même que nous avons vu dans les membres les courbures antéro-postérieures, dans les dernières périodes du rachitisme, se fondre avec les courbures latérales qui deviennent considérables, il en est de même pour les courbures vertébrales.

Edouard Lacroix. — *Lois* générales des déplacements des os dans les fractures; extrait des *Annales de la Chirurgie française et étrangère;* Paris, 1844, X, pp. 32 et 33 du tirage à part.

pour produire ainsi sur la colonne vertébrale des désordres appréciables. »

A. Bonnet affirme n'avoir jamais rencontré de luxation, dans aucun cas, à la région dorsale ou dorso-lombaire; « les os ont toujours été fracturés. » Il y a fracture des apophyses épineuses, des lames, du corps. La fracture du corps, qui commence en arrière, au-dessous et à la base des masses apophysaires, est *un peu oblique en haut et en avant.* Le trousseau ligamenteux postérieur est, le plus souvent, déchiré complètement ou incomplètement; les disques intervertébraux sont détachés dans une certaine étendue du corps de la vertèbre supérieure; mais jamais ils ne sont déchirés. Bonnet a fait porter ses expériences sur des cadavres d'adultes et aussi de jeunes sujets de 12 à 15 ans. « Mais la flexibilité du rachis dans le jeune âge, dit-il, le met en quelque sorte à l'abri des lésions traumatiques produites par la flexion en avant. Pour briser les vertèbres, il m'a fallu enlever les viscères contenus dans l'abdomen, de manière à ce que leur présence ne s'opposât pas au mouvement forcé; j'observai alors, comme chez les adultes, la fracture des masses apophysaires de la 1re ou de la 2e vertèbre lombaire. »

2° *Flexion en arrière.* Le cadavre est maintenu dans la position assise, les aides appuyent sur les épaules et sur le haut de la poitrine « de manière à produire une courbure en arc à concavité postérieure. Sur cinq expériences, quatre fois les lésions ont lieu entre la 1re et la 2e lombaire. Les ligaments antérieur et postérieur sont déchirés, de même que les muscles psoas, intertransversaires, les piliers du diaphragme, etc. ; le disque intervertébral est arraché de la vertèbre supérieure ; la fracture du corps passe en arrière entre les apophyses articulaire supérieure et transverse d'une part et l'apophyse articulaire inférieure et l'épineuse d'autre part. Les apophyses épineuses s'imbriquent latéralement et ne sont fracturées qu'une fois sur cinq cas, au niveau de la deuxième dorsale (1).

3° *Rotation*. Le thorax seul repose par sa face postérieure sur la table de dissection, et y est solidement fixé ; le mouvement de rotation est produit à l'aide des membres inférieurs fléchis à angle droit

(1) Dans le traité du *Mochliqüe*, Hippocrate donne un aperçu des idées admises de son temps ; il faisait des distinctions méthodiques ; mais il n'avait point placé de notion pratique à la base de son système. D'après lui, — « la déviation de l'épine en avant est dangereuse, cause la rétention de l'urine, la perte du sentiment ; — la déviation en arrière n'amène pas d'ordinaire ces accidents ; elle est beaucoup moins fâcheuse que la commotion de la colonne vertébrale sans déviation. — Ces déviations sont à elles-mêmes la crise qui la juge ; mais les commotions se font sentir davantage au corps et elles sont parmi les affections graves. » *Œuvres complètes* ; édition de Littré ; Paris, 1844 ; IV, 380-381). Il semble que l'auteur s'est rendu compte de l'insuffisance de ses préceptes trop vagues. Il paraît donner le conseil de s'en rapporter aux indications que peut fournir la clinique ; ces indications variant selon chaque cas particulier, il n'est pas possible de les enserrer dans une étroite formule. « C'est par les yeux, et non par les paroles, qu'il faut connaître les aliments, les boissons, le chaud, le froid, l'attitude, ainsi que les médicaments, les uns secs, les autres humides, d'autres rouges, d'autres noirs, d'autres blancs, d'autres astringents, mis sur les plaies et concourant avec le régime. » (p. 381).

sur le tronc. A. Bonnet fait remarquer qu'il est nécessaire de déployer une force considérable pour produire des lésions vertébrales par ce mécanisme. Sur cinq expériences, il n'a pu en obtenir que trois lésions rachidiennes : deux fois il fut impossible d'agir sur la colonne vertébrale, les cuisses furent luxées ou fracturées. Quand il y a lésions vertébrales, c'est au commencement de la région lombaire ; ce sont des déchirures ligamenteuses et musculaires, des fractures du corps vertébral ; mais il n'y a eu, dans aucun cas, de déchirure ou d'arrachement du disque interosseux, ni de fracture des apophyses articulaires.

Le chirurgien expérimentateur de Lyon conclut de son étude : que les mouvements forcés, et les désordres qui en sont la conséquence, se passent surtout dans la région la plus mobile, au niveau de l'onzième et de la douzième dorsale, de la première et de la deuxième lombaire, et spécialement de la première lombaire ; — que toujours il y a fracture, quelle que soit la direction du mouvement forcé ; — enfin que les muscles voisins, surtout les muscles profonds, sont le siège de déchirures et d'ecchymoses très fréquentes. Il n'a jamais rencontré de lésions médullaires.

On le voit, pour A. Bonnet, les fractures vertébrales sont de cause indirecte ; et, quelle que soit la cause première, chute, coups, etc., elles sont presque toujours la conséquence d'un mouvement forcé.

J.-F. Malgaigne admet et enseigne les mêmes

opinions ; pour lui il n'y a guère de fracture directe que pour les apophyses épineuses et les lames vertébrales ; pour le corps, les fractures sont des fractures indirectes. « Je pose en fait, dit Malgaigne, que, dans la grande majorité des cas, les fractures du corps des vertèbres ont lieu par contre-coup, par l'effet d'une flexion forcée de la colonne, soit en avant, soit en arrière ; et le siège habituel de ces fractures vient achever la démonstration à cet égard ».

Outre ce genre de fractures, où il y a surtout arrachement, Malgaigne admet une autre variété, la fracture par écrasement, qui, elle, ne semble pouvoir être produite que par une flexion forcée en avant.

A la même époque, Philipeaux fait des expériences cadavériques pour appuyer la théorie de Malgaigne : pour lui, il y a fracture par cause indirecte, puisque, d'une part l'apophyse épineuse est souvent intacte, puisque d'autre part si, « sur le cadavre, on fléchit fortement le tronc en avant, on produit une fracture du corps de la onzième ou douzième dorsale, oblique *de haut en bas et d'arrière en avant* » (1).

Nous arrivons aux belles recherches de Chedevergne, de Poitiers, exposées longuement dans son remarquable travail de 1867.

Comme l'avait fait A. Bonnet, il étudie ce qui se

(1) *Revue médico-chirurgicale*, Paris, mars 1852.

passe dans la flexion en avant, puis dans la flexion en arrière ou l'extension.

1° *Flexion en avant.* Faute de pouvoir reproduire en entier la description de Chédevergne ; nous nous bornons à citer quelques passages, et à résumer les autres. « Le sujet étant assis sur les ischions, nous exerçons une pression de plus en plus forte sur les dernières vertèbres du col et les premières du dos, ou sur les épaules. » C'est donc, on le voit, le même procédé expérimental que celui de Bonnet. Cependant les résultats sont différents. « Alors, continue Chédevergne, la courbure dorsale s'exagère, la courbure lombaire commence à se redresser, et, de convexe en avant, elle devient concave. L'S formé à l'état normal par ces deux courbures s'efface de plus en plus. Les deux branches, se dirigeant d'abord en sens inverse, se mettent bientôt dans le prolongement l'une de l'autre sur un arc de cercle assez régulier, dont le rayon diminue à mesure que la pression cherche à rapprocher ses deux extrémités... Il n'est point encore arrivé à constituer une circonférence, qu'un craquement se fait entendre annonçant une rupture : le ligament surépineux a arraché son point d'insertion au sommet de l'apophyse de la douzième dorsale ou de la première lombaire, rarement d'une autre. Le mouvement se continue ; il se produit entre l'apophyse lésée et celle qui est au-dessus un écartement qui s'accroît d'instant en instant. L'interépineux entraîne la crête de la même douzième ou de la treizième épineuse, le ligament jaune, et le bord supérieur de la lame vertébrale.

» Bientôt le *grand surtout ligamenteux* se déchire, et le corps de la vertèbre est séparé en deux fragments, dont généralement le supérieur est très mince, et l'inférieur beaucoup plus considérable. Tandis que ces arrachements et ces fractures s'effectuent en avant et en arrière d'elles, les *arthrodies* latérales se disjoignent; les surfaces contiguës se séparent momentanément, ou se *luxent* définitivement. »

On peut, avec Chédevergne, se représenter la courbe lombaire comme une courbe à grand rayon (28 centim.) et presque comme une ligne droite; on sait, en outre, que l'extrémité supérieure et l'extrémité inférieure de cette ligne droite sont mobiles et même très mobiles, la partie moyenne restant presque immobile; il s'en suit que la vertèbre qui aura le plus à se déplacer sera la vertèbre supérieure, c'est-à-dire la première lombaire ou la douzième dorsale (rien n'étant mathématique). La laxité des ligaments aidant, tout l'effort se trouve porté sur la partie mobile; et la séparation s'effectue.

En résumé, dit Chédevergne, la fracture se produit sur une vertèbre *donnée,* parce que cette vertèbre est dans une situation *spéciale,* au point *d'accordement* des deux courbes de la colonne et qu'elle jouit d'une mobilité plus considérable que les autres.

2° *Flexion en arrière*. Le mécanisme est le même,

seulement « ses phrases se passent en sens inverse. » La courbure lombaire est exagérée, la courbure dorsale tend à se redresser pour se mettre ensuite dans le prolongement de la première. Mais cette tendance n'est vraie que pour les cinq ou six dernières dorsales, les supérieures restant à peu près immobiles. Pendant ce mouvement d'extension, « les apophyses se rapprochent l'une de l'autre, les corps vertébraux s'éloignent en avant, les disques sont aplatis en arrière et tiraillés antérieurement; bientôt les ligaments, ne pouvant plus se distendre, le corps de la vertèbre se sépare d'avant en arrière en deux fragments. »

Le mécanisme est donc très simple ; qu'il s'agisse de la flexion en avant ou en arrière, on a affaire à une fracture du corps par arrachement.

En transportant ces données expérimentales aux faits pathologiques, on peut les conserver presque entièrement. Elles expliquent facilement la plupart des fractures produites par des chutes sur le dos, par le choc du tronc contre un obstacle quelconque, et toutes celles qui sont déterminées par la pression brusque d'un fardeau qui tombe sur la partie supérieure du tronc déjà fléchie.

Mais, dans les chutes sur les pieds, il y a deux cas à considérer. Il existe préalablement, ou il se produit un certain degré de flexion, et les muscles extenseurs du tronc sont dans le relâchement ; ou bien les muscles extenseurs du tronc, synergiquement contractés, maintiennent le tronc droit suivant la normale. — Dans le premier cas, il est facile de s'imaginer comment, sous l'action de la pesanteur et de la vitesse acquise, le tronc, se fléchissant de plus en plus, on aura les mêmes lésions que tout à l'heure, l'arrachement par flexion de la tige vertébrale en avant. — Mais, dans le deuxième, il se produit un autre genre de fracture, un *écrasement*. En effet, le centre de gravité est rapproché le plus possible du rachis, et même il se trouve dans l'axe de quelques-unes de ses parties. Les deux résultantes verticales opposées, celle de la résistance du sol, et celle de la pesanteur, MV^2, marchant en sens inverse, elles pressent les vertèbres par leurs faces horizontales ; elles les tassent ; et celles qui se trouvent placées dans la situation la plus défavorable, qui sont le moins soutenues, sont écrasés : ce sont encore celles qui se trouvent au point d'inflexion.

Enfin Chédevergne ajoute : « Quand on concevra sans peine la distinction des deux mécanismes, on comprendra plus facilement encore leur combinaison. Il est évident d'ailleurs que, si l'*arrachement prédomine*, il y a toujours eu en certains points, au moins une *tendance à l'écrasement*. Si l'écrasement l'a emporté, l'arrachement n'a pas eu le temps de se produire. En effet, ce dernier résulte de la flexion ; or la flexion se fait toujours à un moment ou à un autre. Mais, si elle a lieu avant l'accomplissement de la fracture, elle la détermine ; si elle a lieu après, elle n'agit que secondairement, et elle amène, par conséquent des effets variables et accessoires. »

En résumé, Chédevergne décrit deux mécanismes : — l'arrachement, qui est le plus fréquent, l'ordinaire, et qui se produit tantôt d'arrière en avant, tantôt d'avant en arrière, suivant que la flexion se fait en avant ou en arrière — l'écrasement, qui n'a lieu que dans les cas où le tronc est rigide, dans une extension modérée, et se trouve pris entre deux forces opposées.

Quelques années plus tard, en 1872, Daniel Mollière fait paraître dans le *Lyon médical* un travail très important intitulé : « Recherches cliniques et expérimentales sur les fractures de la colonne vertébrale. » (1).

Ce travail comprend deux parties, l'expérimentation et la clinique. D. Mollière reproche d'abord aux expériences de Bonnet et de Chédevergne d'avoir été faites sur des cadavres non entiers. « On ne doit pas détruire les organes pour voir ce qui se produit ; on change alors les conditions de résistance du squelette ; il est préférable d'agir sur le cadavre entier. »

Le chirurgien de Lyon a fait douze expériences.

Dans la première, il démontre que l'on s'est singulièrement exagéré la résistance du ménisque intervertébral et l'intimité de son adhérence au tissu de la vertèbre. En effet, les disques intervertébraux seraient moins résistants que les corps vertébraux.

La première expérience est faite sur un cadavre

(1) *Lyon médical*, t. X, Lyon, 1872. p. 222 et 383.

d'adulte robuste, 31 ans ; le rachis est isolé, coupé en deux moitiés, l'une antérieure, l'autre postérieure, la première comprenant tous les corps vertébraux, et les deux surtouts ligamenteux restant intacts. La première lombaire appuyant sur le sol, après séparation du sacrum, une force agissant verticalement sur l'axis, tend à exagérer les courbures normales : on observe un arrachement du disque situé entre la première et la deuxième dorsale. L'expérience répétée sur le fragment inférieur restant, donne une nouvelle lésion semblable du disque entre la sixième et la septième dorsale. — Enfin une nouvelle pression verticale détermine une déchirure analogue entre la douzième dorsale et la première lombaire.

Dans une deuxième expérience, le rachis est intact, les côtes sectionnées, les muscles enlevées, la région dorsale est fixée dans un étau, et, à l'aide d'un crochet, on exerce des tractions sur la sixième cervicale : on obtient une séparation nette du corps de la deuxième dorsale d'avec le ménisque inférieur.

Pour D. Mollière, ce qui fait qu'il y a plutôt rupture des corps vertébraux, malgré leur grande résistance, c'est que la résistance des arcs des ligaments interépineux est encore plus considérable et transforme les forces. — Il s'appuie sur l'expérience clinique, qui montre, dans le mal de Pott, des corps vertébraux presque complètement détruits, sans qu'il y ait pour cela production de gibbosité. — Il s'appuie aussi sur l'expérimentation : si, avec Bonnet, on enlève un segment triangulaire, à un corps vertébral, un coin dont l'arête est en arrière, dont la base correspond à la face antérieure de l'os, « et, si on veut produire une gibbosité, il faut exercer sur la colonne une pression très forte..., qui amène des ruptures ligamenteuses avec arrachement des os auxquels s'insèrent les ligaments. Or, ce sont précisément les mêmes lésions que l'on observe lorsqu'on fracture la colonne intacte, et que la force expérimentale n'arrête son action qu'après avoir produit une gibbosité. » D. Mollière en conclut que la fracture du corps vertébral par écrasement précède nécessairement la production de la gibbosité.

Aussi, chez les enfants, il n'y a pas de fracture possible, à cause du défaut d'ossification des corps vertébraux et de leur extrême élasticité. On y produit pourtant un tassement du tissu spongieux ; mais on ne peut rien produire du côté du segment postérieur de la colonne. Sur trois cadavres d'enfants assis par terre, et par pression sur les épaules (3, 5 et 7 ans), il n'a obtenu qu'un peu de compression du tissu spongieux vers la neuvième dorsale et la quatrième lombaire. — D. Mollière expérimenta aussi sur des cadavres de femmes, dont la plus jeune avait 23 ans. Les cadavres sont dans la position assise, les jambes sont dans l'extension. Dans une première série d'expériences, le chirurgien exerce des pressions sur les épaules. Par cette manœuvre, il prétend surtout produire la flexion du tronc, et le mouvement se passerait exclusivement dans la région dorso-lombaire ; aussi chaque fois il obtient une fracture de cette région.

Dans une deuxième série, les pressions se font sur les dernières vertèbres cervicales et les premières dorsales, de manière, dit l'auteur, à exagérer les courbures vertébrales elles-mêmes; la fracture atteint alors les vertèbres dorsales supérieures ou les moyennes, jusqu'à la VII° ou VIII°, sans descendre plus bas.

Enfin, il combine les deux pressions et détermine alors des fractures et de la région dorsale supérieure ou moyenne, et de la région dorso-lombaire.

Il faut, d'ailleurs, connaître toutes les conclusions de D. Mollière :

« 1° Pour qu'il y ait écrasement des corps vertébraux, il faut que les ligaments interépineux résistent;

» 2° La rupture des arcs vertébaux ne peut pas être produite tant que les corps vertébraux sont intacts;

» 3° Si l'on peut admettre la fracture par arrachement des corps vertébraux pendant les mouvements de flexion forcée, cet arrachement est *toujours* consécutif à un certain degré d'écrasement de la région antérieure de cet os ;

» 4° Les fractures par flexion de la région dorsale sont accompagnées de fractures de côtes, ou bien la violence distend les cartilages costaux ou bien elle fracture le sternum;

» 5° On doit distinguer, dans le mode de production de ces fractures, deux mécanismes : (A) la flexion forcée du tronc, dont l'action se fait sentir dans la région lombaire ; et (B) les fractures par flexion forcée de la colonne vertébrale elle-même, qui ont pour siège d'élection la partie moyenne de la région dorsale. » (p. 234 et 235).

Nous n'apprécions pas très bien la différence que D. Mollière établit ici entre la flexion de la colonne et la flexion du tronc, parce que le tronc ne se fléchit pas sans la colonne, et la colonne ne se fléchit pas sans le tronc. — Le chirurgien de Lyon veut sans doute parler de l'exagération de courbure de la colonne par suite d'une pression verticale ; mais cette exagération de courbure devrait alors causer une fracture au sommet de la courbe, c'est-à-dire à la partie moyenne exactement. Or, cela ne se voit pas toujours. — En second lieu, s'il n'y avait qu'exagération de la courbe elle-même, sans que le tronc eût tendance à se fléchir, pourquoi et comment les fractures de côtes sont-elles si fréquentes, pour ne pas dire constantes ?

Il ressort de cet exposé que D. Mollière introduit dans le mécanisme un élément en plus que ceux de Chédevergne; celui-ci n'avait vu que la flexion du tronc; celui-là voit la flexion du tronc et en même temps la flexion de la colonne vertébrale considérée en elle-même ; et il pense arriver ainsi à expliquer des fractures, dont le mécanisme était antérieurement resté dans l'ombre. En outre, il admet l'écrasement comme plus fréquent, tandis que pour Chédevergne l'arrachement est la règle.

M. Ch. Féré cherchait, en précipitant des cadavres

d'une certaine hauteur sur les deux ischions saillants et autant que possible sur le même plan, à produire des fractures du bassin. Il s'agissait d'hommes âgés au moins de 50 ans. — Sur six expériences, dans lesquelles les membres inférieurs fixés dans l'extension complète étaient relevés par un lien attaché autour du cou sur la surface antérieure du tronc, formant ainsi avec celui-ci un angle aigu, il y eut six fois fracture du rachis, et cinq fois seulement fracture concomitante du bassin. — Dans les vingt expériences suivantes, les membres inférieurs furent disposés de telle sorte, qu'ils fissent un angle droit avec le tronc, qui, au moment de la chute, était à peu près vertical : sur ces vingt cas, il n'y eut plus que trois fois fracture du rachis.

Toutes ces fractures siégeaient : une fois sur la XIIe dorsale, deux fois sur la IIe lombaire, deux fois sur la IVe, deux fois sur la Ire et la Ve lombaires à la fois, une fois sur les Ire et IIe lombaires, et une fois sur la IIIe lombaire.

Dans tous les cas, sauf le dernier, les apophyses épineuses étaient restées intactes et avaient conservé leur distance. Mais les corps vertébraux étaient écrasés. Cela concorde bien avec les idées précédemment formulées par Mollière: l'écrasement se fait avant que l'arc postérieur soit rompu. On y voit aussi les chutes sur le siège déterminer la fracture dans la région dorso-lombaire.

M. Tillaux, depuis bien des années, montre dans

ses cours que les fractures du rachis se font par flexion forcée et par tassement.

Toutes les théories se rapprochent les. unes des autres par certains côtés ; et toutes admettent la même cause : la flexion forcée, se produisant, tantôt dans une chute sur le siège, ou sur la nuque, tantôt dans la pression d'objets pesants sur la nuque, et d'éboulement, tantôt même par le tronc se pliant sur un corps dur qu'il rencontre dans sa chute.

On trouve dans la thèse de M. Camille Bourdon (1) un autre mode de fractures indirectes : « On peut concevoir, dit M. Bourdon, un traumatisme, dans lequel un individu tombe d'un lieu élevé, à plat sur le dos. Dans ce cas, le choc est éprouvé par le bassin et la région interscapulaire. L'ensellure, que décrit la partie du tronc intermédiaire, suit alors le mouvement d'impulsion provoqué. Sous cette influence, de convexe en avant qu'elle est, elle tend à devenir rectiligne, en d'autres termes, à se mettre sur le même plan que les deux points précités. On peut alors se figurer, qu'en tendant à se mettre au ras du sol, elle se *tasse en avant*, d'autant plus qu'à ce niveau, les corps vertébraux sont plus épais à la partie antérieure qu'à la partie postérieure. » Nous avons le regret de ne pouvoir partager cette interprétation ; elle se base sur une force beaucoup trop minime, lorsque nous voyons qu'il faut des forces considérables pour fracturer des

(1) *Du tassement vertébral d'origine traumatique*, par M. le Dr C. Bourdon. Lille, 1885.

os comme les vertèbres, et...., lorsque les points d'appui sont loin d'être fixes, que la force qu'il invoque suffirait tout au plus pour comprimer les disques intervertébraux sans dépasser leur élasticité. Nous ne pouvons donc admettre cette hypothèse.

Nous avons produit un certain nombre de fractures expérimentales, en nous rapprochant le plus exactement possible des conditions réelles dans lesquelles se produisent les accidents.

Nous avons fait nos expériences à Bicêtre, en janvier 1889. La plupart ont porté sur des cadavres entiers non autopsiés. Malheureusement, nous n'avons pu nous procurer que des sujets âgés; mais disons tout de suite que ces sujets âgés étaient choisis très vigoureux et paraissaient moins âgés qu'ils ne l'étaient en réalité. En outre, nous avons pu répéter les mêmes expériences sur des sujets de 36 ans et de 43 ans; et les choses se sont toujours passées de la même façon, ce qui nous porte à conclure que la vieillesse ne changeait pas sensiblement les conditions de l'expérience, du moins quant au siège des fractures. — Nous nous bornerons à donner un résumé de chacune de nos expériences.

Nous les rangerons en deux catégories. — En premier lieu viennent les chutes sur la nuque. La tête est fléchie fortement sur le thorax et maintenue ainsi par une courroie qui passe derrière la nuque et vient se fixer au tronc. Le cadavre est suspendu par les pieds à l'aide d'une corde qui passe dans une poulie fixée à la voûte. Lorsque la tête est à une hauteur déterminée pour chaque expérience, on lâche brusquement la corde et le cadavre tombe verticalement sur la nuque et la partie tout à fait supérieure du dos. Un craquement se fait entendre à ce moment; et, d'ordinaire, les extrémités inférieures retombent étendues sur le sol. — Dans une deuxième série, nous avons répété exactement les expériences de M. Féré: les membres inférieurs étaient tenus fortement fléchis sur le tronc par un lien qui passait derrière la nuque, le sujet était élevé à trois ou quatre mètres au-dessus du sol à l'aide d'une corde passant sous les aisselles et venant se rejoindre en arrière de la tête. De cette façon les deux ischions étaient saillants, sur le même plan horizontal, et la colonne vertébrale était verticale.

Dans la première série d'expériences, nous avons obtenu les mêmes résultats que D. Mollière quand il pressait sur le haut du rachis et cherchait à exagérer ses courbures, — et, dans la deuxième série, nous avons obtenu les mêmes fractures que M. Ch. Féré.

Expérience I. — Sujet âgé de 74 ans, de grande taille, maigre.

La tête est maintenue fléchie sur le thorax, les bras fixés le long du corps. Le cadavre est suspendu par les pieds, à l'aide d'une corde. Lorsque la tête est à 3 mètres environ au-dessus du sol, on lâche brusquement la corde; et le cadavre tombe verticalement sur la nuque et sur la partie supérieure du dos; puis, la tête restant fléchie, le reste du tronc et les membres inférieurs retombent en avant, de sorte que le dos présente une courbure à grand rayon; on entend un craquement très net au moment de la chûte. Il n'y a pas de saillie particulière des apophyses épineuses.

On trouve des fractures des IVe, V^e, VIe, VIIe et VIIIe côtes du côté droit avec léger déplacement des fragments, excepté pour la VIe et la VIIIe; toutes les côtes sont fracturées au voisinage de leur angle, excepté la VIIIe, qui est fracturée à son col.

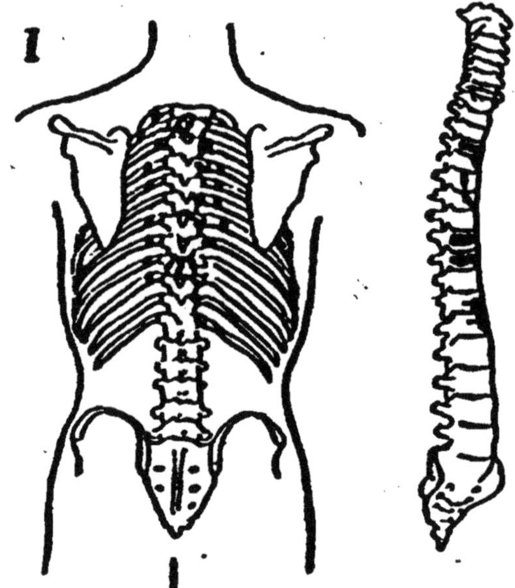

Figures 67 et 68.

A gauche, les Ire, IIIe, IVe, V^e, VIIe, VIIIe, IXe et X^e côtes sont brisées : la VIIIe à sa tubérosité, toutes les autres vers leur angle ou en avant de leur angle, les fractures décrivant dans leur ensemble une courbe à concavité interne.

Il existe des fractures des apophyses transverses du côté droit des 3e, 4e, 6e, 7e, 10e et 12e vertèbres, — et des apophyses transverses du côté gauche des 5e et 6e vertèbres dorsales.

Les fractures des apophyses épineuses sont les suivantes : 7e cervicale, 1re, 2e, 6e, 7e, 8e et 9e dorsales. Le ligament interépineux rattachant la 7e à la 6e est rompu; il en est de même de celui qui est entre la 9e et la 8e.

La fracture des deux lames de la 2e dorsale est asymétrique; la gauche, en plusieurs fragments, dont un plus volumineux, s'enfonce dans le canal rachidien, mais sans atteindre la moelle. — La fracture des deux lames de la 9e dorsale est double pour celle du côté gauche. Les ligaments jaunes supérieurs et inférieurs sont brisés à leur insertion sur la 2e dorsale; — le supérieur seulement pour la 3e dorsale.

En examinant l'ensemble des fractures des côtes et des vertèbres en arrière, on découvre une vaste série de fractures en croissant, dont le fond correspond au vide laissé par l'enlèvement des lames de la 3e dorsale, et dont les extrémités se perdent sur les côtes.

Nulle part la moelle n'est comprimée en arrière; la dure-mère est intacte.

En avant : le ligament antérieur est rompu au niveau de la 7e cervicale, et à la hauteur de la 3e dorsale; au niveau de cette dernière, il existe une vaste cavité anfractueuse quand on redresse la colonne vertébrale. Le ligament est en partie rompu au niveau de la 4e et de la 5e vertèbre dorsale.

Corps vertébraux : Une fracture transversale, sans écrasement, est localisée au corps de la 7e cervicale, tout près du fibro-cartillage inférieur. — Une autre fracture transversale, avec écrasement des fragments se trouve au niveau de la 4e dorsale. Un fragment est enlevé, de la moitié supérieure du côté gauche de la 5e dorsale. — A la 6e, la fracture est verticale et dirigée de droite à gauche, vers la partie moyenne du corps; en bas, elle détache un coin de la 7e. — Les 9e et 10e dorsales sont fracturées à leur partie moyenne; le fragment inférieur de l'une et le supérieur de l'autre restent unis et fixés par le fibro-cartilage entre deux cavités anfractueuses résultant de l'écrasement. — Enfin il y a une fracture transversale de la 12e dorsale et une autre de la 1re lombaire avec un peu d'écrasement dans la moitié inférieure.

Le ligament postérieur est partout intact; nulle part il n'y a de déplacement ; la moelle n'est ni déchirée, ni comprimée.

Expérience II. — Sujet maigre, de taille moyenne, 69 ans. — Mêmes conditions que dans l'expérience I. Au moment de la chute, on entend un craquement.

Après la chute, le dos forme dans son ensemble une courbure à grand rayon ; le dos est voûté. — On constate une dépression très considérable, haute de 3 ou 4 travers de doigt, commençant au-dessous de la 5e apophyse épineuse dorsale. — Au-dessous de la 11e dorsale, qui fait saillie, le segment inférieur lombaire semble légèrement projeté en avant.

A droite, les IVe, Ve, VIe, VIIe, VIIIe et XIIe côtes sont fracturées au niveau de leur angle, sauf la Xe et la XIe, qui sont fracturées près de leur tête. Le fragment inférieur des VIIe et VIIIe est écrasé en une multitude de menus fragments.

A gauche, les Ire, IIe, IIIe, IVe, Ve, VIe, VIIe, VIIIe et XIIe côtes sont fracturées, les deux premières près de leur tête, les autres près de leur angle, en allant vers la partie moyenne.

Les apophyses épineuses des 4e, 5e, 6e et 7e vertèbres cervicales (1), des 1re, 2e, 3e, 4e, 6e et 7e dorsales sont brisées ; la

(1) Il ne faut jamais perdre de vue la possibilité de ces fractures de la région cervicale. Elles peuvent coexister avec les dorso-lombaires ; mais, il ne faut jamais l'oublier, elles peuvent exister isolément. Récemment encore, à New-York, M. Sayre a présenté un malade qui, en tombant quelques mois auparavant, s'était fracturé le cou. A la suite de cet accident, une paralysie des extrémités inférieures et une paralysie partielle des extrémités supérieures s'étaient déclarées avec incontinence d'urine et paralysie anale. M. Sayre le vit deux mois après l'accident ; il trouva le cou très rigide. Il diagnostiqua une fracture avec luxation des troisième et quatrième vertèbres cervicales ; et les rayons X confirmèrent son diagnostic. Après avoir placé la tête du malade dans une bonne position, il appliqua un appareil capable de la supporter et de soutenir le cou ; au bout de trois mois, les mouvements de la tête étaient réguliers et l'appareil fut enlevé.

7° cervicale entraîne avec elle les lames et elle est séparée complètement de la 6° côte. — Les 7 premières dorsales forment un chapelet irrégulier, dont les fragments sont reliés entre eux par les ligaments supérieurs. Le 6° dorsale entraîne avec elle les apophyses articulaires et les lames.

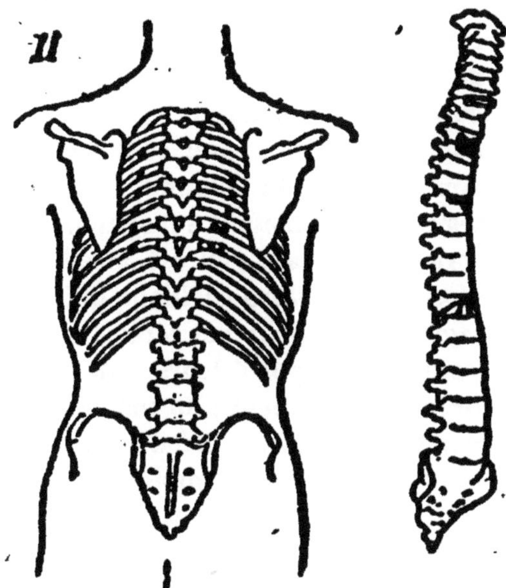

Figures 69 et 70.

Une fracture transversale du corps de la 7° cervicale siège près de sa face inférieure ; le fragment inférieur très marqué à gauche, où il adhère au fibro-cartilage, est constitué à droite et en arrière par le fibro-cartilage, lui-même arraché au corps

Il cite d'autres cas et dit que souvent on retire les appareils de fracture trop vite et avant qu'une bonne consolidation osseuse se soit établie. *(Annales de chirurgie et d'orthopédie.* Paris, août 1901.)

On a pu voir (pp. 236-258) quelle est l'incontestable utilité du corset plâtré ; il en est de même de la minerve plâtrée; et il est très naturel que M. Sayre y insiste ; mais il est également juste de faire la part des autres ressources applicables pendant les périodes successives de traitement.

de la 7e. — Entre le corps de la 4e et celui de la 3e dorsales, se trouve une fissure béante; le ligament antérieur est complètement rompu; le fibro-cartilage est détruit en partie; en avant il était remplacé par une jetée osseuse, qui est fracturée. Il n'y a pas de déchirures du ligament postérieur; pas non plus de déplacement.

Au niveau de la 7e dorsale, le ligament antérieur est complètement rompu à droite; — à gauche, il reste intact, mais il est décollé de la vertèbre inférieure et de la supérieure. Il retenait seul les deux fragments qui chevauchent, le supérieur étant porté en avant de l'inférieur; et il suffit de le couper pour séparer complètement la colonne vertébrale et pour en former deux segments distincts. Le fragment supérieur de la 7e dorsale a presque disparu; il est absolument écrasé à droite, et il a laissé à nu le fibro-cartilage qui n'est nullement déchiré. Le fragment inférieur est écrasé en avant. — A ce niveau, tous les ligaments postérieurs sont rompus; la dure-mère est déchirée complètement; la moelle, sectionnée, est méconnaissable, disparue dans l'étendue de 2 ou 3 cent.

Le corps de la 12e dorsale est complètement brisé: la fracture principale est oblique d'avant en arrière, de haut en bas, de droite à gauche. Le fragment inférieur est porté à droite et en avant, faisant saillie sous le ligament antérieur, qu'il distend.— Le tout est facile à réduire.— Le fragment inférieur se subdivise en quatre fragments secondaires verticaux, dont l'antérieur reste adhérent au grand surtout ligamenteux.

Le fibro-cartilage supérieur est à nu dans sa moitié du côté droit et il reste adhérent à la 11e dorsale. Il n'y a ni déchirure des ligaments postérieurs, ni fractures des apophyses, ni déchirure, ni compression médullaire dans cette portion.

Entre la 7e et la 8e, la 8e et la 9e, la 9e et la 10e dorsale, la 1re et la 2e lombaire, existent à droite et en avant des saillies osseuses, de la grosseur d'une noisette, et reliant les corps vertébraux. Ce sont des particularités, qu'il convient de rapprocher de l'âge de 69 ans de ce pensionnaire de Bicêtre, qui ne portait certes pas moins que son âge.

Expérience III. — Sujet âgé de 66 ans, grand, mais beaucoup plus jeune comme apparence... Chute sur la nuque de 3 à 4 mètres de haut.

Le dos forme un coude assez prononcé vers son tiers supérieur, le segment supérieur se portant en avant. Il existe au-dessous de la 5e dorsale une dépression considérable, où s'enfoncent facilement deux doigts.

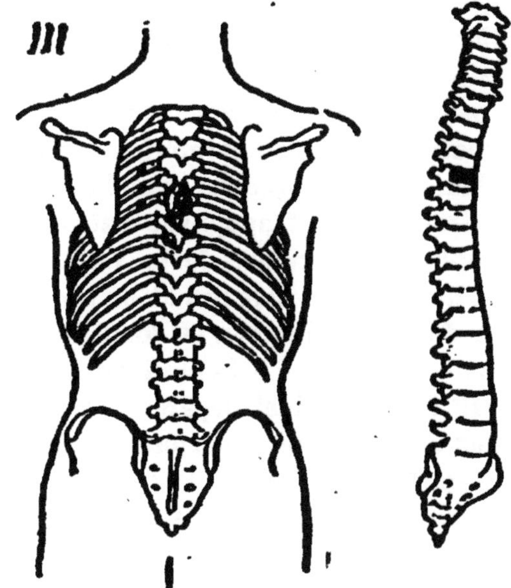

Figures 71 et 72.

Tous les muscles et ligaments sont déchirés à ce niveau entraînant des débris osseux; et on trouve une cavité béante, très profonde, surtout à gauche. Il y a des fragments osseux nombreux, appartenant au corps de la 6e dorsale; des ligaments sont déchirés et flottants.

Un fragment, de la grosseur d'une noisette, s'enfonce dans le canal vertébral du segment inférieur; ce fragment appartient à la partie inférieure et médiane des lames, à leur union avec l'apophyse épineuse de la 5e dorsale.

Dans le canal vertébral du segment supérieur, on aperçoit la moelle avec ses enveloppes rompues et rétractées à un centimètre.

Partant de cette anfractuosité, et un peu à gauche de la ligne médiane, une fissure très profonde, oblique en bas et à droite, divise la partie supérieure de la lame gauche de la 7e dorsale, la partie moyenne, puis la lame du côté droit à son extrémité inférieure. — L'apophyse épineuse est fracturée à sa base; le pédicule du côté gauche entraine un fragment du corps; on a alors comme fragment gauche sans déplacement, mais qu'on peut séparer entièrement : le pédicule, les apophyses articulaires supérieure et inférieure, l'apophyse transverse et la lame du côté gauche et enfin un fragment de la lame du côté droit en bas. L'apophyse articulaire inférieure a entrainé l'apophyse supérieure de la VIIIe. — Le ligament postérieur est déchiré à ce niveau; et on aperçoit la moelle, revêtue de la dure-mère intacte, au fond de la fissure qui a 5 millimètres de largeur. — A la moitié droite de l'arc postérieur de la VIIe dorsale, ainsi séparée, reste attaché par le ligament jaune un fragment appartenant à la VIIe dorsale, et comprenant l'apophyse épineuse, la lame du côté droit avec les apophyses articulaires inférieure et supérieure, le pédicule du côté droit.

Sur les portions latérales du thorax, il existe *à gauche :* une fracture des IVe, Ve et VIe côtes à leur angle, oblique en bas et en avant. La VIe côte, portée en dehors, a entrainé l'extrémité articulaire de l'apophyse transverse de la VIe vertèbre et le fragment osseux du corps portant l'articulation costale. — La VIIe côte est complètement désarticulée du corps de la VIIe vertèbre et de son apophyse transverse. — Les VIIIe et IXe côtes sont également luxées en avant et en dedans.

A droite, la VIe côte a arraché l'extrémité de l'apophyse transverse correspondante, et sa tête est broyée, les fragments restant dans le canal vertébral. — La VIIe côte est luxée en avant et en dedans; tous ses ligaments sont rompus.

L'apophyse transverse, la lame et le pédicule, avec l'apophyse inférieure du côté droit de la VIe vertèbre dorsale, sont complètement portés en dehors et à droite, en arrière des côtes, à un cent. et demi de leur place normale.

Tout le corps de la 6e dorsale est méconnaissable; quelques débris seulement restent attachés au ligament antérieur. Le cartilage de la face inférieure de la 5e dorsale est mis à nu; le fibro-cartilage, entre la 6e et la 7e, est resté adhérent à la 7e et retient aussi des fragments osseux du corps de la 6e dorsale.

Les nerfs sont arrachés, détruits dans les 5e, 6e trous de conjugaison du côté droit. — 5e, 6e et 7e à gauche.

Expérience IV. — Sujet âgé de 43 ans, de taille moyenne. Chute sur la nuque.

Le dos reste voûté; au-dessous de la 4e dorsale se voit une dépression de quatre travers de doigt, puis une saillie haute de deux centimètres, correspondant à une apophyse épineuse (la 7e), et au-dessous la ligne des apophyses épineuses se continue comme d'ordinaire.

Il y a fractures séparées des apophyses épineuses des 6e et 7e cervicales et aussi de la 1re dorsale.

L'arc postérieur de la 3e dorsale présente une fracture transversale à droite, séparant du reste de l'os, la moitié supérieure de l'apophyse transverse, l'apophyse articulaire supérieure et la moitié de la lame. — En outre, le corps offre une fracture presque transversale, à l'union de son tiers moyen avec son tiers supérieur, avec écrasement léger des fragments, dont le supérieur, porté un peu en avant, fait avec l'inférieur un angle obtus rentrant en avant.

Les ligaments sont intacts et la moelle également.

A droite, il y a fracture des VIe et VIIe côtes très près de leur tête; elles sont portées en avant et ont entraîné les apophyses transverses correspondantes avec les pédicules. Chaque tête de côte est écrasée.

A gauche, la Ve côte est portée un peu en avant, grâce à la fracture de l'apophyse transverse qui la suit. — Les VIe et VIIe côtes sont luxées en avant; mais elles ont aussi entraîné les apophyses transverses et les surfaces articulaires correspondantes du corps vertébral.

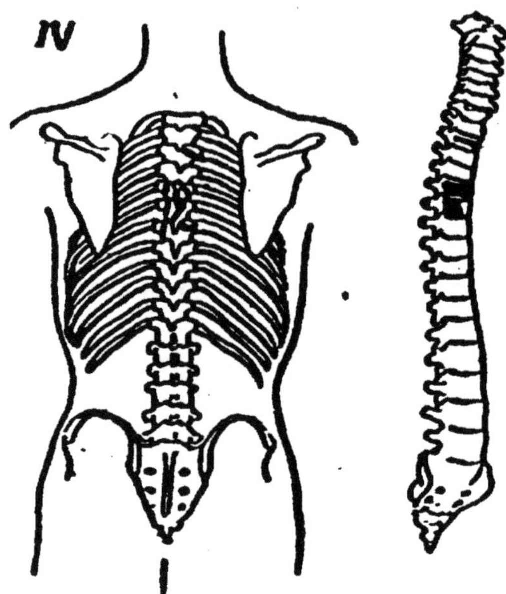

Figures 73 et 74.

Les muscles des gouttières vertébrales sont déchirés; le ligament sur-épineux, avec les fibres tendineuses des muscles, maintient au-dessus de la dépression les fragments des apophyses épineuses fracturées, qui sont celles des 4e et 5e dorsales.

A la 5e dorsale il y a fracture des deux lames, et la gauche est séparée de la droite par une fracture passant à gauche de l'apophyse épineuse. Son corps est intact; — mais il existe, dans le canal médullaire, un fragment osseux détaché de la face profonde de l'arc postérieur.

A la 6e dorsale l'apophyse épineuse, la lame du côté droit avec les deux apophyses articulaires, la lame du côté gauche avec l'apophyse articulaire inférieure seulement, forment un fragment, qui est resté adhérent à l'apophyse épineuse et aux lames de la 7e dorsale, par les ligaments jaunes intacts. Les apophyses transverses ont suivi les côtes. Les apophyses articulaires supérieures du côté gauche et la partie supérieure des lames sont écrasées dans le canal médullaire. — Tout le corps de la 6e dorsale a disparu ; il en reste cependant un fragment supérieur irrégulier adhérent au fibro-cartilage supérieur, qui est lui-même à nu en plusieurs endroits, et un fragment inférieur, un peu plus épais, adhérent au fibro-cartilage inférieur.

Sur la 7e dorsale l'apophyse épineuse avec les lames, moins l'apophyse articulaire supérieure du côté droit, forment ensemble un fragment séparé du corps et fixé à la 8e dorsale par les ligaments postérieurs. — Le corps est écrasé en arrière; il s'en est détaché en arrière et à gauche un fragment vertical, représentant le quart du corps environ, et qui est repoussé un peu en dehors, sans comprimer la moelle.

Le ligament antérieur est intact partout ; le postérieur est complètement rompu de la 8e dorsale à la 4e. Les nerfs ne peuvent être retrouvés.

Enfin on aperçoit au milieu de cette anfractuosité, entouré et comprimé par des fragments osseux irréguliers, un cordon brun, qui est la dure-mère: elle est déchirée dans sa moitié gauche; mais elle ne contient plus de moelle dans une étendue d'un centimètre et demi.

Le segment inférieur de la colonne avait tendance à se porter en avant du supérieur.

EXPÉRIENCE V. — Sujet de 60 ans, très robuste, taille au-dessus de la moyenne.

Chute sur la nuque, de 2m,50 de haut. — Il existe un intervalle dépressible au-dessous de la 4e dorsale : le doigt s'y enfonce facilement.

Après l'incision de la peau, on tombe dans un vide laissé par la déchirure des ligaments et des muscles postérieurs et par l'écartement des fragments.

Il y a fracture de la IVe côte gauche au niveau du col. — A droite, la VIIe côte est fracturée près de son angle : la fracture est oblique en bas et en dedans.

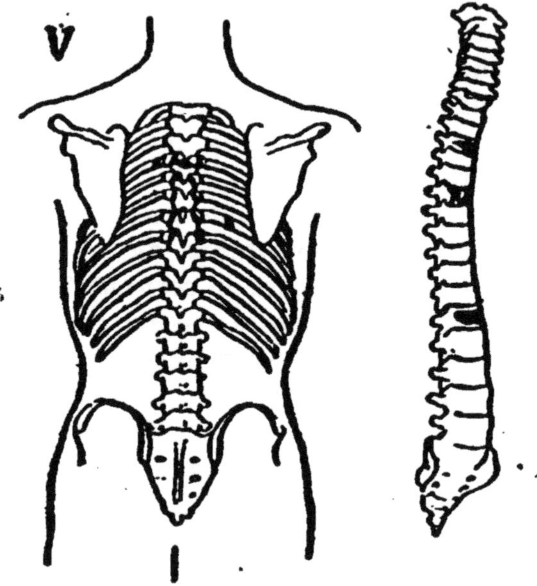

Figures 75 et 76.

Sur la 4e vertèbre dorsale, l'apophyse épineuse et les lames, avec les apophyses articulaires, forment deux fragments. — Les apophyses transverses fracturées sont adhérentes aux côtes correspondantes. — Le corps présente une fracture transversale avec écrasement de sa moitié antérieure. — Les quatrièmes côtes restent fixées au fragment supérieur; — les pédicules, avec les apophyses articulaires supérieures, adhèrent au fragment inférieur.

Sur la 5e vertèbre dorsale l'apophyse épineuse, avec les lames et les apophyses articulaires inférieures, forment un fragment unique, retenu à celles de la 6e vertèbre dorsale, par les ligaments inférieurs non déchirés. — Les apophyses transverses fracturées sont fixées aux cinquièmes côtes. — Le corps vertébral est intact.

Sur la 6e vertèbre dorsale, les ligaments postérieurs sont rompus entre elle et la 7e. — Son apophyse épineuse est en outre fracturée en plusieurs fragments maintenus par les ligaments et les muscles. — De chaque côté, les sixièmes côtes sont luxées en avant et en dedans, entrainant avec elles les apophyses transverses brisées et la partie du corps vertébral qui porte leur surface d'articulation.

Sur la 7e vertèbre dorsale, les septièmes côtes présentent la même disposition et entrainent les mêmes déplacements que les sixièmes ; il en est de même encore pour les huitièmes côtes. — Le corps de la vertèbre est fracturé en deux principaux fragments ; la fracture est oblique en bas, en avant et à droite ; mais ces deux fragments sont subdivisés par des fractures verticales en fragments secondaires maintenus par les ligaments. Le ligament antérieur est pourtant décollé, depuis la partie inférieure de la VIe dorsale, jusqu'à la partie supérieure de la VIIIe, et permet au segment supérieur de faire une légère saillie en avant et à droite. Le postérieur, rompu, permet à un fragment de la partie postérieure du corps vertébral de se porter légèrement en arrière, mais sans comprimer la moelle.

Sur la 8e vertèbre dorsale, l'arc portérieur est séparé du corps et non déplacé.

Sur la 1re vertèbre lombaire toute la moitié antérieure du corps est écrasée ; mais les ligaments sont intacts et la partie postérieure du corps, les masses apophysaires ne présentent aucune lésion.

Partout, la moelle et la dure-mère sont intactes, non comprimées.

Expérience VI. — Sujet robuste, 75 ans, taille moyenne. Chute sur la nuque, de 2 mètres de haut.

La partie supérieure du dos est voûtée après la chute, et il existe une dépression vers les 5e et 6e dorsales, dont les apophyses sont portées à gauche. — Entre la 6e et la 7e

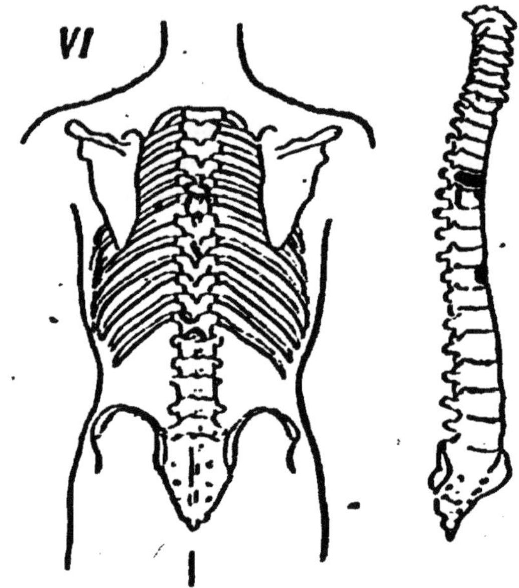

Figures 77 et 78.

dorsale, se trouve une déchirure des muscles et des ligaments.

A gauche, il y a fracture des VIe, VIIe, VIIIe et IXe côtes ; la VIe est fracturée au niveau de l'angle, (en dehors, en bas et en arrière), les autres au niveau de leur col. La tête de la VIe est détachée du corps de la 5e vertèbre dorsale et restée fixée au fibro-cartilage et au corps de la 6e vertèbre dorsale. La tête de la VIIIe est écrasée. — A droite, la VIIe côte est luxée en avant et en dedans de la vertèbre.

Il y a une fracture de l'apophyse épineuse de la 4e vertèbre dorsale à son extrémité postérieure.

A la 5e vertèbre dorsale, l'apophyse épineuse forme, avec la moitié inférieure des lames, un segment resté adhérent à la moitié gauche de l'arc de la 6e dorsale.

A la 6e vertèbre dorsale, l'apophyse épineuse, les deux lames, le pédicule du côté gauche et les apophyses articulaires forment un fragment, complètement séparé du corps de la vertèbre et de l'arc postérieur de la vertèbre suivante. Les deux apophyses transverses fracturées sont fixées aux VIes côtes. — Le grand fragment postérieur est enlevé ; on tombe ainsi dans une vaste cavité remplie de débris osseux, dont les plus volumineux sont gros comme des noisettes, appartenant au corps de la 6e vertèbre dorsale, comme on le verra plus loin. — Au milieu de ces fragments, on aperçoit des lambeaux déchirés de la dure-mère complètement rompue, et des débris blanchâtres appartenant à la moelle réduite en bouillie. — Le pédicule du côté droit est réduit en fragments confondus avec ceux du corps. — Le ligament antérieur n'est pas rompu ; mais il est entièrement décollé, depuis la partie supérieure de la 5e dorsale jusqu'au milieu de la 9e. Il retient un fragment mince et vertical du corps de la 6e vertèbre dorsale. — Le ligament postérieur, déchiré, a été détaché jusqu'à la partie supérieure de la 5e dorsale. — Enfin le corps de la 6e vertèbre dorsale, écrasé, forme l'amas dont nous avons parlé, refoulé en arrière dans le canal médullaire. Il en reste pourtant des débris adhérents aux fibro-cartilages supérieurs et inférieurs non déchirés.

Le corps de la 7e vertèbre dorsale est soudé, sur toute sa périphérie seulement, au corps de la 8e ; il est intact, sauf à sa partie supérieure, où il est un peu écorné à gauche. — En arrière, la lame du côté gauche est fracturée ; et elle est fixée, avec l'apophyse épineuse, à l'arc postérieur de la 8e dorsale. — De plus, la lame, les apophyses articulaires, l'apophyse transverse, le pédicule et un morceau du corps forment, à droite, un fragment complètement séparé et très mobile.

A la 8e vertèbre dorsale, l'apophyse épineuse, la lame et le pédicule du côté gauche sont séparés de la lame du côté droit et du corps. Les apophyses transverses sont entraînées par les côtes.

Dans la région dorsale inférieure, le corps de la 11ᵉ vertèbre dorsale est écrasé dans sa moitié latérale gauche, qui, sur une coupe verticale de droite à gauche, présente moins de hauteur et est réduite en fragments verticaux secondaires, dont un postérieur, plus volumineux, refoule le ligament postérieur intact. — Son arc postérieur est divisé en trois fragments, sans déplacement.

A la 12ᵉ vertèbre dorsale, il y a une fracture de l'apophyse articulaire supérieure du côté gauche et de l'apophyse épineuse.

Il n'y a rien de lésé aux ligaments et au contenu rachidien.

Expérience VII. — Sujet âgé de 85 ans, maigre, présentant une *scoliose* assez prononcée de la région dorsale; la convexité est tournée à droite; à la région dorso-lombaire il existe une forte courbure de compensation. Les deux courbures en sens inverse sont reliées entre elles au niveau de la 12ᵉ vertèbre dorsale. — Le maximum de la courbe supérieure correspond au corps de la 8ᵉ vertèbre dorsale.

Le sujet est précipité sur la nuque, d'une hauteur de 2 mètres. — Notons d'abord que les VIᵉ, VIIᵉ, VIIIᵉ côtes du côté gauche sont fracturées à l'union de leur tiers moyen avec leur tiers antérieur; et que la Xᵉ du même côté est fracturée près de son col. — A droite la VIIIᵉ côte est fracturée en avant et tout près de son angle.

Il existe une fracture de l'apophyse épineuse et des lames de la 5ᵉ vertèbre dorsale; — fracture, partant de la partie postéro-supérieure du corps de la 5ᵉ, descendant en bas, en avant et à gauche, vers la concavité de la grande courbure, et détachant la moitié antéro-latérale gauche du corps de la 6ᵉ vertèbre dorsale, soudé complètement à la 5ᵉ.

Le corps de la 7ᵉ vertèbre dorsale est également fracturé, suivant une direction presque horizontale.

Enfin, une autre fracture, partant du côté gauche de la 11ᵉ vertèbre dorsale, descendant très obliquement en avant, à droite et en bas, sépare en deux parties presque égales et verticales le corps de la 12e vertèbre dorsale et détache à droite le tiers externe du corps de la 1re lombaire. — La fracture de la Xe côte du côté gauche à son col semble prolonger en haut le trait de la fracture vertébrale. Cette fracture, oblique par rapport à l'axe de la

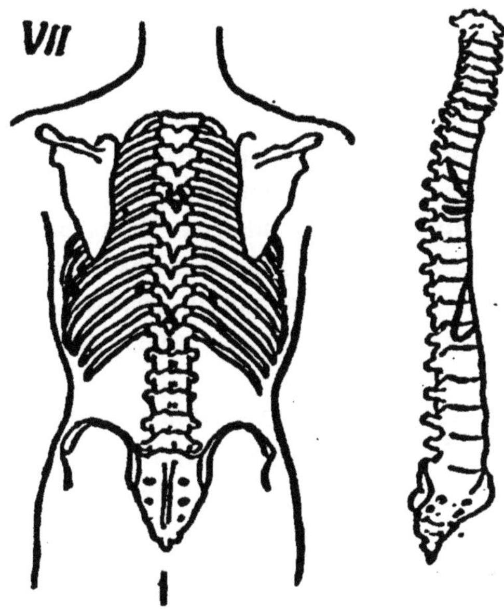

Figures 79 et 80.

colonne, se trouve verticale par rapport à l'axe du tronc. — En arrière, il y a fracture de l'apophyse épineuse, de la lame du côté gauche et de l'apophyse articulaire gauche de la 11e vertèbre dorsale.

Le surtout ligamenteux antérieur est complètement rompu au niveau des deux fractures signalées ci-dessus. — Le postérieur est intact — et le déplacement est minime.

Sur des coupes verticales, antéro-postérieures et d'un côté à l'autre des corps vertébraux, on trouve des soudures osseuses des corps vertébraux suivants : 3 et 4, 4 et 5, 5 et 6, 6 et 7, 7 et 8, 8 et 9, 9 et 10; l'ankylose est seulement périphérique et limitée à la moitié gauche. Elle est au contraire bornée, à droite, entre les 10 et 11, 11 et 12.

Expérience VIII. — Sujet âgé de 71 ans, maigre, de taille moyenne.

Chute sur la nuque, de 3 mètres 50 de hauteur.

On trouve une fracture de l'apophyse épineuse de la 6e vertèbre cervicale, et de celle de la 7e. — Les pédicules de celles-ci sont fracturés tout près des apophyses articulaires, qui sont elles-mêmes séparées complètement des apophyses correspondantes, des 6e cervicale et 1re dorsale. — Les ligaments postérieurs sont rompus. — Entre la 1re dorsale et la 7e cervicale, il existe en arrière une cavité profonde, au fond de laquelle on aperçoit la moelle revêtue de la dure-mère intacte ; celles-ci sont tendues, mais non comprimées ni déchirées.

Il y a des fractures, à droite, des Ve, VIe, VIIIe côtes près de leur angle, de la IVe à son col, de la VIIe en avant de l'angle. — A gauche, il y a une fracture de l'angle de la IVe côte. — Les apophyses transverses du côté droit des 1re, 3e, 4e, 5e, 6e, 7e vertèbres dorsales sont fracturées et suivent, dans leurs déplacements, les côtes correspondantes ; la VIIIe côte est seulement luxée en avant de l'apophyse transverse, qui reste intacte. — A gauche, la même lésion existe pour les 6e et 7e apophyses transverses dorsales.

Les 3e et 4e apophyses épineuses du dos sont fracturées, retenues entre elles et à la 2e dorsale par leurs ligaments surépineux.

La 5e apophyse épineuse dorsale est intacte. — Le segment supérieur de la colonne vertébrale, représenté par les cinq premières dorsales, est dévié un peu à droite par rapport à la série des apophyses épineuses inférieures.

Entre la 5e et la 6e vertèbre dorsale tous les ligaments sont rompus en arrière. — L'arc postérieur de la 6e est divisé horizontalement en deux fragments ; l'un supérieur, avec les apophyses articulaires supérieures, est fixé à l'arc de la 5e dorsale. — Entre le supérieur et l'inférieur se trouve un intervalle libre, au fond duquel on aperçoit la dure-mère et des débris médullaires.— Le fragment inférieur, séparé des pédicules, est lui-même subdivisé en deux fragments. — Le ligament jaune entre la 7e et la 6e vertèbre n'est pas déchiré; mais il a arraché son insertion osseuse supérieure.

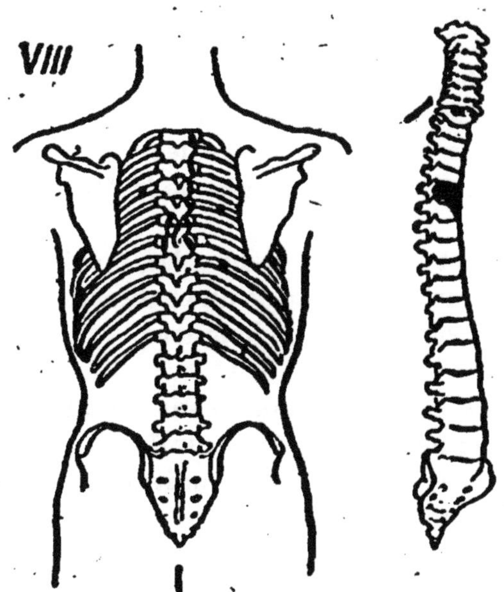

Figures 81 et 82.

En avant, le grand surtout antérieur est intact. Cependant il est entièrement décollé depuis la 5e dorsale jusqu'à la partie inférieure de la 8e. Quand on l'enlève à ce niveau, on enlève avec lui des fragments appartenant à la 6e et à la 7e dorsale; et on tombe alors dans le foyer de la fracture principale.

Du corps de la 6e vertèbre dorsale il ne reste qu'un fragment supérieur, épais de 6 à 7 millimètres, adhérent à la 5e dorsale. Toute la partie inférieure est réduite en fragments multiples, dont les plus postérieurs sont repoussés dans le canal rachidien....., où ils ont déchiré la dure-mère et la moelle, dans sa moitié droite seulement.

Le disque entre la 6e et la 7e dorsale est intact à droite et en arrière ; le reste a disparu ; de même toute la partie antérieure et latérale du côté gauche de la 7e vertèbre dorsale est écrasée, réduite en fragments multiples.

Le grand surtout postérieur est entièrement rompu en arrière de la 6e vertèbre dorsale. — La VIe et la VIIe côtes du côté gauche, la VIe côte du côté droit entraînent des fragments du corps de la 6e vertèbre.

Enfin, il y a séparation entre les corps des 7e vertèbre cervicale et 1re dorsale, par suite de la déchirure du disque à ce niveau.

Entre les 9e et 10e vertèbres dorsales, il existe une stalactite osseuse en avant et à droite de un centimètre et demi de hauteur sur deux centimètres de longueur.

Expérience IX. — Sujet de 36 ans, de taille moyenne.

Chute sur la nuque d'une hauteur de 3 à 4 mètres.

En arrière, les lésions sont les suivantes :

Sur la 1re dorsale, la fracture sépare un fragment sans déplacement, comprenant l'apophyse épineuse et la moitié inférieure des lames.

Sur la 3e dorsale, le fragment comprend l'apophyse transverse, les apophyses articulaires et le pédicule du côté droit, sans déplacement.

Pour la 4e dorsale, il y a fracture de l'apophyse épineuse, des deux lames, du pédicule du côté droit. L'apophyse transverse suit la IVe côte du côté droit.

Entre la 4e et la 5e vertèbre dorsale, il existe une cavité large de 2 à 3 centimètres, au fond de laquelle on aperçoit la dure-mère.

Sur la 5e vertèbre dorsale, l'arc postérieur est également brisé ; à gauche, l'apophyse transverse, les apophyses articulaires et le pédicule, avec un fragment du corps, sont entraînés par la Ve côte, laquelle est luxée en avant. — A droite, la Ve côte est complètement luxée en avant de la vertèbre, en entrainant l'apophyse transverse.

Pour la 6e dorsale, l'arc postérieur présente, de chaque côté, une fracture antéro-postérieure. La VIe côte du côté droit est luxée en avant et elle entraine l'apophyse transverse; il en est de même pour la VIIe côte.

En avant, le grand surtout antérieur est intact, mais décollé

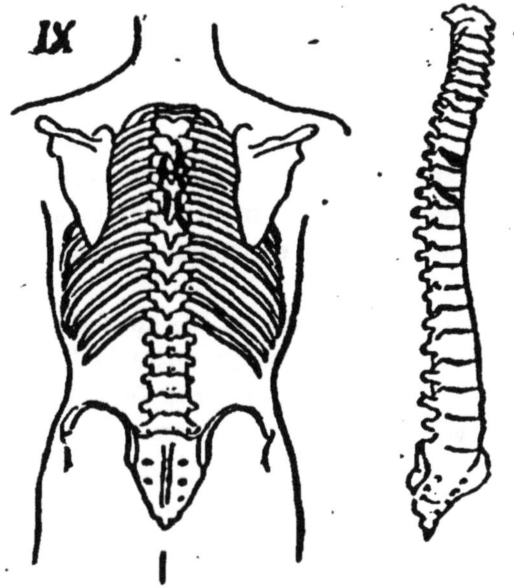

Figures 83 et 84.

de la 5e vertèbre dorsale jusqu'à la partie moyenne de la 6e. Entre la 4e et la 5e dorsale, le disque est arraché de la 4e vertèbre en arrière, et déchiré en avant.

Le corps de la 5e vertèbre dorsale est écrasé dans sa partie antéro-supérieure.

Le grand surtout ligamenteux postérieur est complètement rompu ; et il y a un chevauchement considérable du segment supérieur, en avant ; — d'où il résulte une saillie de l'inférieur dans le canal rachidien.

La dure-mère est déchirée en avant ; et la moelle est rompue.

La 7e vertèbre dorsale présente enfin une fracture sans déplacement, oblique en bas et en avant. Prolongé en haut et en arrière, le trait de fracture se continue avec celui de l'arc postérieur de la 6e dorsale. Ici les ligaments sont intacts.

Il y a en outre une fracture de la base du crâne, contournant le trou rachidien.

Expérience X. — Sujet âgé de 43 ans, maigre, de taille moyenne.

Le cadavre est assis par terre, les membres inférieurs étendus. On appuie sur l'épine cervico-dorsale et sur les épaules, de manière à fléchir la colonne dorsale ; et, à la suite de quelques secousses brusques, un craquement se fait entendre.

Le dos est alors voûté sans saillie spéciale.

On découvre une dépression entre la 7e et la 8e vertèbre dorsale, où le doigt s'enfonce très facilement. L'apophyse épineuse de la 8e est mobile transversalement.

Les muscles des gouttières vertébrales sont déchirés à ce niveau. — L'apophyse épineuse de la 7e vertèbre est distante de deux travers de doigt de celle de la 8e ; les ligaments interépineux et surépineux sont déchirés.

L'arc postérieur de la 8e vertèbre dorsale comprend deux grands fragments, l'un supérieur et l'autre inférieur, séparés par un intervalle d'un à deux centimètres, dans lesquels sont des débris osseux. — Le fragment supérieur, qui reste attaché à la 7e dorsale, comprend la moitié supérieure des lames, les apophyses articulaires supérieures et la moitié de l'apophyse transverse du côté gauche. — Le fragment inférieur reste attaché à la 8e vertèbre et il comprend le reste.

En avant, le ligament antérieur est intact.

Quand on tend à fléchir la colonne, elle se fléchit au niveau de la 9e vertèbre dorsale, dont le corps diminue de hauteur en avant aux dépens de sa moitié supérieure, d'où il sort du sang à travers les fibres ligamenteuses. Cette moitié supérieure est écrasée; mais l'écrasement n'apparait pas, quand on étend la colonne. — En arrière, le corps est intact; le

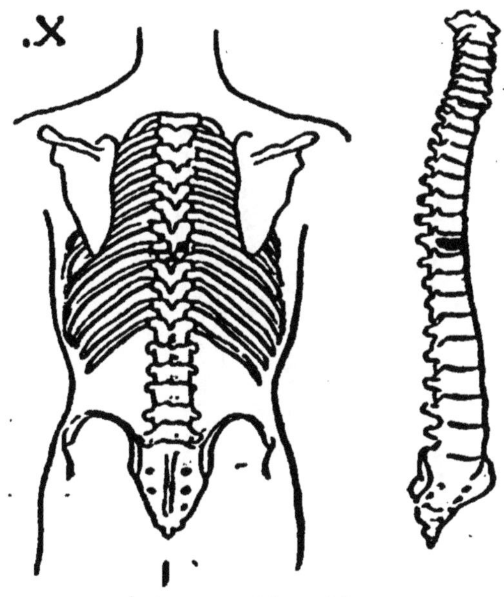

Figures 85 et 86.

ligament postérieur également. — La moelle n'est ni comprimée, ni détruite.

Expérience XI. — Sujet âgé de 56 ans, de taille moyenne, antérieurement autopsié du thorax.

Il est exercé des pressions sur le cou et les deux épaules, de manière à fléchir tout le tronc. — On entend un craquement.

Il existe un intervalle entre les 11e et 12e dorsales.

Les ligaments interépineux et surépineux sont rompus à ce niveau; la face postérieure de la 11e vertèbre dorsale présente deux fragments superposés, l'inférieur restant adhérent à la 12e vertèbre dorsale.

Le corps est fracturé dans sa moitié antérieure ; il est écrasé en avant ; mais la moitié postérieure ne présente rien de particulier. — Le surtout ligamenteux antérieur et le postérieur sont intacts. Il n'y a pas de déplacements, si ce n'est un angle rentrant en avant.

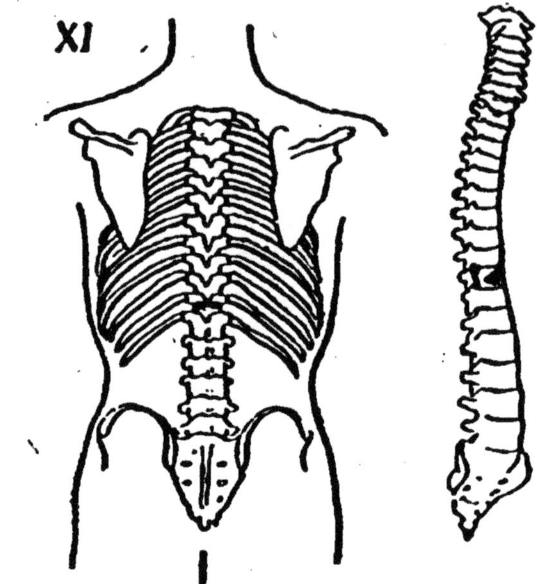

Figures 87 et 88.

Expérience XII. — Sujet de forte constitution, grand, âgé de 61 ans.

Les membres inférieurs, en extension, sont fléchis à angle aigu sur la face antérieure du tronc, où ils sont maintenus par une courroie passant derrière le cou. — La corde qui doit le suspendre passe derrière le tronc, puis sous les aisselles en avant, et vient se nouer en arrière du cou. De cette façon, le cadavre, élevé à trois mètres au-dessus du sol, tombe verticalement sur les deux ischions : — On entend un craquement.

L'apophyse épineuse de la 3ᵉ lombaire présente une fracture antéro-postérieure, qui enlève son bord supérieur sur une hauteur de 5 à 6 millimètres ; ce fragment est entraîné par le

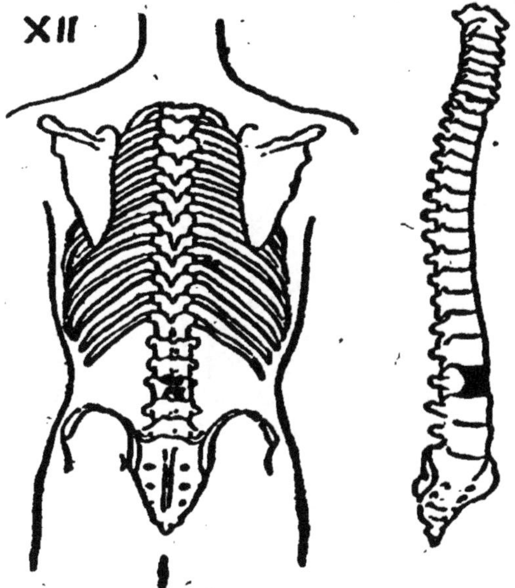

Figures 89 et 90.

ligament qui l'unissait à la 2ᵉ lombaire. — Les ligaments jaunes sont rompus entre la 2ᵉ et la 3ᵉ lombaire.

Au niveau des corps vertébraux, on observe un écrasement de la moitié antérieure. Sur une coupe verticale antéro-postérieure, on constate que la fracture forme deux ou trois fragments verticaux, retenus par les ligaments, et eux-mêmes divisés en fragments secondaires.

Les grands surtouts ligamenteux, antérieur et postérieur, sont intacts; il en est de même de la moitié postérieure du corps vertébral.

Il n'y a rien de lésé aux méninges, rien à la moelle.

Le bassin ne présente aucun signe de fracture.

EXPÉRIENCE XIII. — Sujet âgé de 70 ans, fort grand, paraissant beaucoup moins âgé.

Chute sur le siège de 3 à 4 mètres de haut.

La colonne vertébrale semble luxée en avant du sacrum dans le bassin, comme dans le spondylolisthésis.

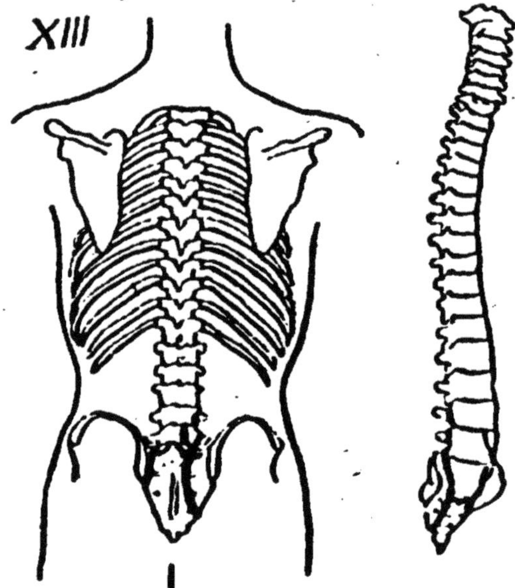

Figures 91 et 92.

Et, en effet, on trouve une double fracture verticale, passant de chaque côté à la partie interne des ailerons du sacrum, descendant même davantage à droite où le fragment externe comprend les trous sacrés antérieurs. Le corps du sacrum présente, en outre, une fracture transversale, oblique en bas et en avant, commençant vers le milieu de la face postérieure de la 1re vertèbre sacrée, et descendant à la partie moyenne de la face antérieure de la 2e sacrée.

Les grands surtout ligamenteux, antérieur et postérieur, sont rompus. — Les ligaments jaunes entre la 5e vertèbre lombaire et le sacrum sont rompus.

Le segment supérieur est porté en avant de l'inférieur, de telle sorte que le promontoire proémine dans le bassin.

Les méninges et la queue de cheval sont intactes.

Les apophyses articulaires supérieures du sacrum et les pédicules correspondants sont fracturés et restent fixés aux apophyses articulaires inférieures de la 5e vertèbre lombaire.

Les apophyses transverses du côté droit des 4e et 5e vertèbres lombaires sont fracturées à leur base; la lame du côté droit de la 5e lombaire présente également une fracture presque verticale à son union avec l'apophyse épineuse. — A gauche, le pédicule de la même vertèbre est mobile, et entraîne avec lui un fragment volumineux, presque vertical, appartenant à la partie postéro-externe du corps. — Ce fragment reste adhérent au disque supérieur.

Expérience XIV. — Sujet fort, grand, 60 ans.

Chute sur le siège, d'une hauteur de 3m50, les membres inférieurs fléchis sur le tronc.

On trouve une dépression vers la 2e et la 3e vertèbre lombaire.

Les muscles sont déchirés à ce niveau.

L'apophyse épineuse de la 2e vertèbre lombaire est fracturée en arrière; le fragment inférieur, petit, reste attaché à la 3e lombaire. — Les apophyses articulaires supérieures de la 3e ne sont plus en rapport avec les inférieures de la 2e lombaire que par la moitié seulement de celles-ci.

Les ligaments jaunes sont rompus entre la 2e et la 3e vertèbre lombaire.

Le corps de la 2e lombaire présente un écrasement dans sa moitié antérieure avec des fragments multiples, surtout à gauche. — Les ligaments sont intacts.

Il n'y a rien de lésé aux méninges ni à l'extrémité inférieure de la moelle.

Le bassin ne présente pas de fracture.

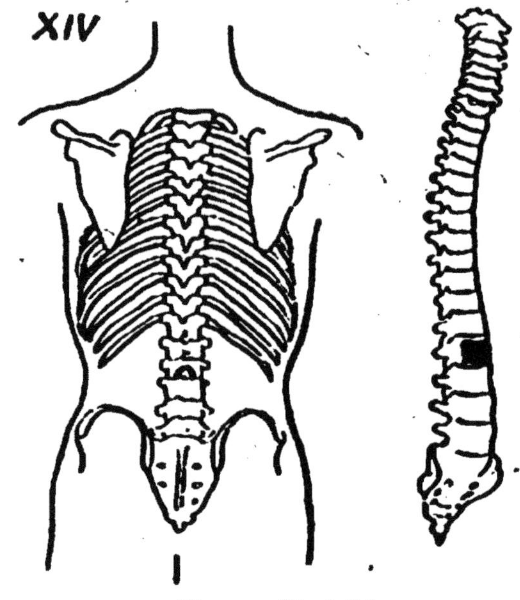

Figures 93 et 94.

Expérience XV. — Sujet de 70 ans, paraissant moins âgé.

La colonne est isolée depuis la région cervicale jusqu'à la 4e vertèbre lombaire inclusivement.

Nous sectionnons les pédicules de toutes les vertèbres, de manière à n'avoir plus qu'une colonne uniforme représentant les corps vertébraux unis par les disques et par les grands surtouts ligamenteux, antérieur et postérieur. Cette colonne, ainsi préparée, est maintenue verticale, la 4e lombaire appuyant sur le sol; et nous frappons un coup sec et fort sur l'extrémité supérieure : le corps de la 1re dorsale est légèrement écrasé, naturellement, sous le choc direct; mais, nulle part ailleurs, il n'y a de lésions osseuses. Le disque fibro-élastique, qui sépare la 6e et la 7e dorsales, s'est déchiré à peu près par sa partie moyenne, et irrégulièrement.

Si, au lieu de frapper sur cette colonne, on cherche à la courber en deux, comme on courberait une branche d'arbre, c'est encore le disque qui cède, se déchire, ou s'arrache du corps vertébral, ou souvent se déchire et s'arrache en même temps ; mais le corps lui-même reste intact.

De toutes ces expériences, nous tirons d'abord les conclusions suivantes :

1° Dans les *chutes sur la nuque*, la tête restant fléchie, la fracture se fait toujours dans la région dorsale de la colonne vertébrale ;

2° Il peut y avoir en même temps fracture de la région dorso-lombaire ; mais ce résultat est plus rare ;

3° Les fractures dorsales s'accompagnent, le plus souvent, de fractures des côtes, quelquefois seulement de luxation de l'extrémité interne et postérieure ;

4° Il y a presque toujours écrasement des fragments antérieurs ;

5° Dans les *chutes sur le siège*, les membres inférieurs étant fléchis contre le thorax, la fracture se localise dans la région lombaire (1) ou dorso-lombaire ;

(1) Toutes les vertèbres sont susceptibles d'être fracturées. Cependant, en dehors des lieux d'élection, il y a une prédisposition spéciale pour les vertèbres cervicales et pour les lombaires. Les fractures des corps sont transversales, obliques et verticales, simples ou compliquées, uniques ou comminutives. Dans les fractures transversales et obliques, le trait de fracture siège plus près de la partie supérieure ou inférieure, comme s'il y avait décollement épiphysaire. L'obliquité

6° Les disques intervertébraux sont moins résistants que les corps vertébraux, quand l'arc postérieur a perdu les moyens d'union qui en rattachent les éléments.

du trait de fracture, dans les fractures obliques, est toujours dirigé de haut en bas et d'arrière en avant. S'il y a déplacement, les deux portions de la colonne font un angle à sinus ouvert en avant, par suite du glissement de la partie supérieure sur l'inférieure. On a vu le canal vertébral être complètement oblitéré par le fragment inférieur, la moelle se trouver étranglée, comprimée à sa partie antérieure par le fragment inférieur, et en arrière par l'arc postérieur de la vertèbre située au-dessus de la fracture.

Semblables déplacements s'accompagnent presque toujours dans la région dorsale de fractures ou de luxations des côtes et du sternum. Dans les fractures transversales ou verticales, le déplacement n'est jamais aussi marqué, et parfois il n'y a aucune déformation. Quand il y a fracture comminutive, un des fragments peut léser directement la moelle. La vertèbre est alors plus ou moins réduite en bouillie ; les ligaments vertébraux, les veines, les muscles sont toujours rompus ; de là des épanchements sanguins et l'hématomyélie. On a exceptionnellement noté la déchirure du péritoine (Chédevergne) et celle de la plèvre (Hutchinson).

Il convient de citer également quelques cas rares de fractures incomplètes : *infraction* des auteurs allemands, *compression* des corps vertébraux Middeldorpf.), méconnues sur le vivant. Ces lésions, rarement isolées, s'accompagnent presque toujours des lésions plus graves des vertèbres (Kœnig). — *Traité de pathologie externe*, par MM. Poulet et Bousquet, 2e édition, Paris, 1893, t. II, p. 119.

TABLE DES MATIÈRES

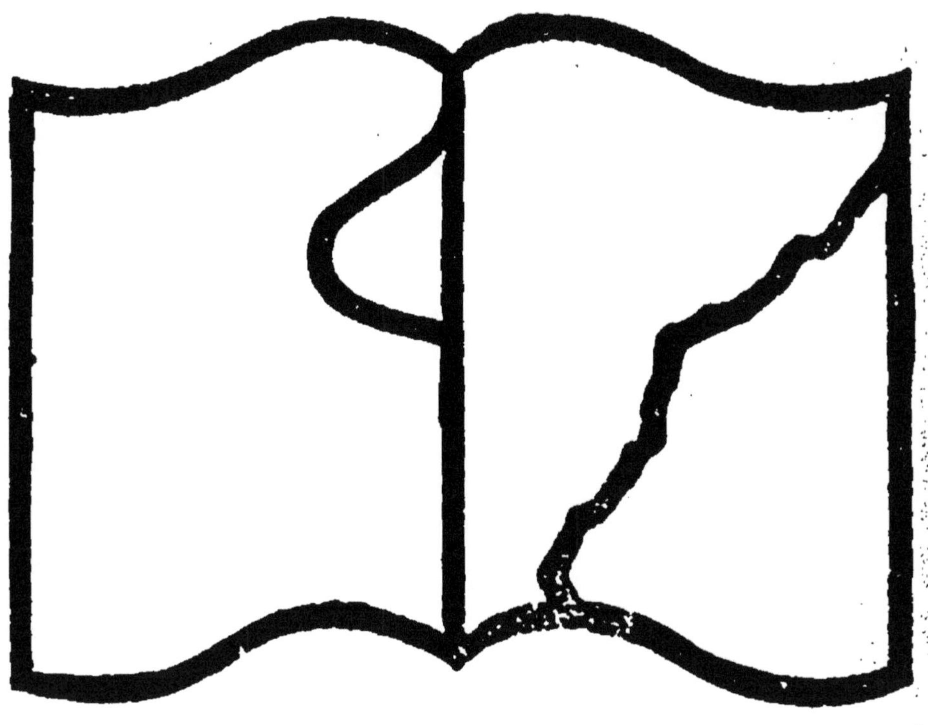

Texte détérioré — reliure défectueuse

NF Z 43-120-11

www.ingramcontent.com/pod-product-compliance
Ingram Content Group UK Ltd.
Pitfield, Milton Keynes, MK11 3LW, UK
UKHW020321200726
13857UKWH00001B/239